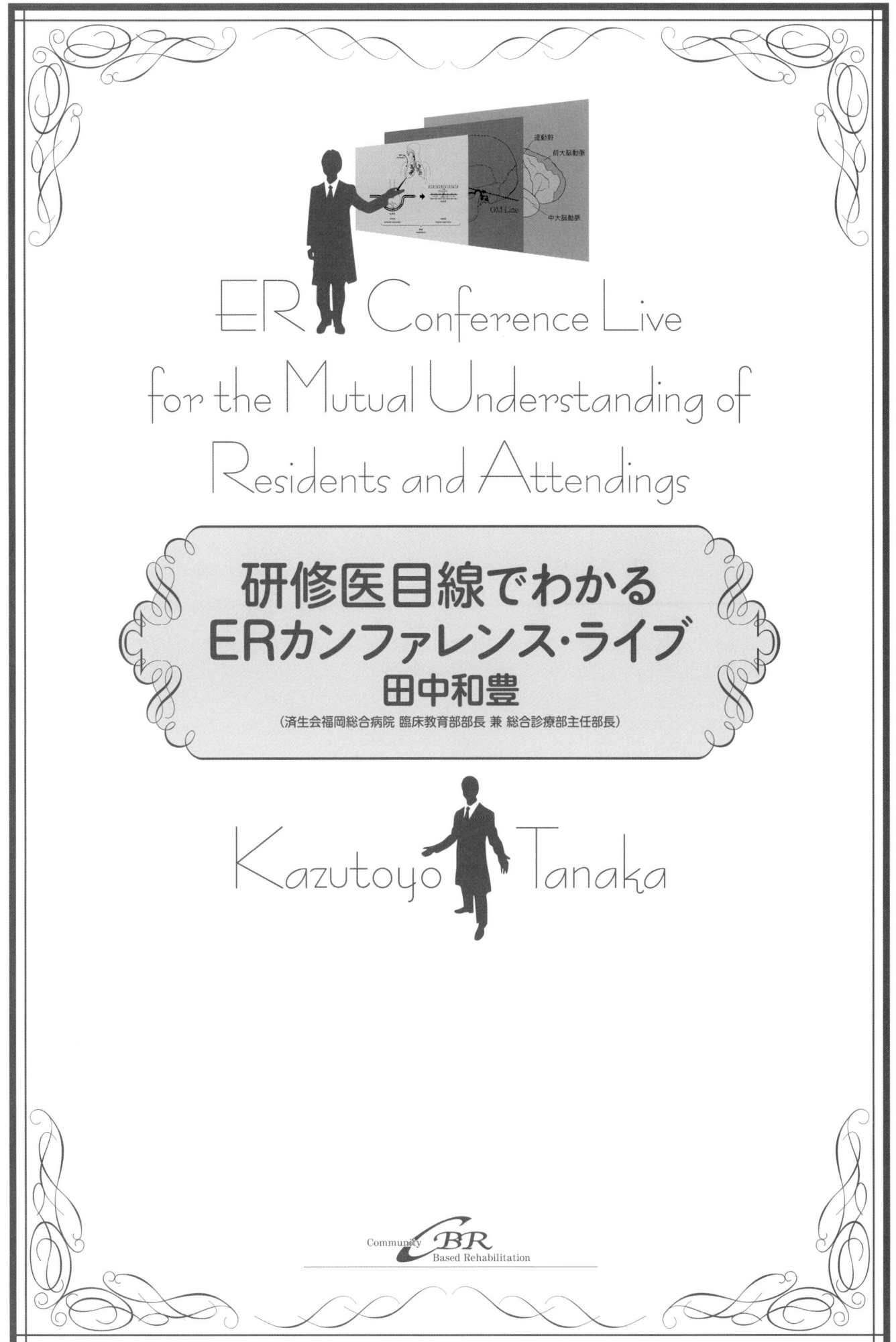

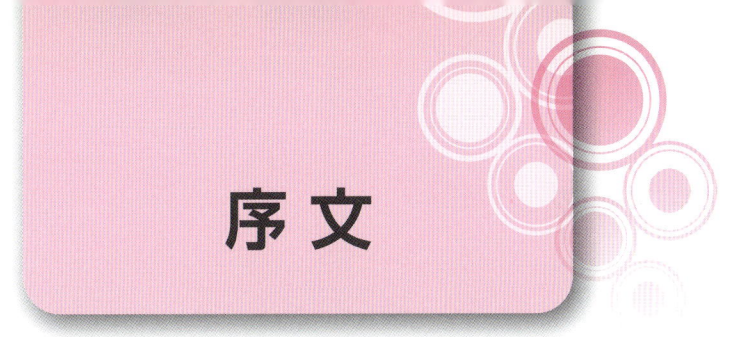

序文

　本書は拙著『ジェネラリスト診療入門　臨床の力と総合の力』（共著，CBR刊），『問題解決型救急初期診療』『問題解決型救急初期検査』（以上，医学書院刊）の姉妹本である．筆者は『ジェネラリスト診療入門　臨床の力と総合の力』で診療原理を，そして，『問題解決型救急初期診療』『問題解決型救急初期検査』で症状別および徴候・検査結果別の診療理論を記載した．しかし，この原理本とでも言うべき3冊を単に通読するだけでは，内容があまりに抽象的すぎて実際の「患者診療」がイメージできない欠点がある．そこで，本書では上記の3冊に記載した原理を実際の個々の症例にどのように適応するかを検討した症例演習をまとめることにした．本書で使用した症例は，『別冊ERマガジン』で現在連載中の『済生会福岡総合病院臨床教育部カンファレンス・リポート』の症例（第1回〜第30回）である．なお，本文中の診療のフロー・チャートの大部分は拙著『問題解決型救急初期診療　第2版』『問題解決型救急初期検査』（以上，医学書院刊）より医学書院の許諾を得て転載した．

　筆者は現在勤務している病院の総合診療外来で研修医とともに診療を行っている．昨今「総合診療」という言葉がかなり人口に膾炙してきたが，その診療内容や診療形式には一定の形式はない．こうした中「総合診療」というとマスコミなどの影響からか「どんな難しい疾患でも診断できる」，あるいは，「専門医でも診断できない奇病探し」などのイメージがあるかもしれない．しかし，筆者が目標としているのは決してこのようなスーパー・ドクターや名医の特殊な能力の獲得ではない．筆者の目指しているのは普通の医師が行うべき「当たり前の疾患を当たり前に診療する」ことなのである．

　このように「当たり前の疾患を当たり前に診療する」ことを目標にしていると言うと，「何を当たり前のことを言っているのだ」などとよく言われる．「そんなことをしてどうなるのだ？」とか，「そんなことは研修医に対してではなく学生時代にしてほしい」とか，「自分の専門領域については当たり前で何も学ぶことがなくつまらない」などと数々のご批判を賜る．ところが，筆者は今まで日米で医療を行ってきたが，筆者が実際に経験した医療は必ずしもすべての症例で当たり前の疾患が当たり前に診療されているとは言えない状況であった．当たり前のコモン・ディジーズが当たり前に診断されていない症例，診断されたが治療やマネジメントが適切でない症例，専門外だからといって誰も診療しないコモン・ディジーズの症例，専門医が自分の専門領域のコモン・ディジーズを診療しても適切に診断・治療されていない症例……．医療者も完全ではないので必ずしも適切に診断・治療・マネジメントが行われない症例があるのはいたしかたないことであるのは自分が医療者であるので重々承知している．こうした状況の中，もちろん誰も診断できない奇病を診断できる能力を身につけることも必要であるが，それよりも前に誰もが日常的に遭遇するコモン・ディジーズを当たり前に診療することを筆者は目標としている．

　したがって，当たり前の疾患を当たり前に診療するという診療に興味をもたれない方にとっては本書は時間の無駄にしかならないので一瞥にも値しない本である．だから，ごくごく基本的な診療を確認したい方だけが本書を読むのが適切であると筆者は考えている．

　最後に，読者の方々に本書によって診療理論自体の理解だけでなく診療理論を個々の症例に適応する方法についての理解が深まり，それによって日常診療の質が向上して日本の日常診療の質が改善することを期待してペンを置く．

平成24年初夏

田中　和豊

拙著の相互関係

臨床医学オリエンテーション

『臨床医学航海術』
（週刊医学界新聞　医学書院ホームページ）
『臨床の力と総合の力ージェネラリスト診療入門』（共著）

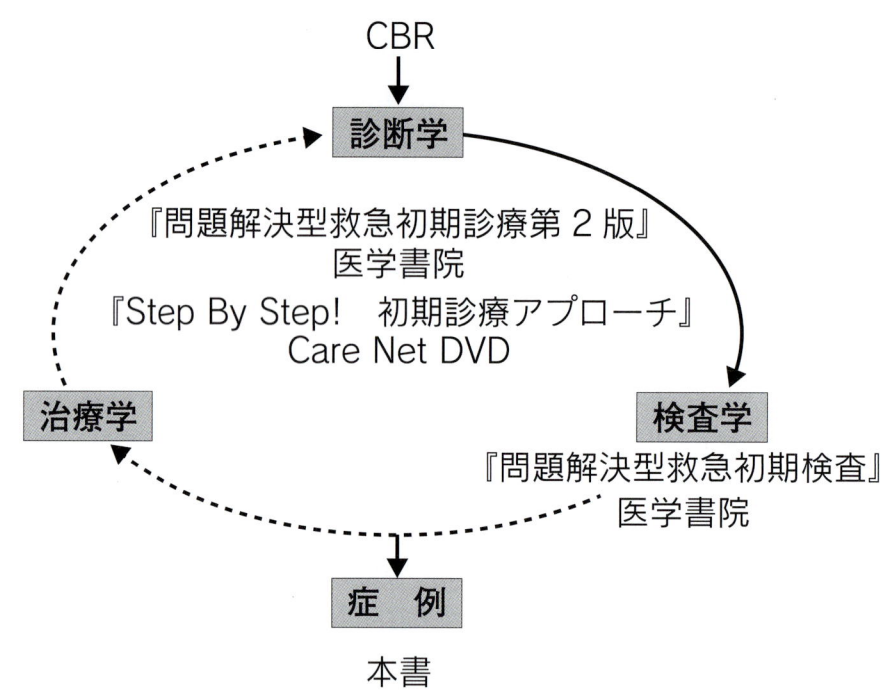

各論『思考過程と根拠がわかる腹痛初期診療マニュアル』羊土社

著者略歴

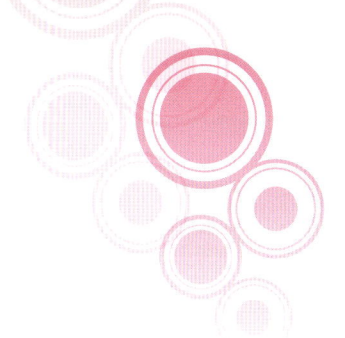

田中和豊 (Kazutoyo Tanaka)

1988 年	慶應義塾大学理工学部物理学科卒業
1994 年	筑波大学医学専門学群卒業
	横須賀米海軍病院インターン
1995 年	聖路加国際病院外科系研修医
1997 年	米国ニューヨークベス・イスラエル・メディカルセンター内科レジデント
2000 年	米国インディアナ州医師免許,米国内科学会専門医
2000 年	聖路加国際病院救命救急センター
2003 年	日本救急医学会認定医
2003 年	国立国際医療センター(現　国立国際医療研究センター)救急部
2004 年	済生会福岡総合病院救命救急センター,日本救急医学会専門医
2005 年	同上　臨床教育部部長
2012 年	同上　総合診療部主任部長　兼　臨床教育部部長
	米国内科学会上級会員

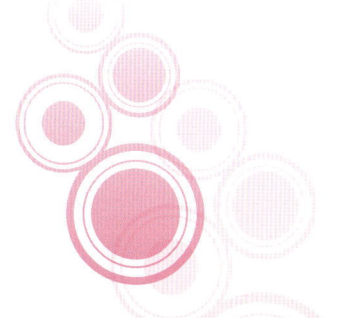

目 次

I．診療能力を高めるために ……………………………………………………… 1

II．症例 ……………………………………………………………………………… 7

1．頭痛 ……………………………………………………………………………… 7
症例　頭痛を主訴とした 39 歳の女性

2．胸痛 ……………………………………………………………………………… 13
症例 1　胸部絞扼感を主訴とした 60 歳の男性
症例 2　胸痛を主訴とした 23 歳の女性

3．腹痛 ……………………………………………………………………………… 26
症例 1　上腹部痛を主訴とした 41 歳の男性
症例 2　心窩部〜右下腹部痛と発熱を主訴とした 45 歳の男性
症例 3　上腹部痛を主訴とした 58 歳の男性
症例 4　心窩部痛・嘔吐を主訴とした 40 歳の男性

4．腰背部痛 ………………………………………………………………………… 44
症例　背部痛を主訴とした 28 歳の男性

5．めまい …………………………………………………………………………… 53
症例　回転性めまい・耳鳴りと嘔吐を主訴とした 46 歳の男性

6．失神 ……………………………………………………………………………… 58
症例 1　意識消失発作・めまい・嘔吐・胸背部痛を主訴とした 84 歳の女性
症例 2　意識消失発作を主訴とした 67 歳の男性

7．痙攣 ……………………………………………………………………………… 67
症例　意識消失発作を主訴とした 56 歳の女性

8．意識障害 ………………………………………………………………………… 73
症例 1　意識障害で搬入された 60 歳代の男性
症例 2　転倒・意識障害で搬入された 81 歳の女性
症例 3　意識障害を主訴とした 61 歳の女性
症例 4　不穏を主訴とした 70 歳の男性

9．麻痺 ……………………………………………………………………………… 87
症例　左片麻痺を主訴とした 53 歳の男性

10．運動失調 ……………………………………………………………………… 93
症例　体が右に傾く 69 歳の男性

11. 呼吸困難 ·· 99
　　症例1　胸痛・呼吸困難を主訴とした72歳の男性
　　症例2　呼吸困難を主訴とした42歳の男性
　　症例3　呼吸困難を主訴とした60歳の女性

12. 動悸 ··· 115
　　症例　動悸を主訴とした59歳の女性

13. 嘔気・嘔吐 ·· 121
　　症例1　腹痛・嘔吐・下痢・頭痛を主訴とした57歳の女性
　　症例2　嘔気・嘔吐・下痢で搬入された37歳の男性

14. 便秘 ··· 128
　　症例　下腹部痛と便秘を主訴とした59歳の女性

15. 下血 ··· 134
　　症例　下血を主訴とした48歳の男性

16. 肉眼的血尿 ·· 138
　　症例　肉眼的血尿と排尿障害を主訴とした40歳の男性

17. その他 ··· 143
　　症例1　左下腿疼痛・腫脹を主訴とした37歳の男性
　　症例2　四肢脱力感を主訴とした73歳の女性
　　症例3　発熱と食欲低下を主訴とした92歳の女性

症例・診断一覧 ·· 158

Ⅲ．診療をより洗練するために ··· 159

I．診療能力を高めるために

　実際の症例演習は第II部で行うこととし，ここではまず最初に患者診療はどのようにすればできるようになるのかについて考えてみたい．

1．なぜ患者を診られないのか？

　なぜわれわれ医師は患者を適切に診療できないのであろうか？

「野戦病院で苦闘した初期研修」

　まず，この問題を考えるために筆者が研修医時代の救急当直を例に出して考えてみたい．筆者は救急当直がある施設で初期研修を行った．そして，その救急室は当時としてはまだ珍しい北米型のERであった．その救急室では外来の患者だけでなく救急車で搬入された患者も診療を行い，傷病としては感冒などの軽症だけでなく最重症の心肺停止や多発外傷と多彩で，かつ，診療科としては単に内科・外科だけでなく，小児科・産婦人科まで及ぶものであった．このような野戦病院と呼ぶのがふさわしい救急室で，研修医は医学部を卒業したてで臨床経験がないまま当直のときには一晩中働いたのである．

　そんな未熟な研修医が多種多様の傷病の診療をテキパキとこなせたかというとそんなことがあるはずがない．患者の診療など医学生時代にほとんどしたことはなかった．したがって，患者を問診するときにも何を聞いてよいのかわからなかった．身体診察もぎこちなかった．患者の話を何とか聞いてとりあえず診察しても，どんな鑑別診断を考えて，次にどのような検査をすればよいのかわからなかった．採血しようと思っても，自分で採血ができなかった．X線やCTを撮影しても自分で読めなかった．何とかこの病気かなぁと思っても，それに対する治療法がわからなかった．薬の名前も処方方法も知らなかった．つまり，何から何までわからなかったのである….

　自分の非力さだけが痛感できる救急当直であったが，言い訳などする暇もなかった．患者はどんどん押しかけてきた．外来患者のカルテの山，鳴り止まぬ救急車の電話とサイレン，医師を呼ぶ看護師の声….自分は非力であったが幸か不幸か「医師免許」をもっていたので有無を言わさず患者を診療せざるを得なかった．患者が来ると容赦なく看護師から呼ばれてとにかく患者を診療したのである．

　救急当直はとにかく怖かった……．当時なぜ筆者は救急当直が怖かったのであろうか？　それは自分に救急患者を診療できる能力と自信がなかったからである．当時筆者は医学部を卒業したてで臨床経験がなく臨床研修を受けていないので，救急患者を診療できる能力と自信があるはずがないと言ってしまえばそれまでである．しかし，その後筆者はアメリカの病院で内科レジデント教育を受けた．そこでは，臨床経験がないはずの医学生が何とあたかも熟練した医師のように自信をもって患者を診療していたのであった！

「アメリカの医学生が自信をもって診療できる理由」

　自分なりに日本では考えられないこの驚異的な事実を冷静に分析すると，アメリカで医学生が熟練した医師のように患者診療ができる理由には3つあると思う．第1にアメリカの医学生は「診療理論」を習得していること，第2に実際の診療に「現場監督」がつくこと，そして，第3に患者診療の患者は軽症の典型的なコモン・ディジーズを対象としていることであると考えられる．次にこの3つの理由を一つひとつ検討してみたい．

　まず第1の「診療理論」である．アメリカの医学生の診療能力を裏打ちしているのはこの「診療理論」である．アメリカでは「問題解決型教育」が徹底している．基礎医学教育時代からチュートリアルで症例を検討して「問題解決型」に基礎医学を学習する．臨床医学教育も問題解決的に行われる．疾患学だけでなく症候学も徹底しているので患者の症状から始まる患者診療は抵抗なく医学生でも行えるのである．

　第2の「現場監督」であるが，医学生や研修医の診療には必ず指導医の監督がつく．医学生や研修医の「患者診療」には必ず指導医の「現場監督」がつくので，仮に

I. 診療能力を高めるために

医学生や研修医が「診療理論」を身につけていなくても患者に危害が加わることはないのである．このような「現場監督」という安全装置があるので，アメリカでは医学生や研修医は自分の診療行為に不安を抱くことは少ないのである．

そして，第3の「診療患者」であるが，アメリカでは医師の成長段階に応じた患者を診察するようになっている．卒後1年目の研修医がいきなり一人で最重症の患者を診療するなどということはなく，外来患者や安定した病棟患者の診療から始めるようなシステムになっているのである．つまり，システムとして患者診療がムリ・ムダ・ムラなく学習できるようになっているのである．

このように第1の「診療理論」は医学理論と医学教育の問題で，第2の「現場監督」と第3の「診療患者」は教育システムの問題である．しかし，この中で医師個人が診療を行ううえで最も大切なのは第1の「診療理論」である．なぜならば，この「診療理論」は医師にとって「武器」のようなものであって，この「武器」で医師は傷病と戦うからである．だから「診療理論」を身につけていない医学生や研修医は「武器」を持たずに傷病と戦えと言われているようなものなのである．研修医当時この「診療理論」を身につけていなかった筆者は，この医師の「武器」となる「診療理論」を身につけたいがためにアメリカで内科レジデント教育を受けるに至ったのであった．

2．診療理論

筆者はアメリカでレジデントをする前に，救急のレジデントをするか内科のレジデントをするかどうか選択に迷った．もともと筆者はERでさまざまな患者の診断・治療をすることに興味があったので，その目的を達成するためには順当に考えれば救急のレジデントになるのが筋であった．ERはアメリカで発達したシステムで，そのERでの診断学を学ぶためには救急のレジデント・システムで教育を受けるのが最善だからである．しかし，アメリカでの救急の診断学は確定診断というよりは，各科に振り分けという色彩の強い診断学であったこと，診断学を学び直したいのであれば救急よりもより基本的な内科レジデントで根本から学習し直したほうがよいのではないかと思ったこと，そして，アメリカで救急レジデントの教育を受けて日本に帰国しても病棟管理や集中治療ができないのでは日本の病院で働けないこと，などの理由から，アメリカではあえて内科レジデントを受けることにしたのである．

「アメリカの内科レジデントになって気づいたこと」

ところが，実際にアメリカで内科レジデントを受けて学習した診断学というのは，「しらみつぶし診断法」とでもいうべきものであった．その診断法は病歴と身体診察から考えられる鑑別診断をすべて挙げる．そして，その一つひとつの鑑別診断を検討して確定診断に至るというものであった．確かにこの「しらみつぶし診断法」は論理的ではあった．これに対して，日本の診療では診断学も何もなくただ検査を行って異常値を見つけて診断を考えるというもので「絨毯爆撃法」とでも呼ぶべきものである．しかし，このアメリカの「しらみつぶし診断法」は論理的ではあったが時間がかかり過ぎて救急室のようにさまざまな患者を同時に迅速に診断する場には不適切であった．そこで，アメリカの内科の診断学を学んで筆者が考えたのは，もっと正確でかつ迅速な診断方法はないのか，そして，内科疾患だけでなく外科や他科の疾患まで含めた系統的体系的診断方法はないのかということであった．

「独自の診療理論を作り上げる」

アメリカでの内科レジデントを終了して日本に帰国して救急レジデントとなった筆者は，日常の診療を通して「系統的体系的診療理論」を作り上げることを試みた．そしてその「系統的体系的診療理論」をまとめたのが『問題解決型救急初期診療』なのである．

それまでの日本での診療方法は，患者を診療する前にすべての疾患を医師は記憶しておくことが前提であった．その診療方法では，医師が患者の疾患の診断名を知っていれば医師はその疾患を診断できるが，知らない場合にはその疾患を診断できないことになる．しかし，「系統的体系的診療理論」では医師は患者の疾患についての知識がなくても，系統的な診断方法に従って診療を進めれば，正確な診断に行きつくのである．言い換えると，従来の日本の診断方法では，高校の社会科の勉強のように知識の習得に明け暮れて診断を知っているか知っていないかで診断の可否が決定されてしまっていたのである．しかし，この新しい「系統的体系的診療理論」では，患者の疾患を仮に知らなくても数学や物理学のように原理や法則を知ってさえいれば診断にたどり着くようになったのである．このことは医学が単なる「百科事典的博物学」から「実学としての科学」に進化したということである．

筆者はこのような「系統的体系的診療理論」を構築す

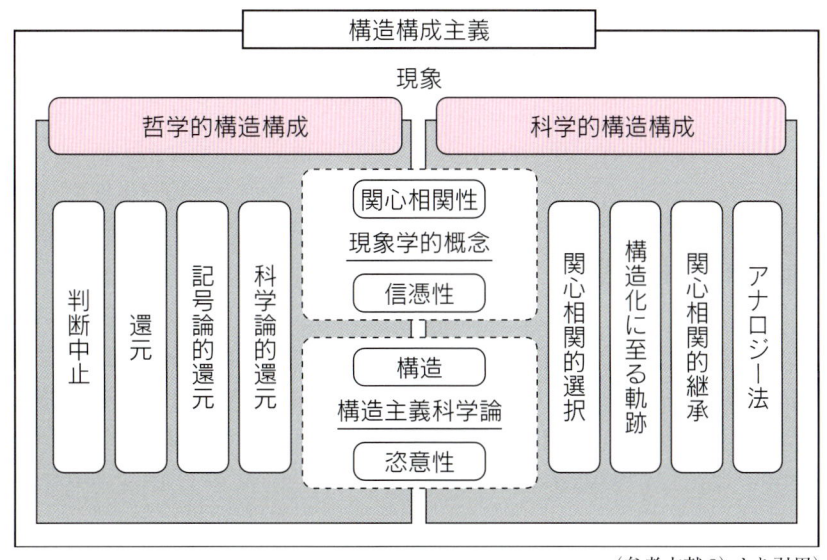

図1 「構造構成主義」モデル　（参考文献3）より引用）

るに至った過程を改めて週刊医学界新聞『臨床医学航海術』（医学書院）で分析・考察してみた．その結果，自分の構築した「医学理論」は「構造構成主義的臨床現象学」，そして，「系統的体系的診療理論」は「生成変形診療理論」とでも言うべきものであるということを自覚するに至った．

　筆者は自分が構築した「診療理論」の根底となる思想が一体どのようなものなのかを稚拙ながら週刊医学界新聞『臨床医学航海術』（医学書院）で検討していった．その過程で専門外だが素人なりに，ニュートンの古典力学・ハイゼンベルクの量子力学・デカルトの合理論・カントの認識論・フッサールの現象学・ソシュールの近代言語学・チョムスキーの生成文法などの物理学・哲学や言語学の理論を考察した．この考察から自分の求めている思想を曖昧であるが再確認できた．

　ところが，その自分が求めている思想が他の人によってすでに体系化されて構築されているのを恥ずかしながらつい最近知ったのであった！　それが『構造構成主義』と言われる思想なのである．

「構造構成主義とは」

　『構造構成主義 structural-constructivism』とは，心理学者西條剛央（さいじょうたけお）氏によって2005年に提唱された人間科学の原理である．この『構造構成主義』は，生物学者池田清彦氏によって1990年に提唱された『構造主義科学論』を発展させたものである．この池田の『構造主義科学論』は，帰納主義・反証主義・規約主義を止揚したメタ理論で，外部世界の絶対的な真理の存在を否定し現象こそが唯一存在するものであるとして，科学はこの現象を説明する同一性を探求する，つまり，世界の構造を解明するものであると考える科学理論である．この池田の『構造主義科学論』に，この世界の構造を認識するに至った過程がどのように構成されたのかを解明しようとする『構成主義』を取り入れて，西條は『構造構成主義』を構築したのである．

　もともと池田の『構造主義科学論』では，科学は現象から始まって世界を認識する構造を探求する学問で，その構造は唯一とは限らずに多様でありうるということであった．つまり，池田はともすれば独裁的になりがちな絶対的な科学原理を否定して多様な構造を認めたのである．この理論を発展させて西條は単に構造の多様性を認めるだけでなく，池田の『構造主義科学論』に『構成主義』を導入することによって，池田の科学論を一つとは限らない多様な構造をお互いに理解し認め合い相互に発展しあえる人間科学論に昇華させたのである．

　西條は『構造構成主義』を「科学的構造構成」と「哲学的構造構成」に分けているが，前者は世界の構造を探求する「科学」を指し，後者はその「科学」がどのように形成されたかを理解する「哲学」を指すと筆者は理解している．この『構造構成主義』によって，「科学」と「哲学」が融合して，お互いに他者の学説を否定し合う偏狭で幼稚な学問ではなく真に建設的な「人間の人間による人間のための学問」が形成されたのである．参考のため『構造構成主義』のモデルを示す（図1）．

　このような完成された理論を知って，筆者は自分が求めていた科学と哲学を融合した人間の人間による人間のための学問理論として現時点では『構造構成主義』に優るものはないと確信している．

　この「構造構成主義的臨床現象学」を図示すると図2のようになる．

I. 診療能力を高めるために

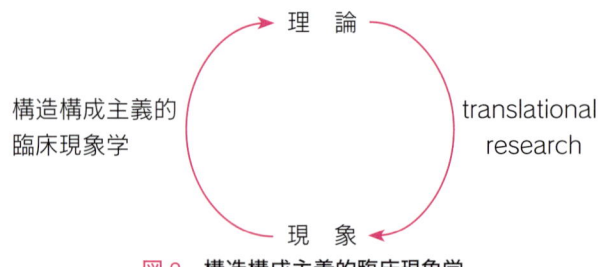

図2　構造構成主義的臨床現象学

　つまり，従来の医学は理論を研究してそれを現象に応用する（これを translational research と言う）方向のみの活動に専念していた．しかし，われわれが目指す「構造構成主義的臨床現象学」とは，この「理論→現象」という方向とは正反対の「現象→理論」という方向の活動である．ここで筆者は「構造構成主義的臨床現象学」を提唱することによって，何もこの「現象→理論」という方向の研究が「理論→現象」という方向の研究よりも優れているとか，「理論→現象」という方向の従来の研究が不必要だとかなどと言うつもりは全くない．筆者が主張したいのは，「理論→現象」という方向だけでなく「現象→理論」という方向の研究も行うことによって円環が形成され，より優れた現象と理論の構築が可能となってそれによってより理想的な医療が実現できるはずであるということなのである．

3. どうすれば患者が診られるようになるのか？

　ここまでの議論で患者を診療するためには「診療理論」が必要なことがわかった．それでは，ここで患者を診療するためには，「診療理論」を学習することから始めるべきであろうか，それとも，実際に患者診療から始めるべきであろうか？

　自分が研修医のときに患者診療に自信がなく患者診療ができなかったのは，「診療理論」を知らなかったからである．それならば，医学生や研修医に「診療理論」を教えれば彼らは患者診療が無理なく行えるはずである．そう考えて筆者は勤務する病院に 2005 年臨床教育部を設立して，研修医に「臨床講義」という形で「診療理論」を講義した．このような「臨床講義」を行って「診療理論」という「武器」を教えれば，研修医はこの「武器」をもって傷病に立ち向かえるようになり救急当直も楽にこなせるようになるはずであると考えたのである．しかし，残念ながら筆者のこの浅はかな期待は見事に外れた…．

「理論と実践，どちらが先か」

　この期待が外れた原因を筆者なりに考えると筆者の「教育方法」にあると筆者は考えるに至った．理論と実践，講義と診療のどちらを先に行うべきであろうか？　筆者は実践の前に当然理論を学ぶべきであると考えていた．なぜならば，理論を知らなければ実際の現場では動けないからである．しかし，筆者は研修医教育を通して，この自分の中に固定観念として強固にある「理論→実践」という考えが必ずしも適切ではないことに気づいたのである．そして，外国語，スポーツや楽器などの物事を学習するときには，「理論→実践」ではなくあえて「実践→理論」という順序で学習したほうが効果的なことを再認識したのである．このことは，外国語の教科書ばかり勉強しても一向に外国語が話せないこと，水泳の本をいくら読んでも水泳はできるようにならないこと，そして，ピアノに関する本を読んでもピアノが弾けるようにならないことなどの例から，火を見るよりも明らかである．初心者には「理論」よりも「実践」が必要なのである．

　つまり，同じ「診療理論」を教えるにしても「講義」という形式で教えるのではなく，実際の診療を通して現場で教えたほうがはるかに効果的なことに気づいたのである．そして，かの有名な Sir William Osler が「臨床医学は患者から始まり，患者と共にあって，患者と共に終わる」と言っているように「臨床医学は講義・カンファレンス・教科書から始まる」であってはならないということに遅ればせながら気づいたのである．

4. 患者診療教育をどうすればよいのか？

　それでは理想的な「患者診療教育」とはどのようなものであろうか？

「患者診療教育に適した時期」

　まず第一に「教育時期」である．「患者診療教育」は医学生あるいは初期臨床研修時に行うべきである．そんなこと当たり前だろうと思われる方もいると思う．しかし，現在の日本の臨床研修病院では総合診療外来での外来患者診療教育や夜間の救急当直がほとんど行われていないプログラムが少なからず存在する．そのような施設で研修した初期臨床研修医は外来での「患者診療教育」を受けないまま後期臨床研修に進むことになる．筆者は

後期臨床研修医になって初めて外来診療を行うことになった医師たちを見て,「患者診療教育」の時期を逸してしまっているように思えた.後期臨床研修医になってから「患者診療教育」を受けることは,大人になってからピアノや英会話を習うのに似ている.同じ始めるのならばやはり医師として小児時代である初期臨床研修医時代のほうが適切なのである.

このことは心理学の教科書に載っている「アベロンの野生児」と「狼に育てられた少女」の例を考えれば明らかである.両者の例ともに幼少期に人間教育を受けなかった幼児が後から人間教育を受けたが成功しなかったという例である.

「症例の質と量」

次に「患者診療」の「方法」を考える.「患者診療」を行ってある程度のレベルに到達するためには症例の適切な「質×量」が必要である.診療能力を高めるためには症例の質が必要なのは明らかである.しかし,症例の質だけでは十分ではなく症例の量も必要である.つまり,症例の「質×量」が診療能力を決定するのである.

まず「症例」の「質」について検討しよう.ここで,「質」が高い「症例」というと「難解で稀な症例」であると考える人が多い.しかし,これは本当であろうか?「質」が高い「症例」を「難解で稀な症例」と考えている人は,「難解で稀な症例」を診療できれば「簡単でよくある症例」が自然に診療できるはずだと考えているようだ.しかし,これははたして正しいであろうか?「難解な症例」は「複合的な問題」であるので,いくら「難解な症例」を経験しても「診療理論」が異なるので「単純な問題」を必ずしも身につけられるようにはならない.例えば,敗血症・ARDS・DICの患者をいくら診療しても,腹痛の診断能力は身につかないはずなのは明らかである.また,「稀な症例」は稀にしかないので「稀な症例」の「診療理論」は「よくある症例」に対しては適応できないはずである.このような理由から筆者は「質」が高い「症例」とは「典型的でよくある症例」と考えている.つまり,「質」が高いとは「学ぶことが多い症例」という意味なのである.

次に症例の「量」について考える.この症例の「量」については数として1年間に1,000症例ということが言われている.この1,000症例という症例数は,沖縄県立中部病院で1年目研修医が救急当直で独り立ちするため

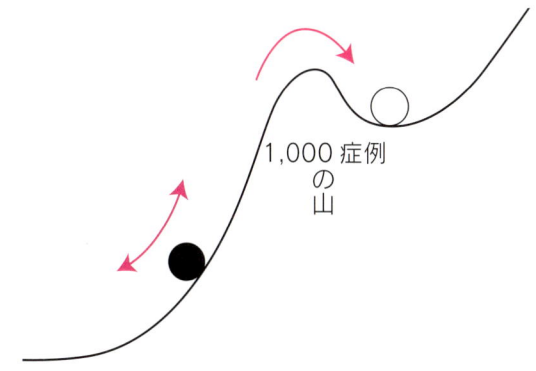

図3 山登りをする球

に必要とされる症例数である.

この1,000症例という症例数が1年目研修医が救急当直で独り立ちするために必要とされる症例数であることを図3のように山登りをする球のたとえで考える.図の白い球のようにこの1,000症例の山を越えられれば白い球は一定のレベルに達することができ再び元の谷底に落ちる可能性は少ない.しかし,逆にこの1,000症例の山を越えられずにその後中途半端に症例を診ても,図の黒い球のように斜面を行ったり来たりして無駄な努力を繰り返し一定レベルに到達することはない.

臨床技能も同じである.ある一定レベルに到達してしまえばまた元に戻ることは少ない.しかし,一定レベルに到達できないままであるとその後中途半端に努力を重ねてもいつまで経っても一定レベルの技能が習得できないことになる.このことは,自転車は一度補助輪なしで乗れるようになるとその後特別な練習がなくても乗れるようになること,そして,語学や楽器なども一定のトレーニングを受けるとその後ある程度のレベルを持続することが可能であることなどから理解できるはずである.

また,苦労ばかりして結果が伴わない黒い球の例は,週1回程度の救急当直,社会人になってから週1回程度語学や楽器をたしなむ人などに例えられる.

このような症例の「質」と「量」も大切であるが最後に適切な「患者診療」の「教育」が必要なのは言うまでもない.研修医が一人で単に患者診療を行っても発展しないこともない.しかし,一人で患者診療を行うよりもそこに優れた指導医の適切な指導があるほうが学習効果ははるかに高いはずである.このことは有能な指導者について成功した音楽家やスポーツ選手を見ればよくわかる.

5. まとめ

　以上のことから「患者診療」を習得するためには「理論・講義・カンファレンス」などではなく「患者診療」自体が大切なことがわかった．そして，その「患者診療」を究めようと思ったら診断がついていない患者が訪れる総合診療外来や救急外来が最適である．そして，その総合診療外来や救急外来の患者の診断は筆者の経験から99.9％以上はコモン・ディジーズであると確信している．総合診療外来や救急外来の患者の診断が知らない疾患であるということはまずない．患者の診断やマネジメントができないのは，コモン・ディジーズが形を変えて発症してそれを適切に診断・マネジメントできる能力を身につけていないことが原因であることが多いのである．

　筆者は現在では研修医時代と違って救急当直は怖いとは思わなくなった．逆に今では自分が遭遇したこともない症例が来ないかと期待している．

　この形を変えてやってくるコモン・ディジーズを的確に診断・治療・マネジメントするためには，野球の打者が直球だけでなく変化球も打つことができるようになるのと同じようにトレーニングが絶対に必要なのである．第Ⅱ部ではそのトレーニングを実際に行うことにする．

参考文献

1) 田中和豊：臨床医学航海術．医学書院ホームページ
2) 池田清彦：構造主義科学論の冒険．講談社学術文庫，1990
3) 西條剛央：構造構成主義とは何か．次世代人間科学の原理．北大路書房，2005
4) 池田清彦・西條剛央：科学の剣　哲学の魔法　構造主義科学論から構造構成主義への継承．北大路書房，2006
5) 豊岡尚己：研修医を即戦力とするために．ERマガジン6：475-480，2009

Ⅱ. 症例　1. 頭痛

 頭痛

頭痛へのアプローチのフロー・チャート

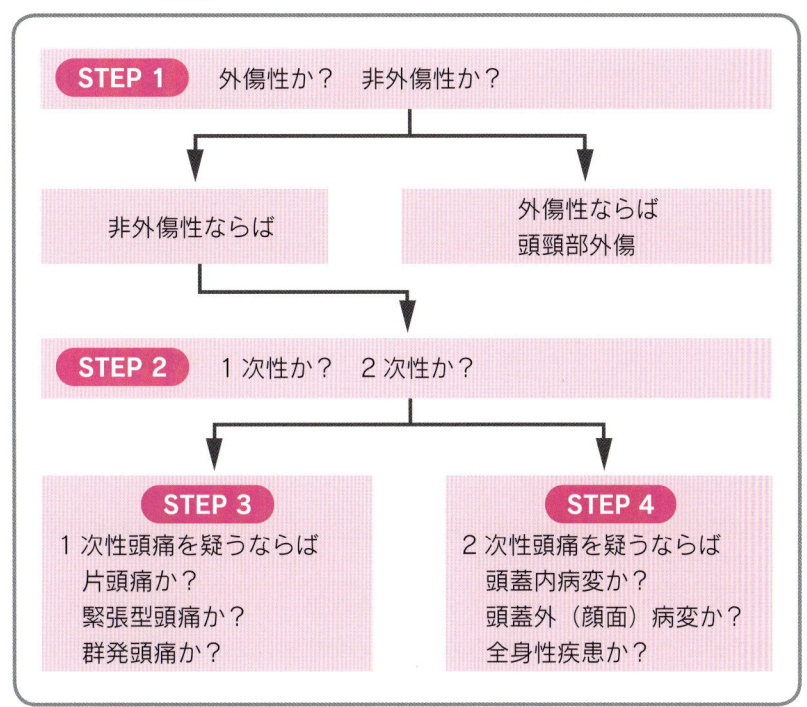

(「問題解決型救急初期診療 第2版」医学書院, 2011, p.57 より引用)

症例　頭痛を主訴とした 39 歳の女性

司　会　今回の症例は以下のように救急隊から報告があった症例です．

■救急隊の報告
39歳，女性
主訴：頭痛
朝3時に就寝し，就寝中の午後1時に突然頭痛が発症．今までに頭痛は時々認めていたが，ここまで痛むのは初めて．居室布団に右側臥位でおおむね会話可能．後頭部とこめかみに痛みを訴えている．
バイタル・サイン：意識；JCS10，呼吸数；18回/分，脈拍；68回/分，血圧；150/99 mmHg，SpO2；100%（room air），体温；35.8℃　　（下線部：異常値）

◆鑑別診断—1次性と2次性の頭痛がある

司　会　まず「頭痛」の鑑別診断を挙げてください．
参加者　片頭痛，群発頭痛，脳血管障害，脳腫瘍，外傷，髄膜炎などです．
司　会　それでは，「頭痛」の診断を系統的に行うためにはどのように「頭痛」を分類しますか？
参加者　1次性と2次性の頭痛です．
司　会　そうです．それでは，1次性と2次性の頭痛は何が違いますか？
参加者　機能性と器質性です．
司　会　その2つは何が違いますか？
参加者　原因があるものとないものです．
司　会　そうです．2次性頭痛は原因疾患がはっきりしているもので，1次性頭痛は原因がはっきりしないが病態として存在する頭痛です．このように1次性と2次性あるいは本態性と2次性に分類する疾患は他に何がありますか？
参加者　高血圧です．
司　会　そうです．それでは，2次性高血圧の原因疾患には何がありますか？
参加者　腎性，内分泌性や薬剤性です．
司　会　そうです．それでは，この患者さんは1次性と2次性の頭痛のどちらが考えられますか？
参加者　2次性です．

II．症例　1．頭痛

司会　どうしてですか？
参加者　意識障害があり，血圧が高いからです．

◆1次性頭痛の鑑別

司会　そうですね．どちらかというと2次性が考えられます．それでは，1次性頭痛にはどのような疾患がありますか？
参加者　片頭痛，緊張型頭痛と群発性頭痛です．
司会　そうです．ここで，「緊張型頭痛」を「筋緊張型頭痛」ということがありますが，どちらが正しい名称でしょうか？
参加者　「緊張型頭痛」ではないでしょうか？
司会　そうです．「緊張型頭痛」は過去には肩こりからくる頭痛と考えられていましたが，「緊張型頭痛」は肩こりだけでなく精神的ストレスからも来るので1988年の国際頭痛学会の分類で「筋緊張型頭痛」ではなく「緊張型頭痛」という名称に正式に変更になりました．また，頭痛発作と肩の筋緊張の相関を調べた研究があり，この2つの間に一切相関がないということも判明しています．ですから，いまだに「筋緊張型頭痛」という診断でミオナール®などの筋収縮治療薬を処方する人がいますが，あまり効果は期待できません．それでは，これらの1次性頭痛の鑑別診断を表1にまとめました．この表からもわかるとおり，頭痛の患者さんを診察するときには痛みのPQRSTを必ず聞いてください．頭痛の患者さんを診察するのに，問診もろくにせずに頭部CTを撮影して何もないですから大丈夫ですという診療をする人がいます．

◆1次性頭痛のメカニズムと片頭痛

司会　これらの1次性頭痛は今まで原因不明の機能性頭痛あるいは慢性頭痛とされてきましたが，現在そのメカニズムが解明されてきました．それでは，そのメカニズムとはどのようなものですか？
参加者　セロトニンが関係しているというのは聞いたことがあります．
司会　セロトニンがどう関係しているのですか？
参加者　（無言）
司会　現在欧米では片頭痛と緊張型頭痛は異なる症状を呈する同一疾患と考えられています．現在片頭痛と緊張型頭痛の両者にはセロトニンが関与しているということが判明してきました．この説は，1973年にWatersにより提出され，その後この説は両者が疫学的に重複すること，そして，両者がセロトニンを媒介するという基礎医学の研究結果からも支持されるようになりました．そして，これら2つの疾患は結局一つの病態に収束すると

表1　1次性頭痛の鑑別診断

疾患	片頭痛	緊張型頭痛	群発頭痛
部位	片側性（60〜70％） 両側性（30％）	両側性	必ず片側性 眼やこめかみの周辺
性質	拍動性	圧迫感・絞扼感	激痛・爆発性
誘因	アルコール・チョコレート，赤ワインなど	心理的ストレス	タバコ，アルコールなど
随伴症状	嘔気・嘔吐，羞明，前駆症状（閃輝暗点）など	なし	同側の眼球結膜の充血，流涙，鼻汁，発汗など

いう意味でこの説は通称"convergence（収束）theory"と呼ばれています．この説があるということは，Tintinalliの『Emergency Medicine』にも記載されています．現在では1次性頭痛の中で片頭痛なのか緊張型頭痛なのかを鑑別することよりも，頭痛自体が良性なのか悪性なのかを鑑別することのほうがより重要だと考えられています．それでは，典型的な片頭痛というのはどのような症状を呈しますか？
参加者　最初に閃輝暗点のような前駆症状が起こり，その後片側のこめかみに拍動性の頭痛が起こります．
司会　そうです．それを「前兆を伴う片頭痛（旧名称：古典的片頭痛）」と言います．それでは，この「前兆を伴う片頭痛（旧名称：古典的片頭痛）」は過去にどのようなメカニズムだと説明されていましたか？
参加者　（無言）
司会　これは，過去には何らかの原因で脳血管が収縮してそのとき閃輝暗点のような前駆症状が起こり，その後脳血管が拡張してそのとき拍動性の頭痛が起こると考えられていました．ですから，過去には片頭痛の発作の治療にはα作動薬のような血管収縮薬（カフェルゴット®など）を用いました．現在では，片頭痛は硬膜の血管周囲の三叉神経が刺激され，血管作動性のニューロペプチドが遊離された後に神経原性炎症（neurogenic inflammation）が起こり，その結果として血管が拡張して頭痛発作が起こると理解されています．片頭痛の発作の特効薬は何を使いますか？
参加者　トリプタン製剤です．
司会　トリプタン製剤とは何ですか？
参加者　$5-HT_{1B/1D}$受容体作動薬です．

◆顔面の疾患による2次性頭痛

司会　すばらしい！　そのとおりです．それでは，2次性頭痛はどのように分類しますか？　実は頭だけでなく，顔の疾患も頭痛を起こします．顔面の疾患で頭痛を

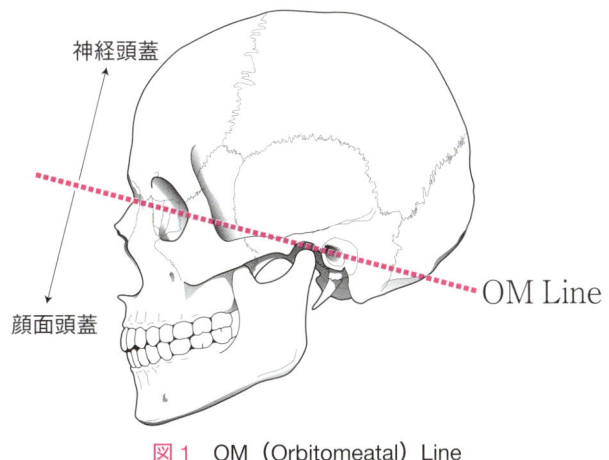

図1　OM（Orbitomeatal）Line

```
         内因性頭痛
        ／      ＼
  1次性頭痛      2次性頭痛
   片頭痛        頭蓋内病変
   緊張型頭痛    頭蓋外（顔面）病変
   群発頭痛      全身性疾患
```

図2　内因性頭痛の鑑別診断

表2　見逃してはならない頭痛を呈する5つの疾患

- 脳血管疾患
- 脳内感染症
- 脳腫瘍
- 緑内障
- 巨細胞性動脈炎（側頭動脈炎）

起こすものにはどのような疾患がありますか？
参加者　帯状疱疹，緑内障などです．
司会　そうです．中耳炎，副鼻腔炎，顎関節症，巨細胞性動脈炎などの顔面疾患でも頭痛を呈します．これらの顔面疾患は一番最初の鑑別診断には全く入っていませんでした．頭蓋骨は解剖学的に脳を入れる神経頭蓋（neurocranium）と顔面の感覚器を入れる顔面頭蓋（facial cranium）に分類されます．この神経頭蓋と顔面頭蓋の境界はどこですか？
参加者　眼角と外耳孔を結ぶ線です．
司会　そうです．その線は何と呼ばれますか？
参加者　OM（Orbitomeatal）Line（図1）です．
司会　そうです．このOM Lineは放射線科で使用する用語で，頭部CTは通常この線から上を撮影します．ですから，頭痛の患者さんで頭部CTで頭蓋内病変を検索したいが同時に副鼻腔炎も考えられる場合には，放射線技師さんに言ってこのOM Lineよりも下の上顎洞まで撮影してもらいましょう．2次性頭痛は頭蓋内病変と頭蓋外（顔面）病変とそれから全身性疾患の3つに分類されます．

◆全身性疾患による2次性の頭痛

司会　それでは，全身性疾患によって起こる2次性頭痛にはどのようなものがありますか？
参加者　インフルエンザなどです．
司会　その他薬剤性で起こります．薬剤性頭痛を起こすものにはどのようなものがありますか？
参加者　アルコールです．
司会　そうですね．皆さんもよくなるいわゆる「二日酔い」ですね（笑）．その他には硝酸薬などの副作用で頭痛が起こります．それでは，内因性頭痛の鑑別診断を図2にまとめておきます．この中で，見逃してはならない頭痛を呈する5つの疾患を表2に挙げておきます．脳血管疾患，脳内感染症と脳腫瘍の3つは致死的な疾患です．緑内障と巨細胞性動脈炎（側頭動脈炎）の2つは失明する可能性のある疾患です．以上のことを考えて，続きを見てみましょう．

■搬入時バイタル・サイン
意識：JCS10，呼吸数：18回／分，脈拍数：83回／分，血圧：153／104 mmHg，SpO$_2$：98％（room air），体温：35.9℃

■病歴
主訴：頭痛
現病歴：月に1回頭痛が出現するが特に何もせず改善していた．午前中から頭痛があり，午後1時頃後頭部痛が増強し1回嘔吐した．症状改善なく，今までの頭痛より程度がひどかったため，救急車を要請した．
既往歴：元来，頭痛持ち
数年前に同様の症状で脳神経外科受診し，何もないと言われて帰宅した．
生活歴：喫煙　なし，飲酒　付き合い程度
内服薬：なし
アレルギー：なし

■身体所見
頭頸部：眼瞼結膜貧血なし，眼球結膜黄疸なし，頸静脈怒張なし
心音：Ⅰ音Ⅱ音のみ．過剰心音や心雑音なし
肺音：清明，異常呼吸音なし
腹部：特記事項なし
四肢：下腿浮腫なし
神経：瞳孔3mm 正円・同大・対光反射正常
脳神経麻痺なし，四肢麻痺なし，項部硬直なし，後頭部～後頸部に自発痛あり

（下線：異常所見）

II. 症例 1. 頭痛

◆経過観察するか検査か

司　会　この患者さんはもともと頭痛持ちで数年前にも同様の症状で来院しています．そうすると，数年前の頭痛の診断は何だったと考えられますか？

参加者　片頭痛あるいは緊張型頭痛です．

司　会　そうです．もしもそのときの診断が致死的な2次性頭痛であったならば今まで患者さんが生きている可能性は非常に少ないです．つまり，今患者さんの病歴をまとめると「片頭痛の既往歴のある39歳女性の頭痛」と言うことができます．

　ここで，問題となるのは患者さんの今回の頭痛を片頭痛の発作とするか2次性頭痛を考えて器質性疾患の検索をするか否かです．どうしますか？　投薬によって経過観察？　それとも先に検査をしますか？

参加者　先に検査します．

司　会　なぜ先に検査しますか？　先に検査するというのは，この患者さんの今回の頭痛を単なるいつもの片頭痛発作とは考えずに，2次性頭痛を原因として考えるということですよね．

◆Cushing徴候の病態生理

司　会　もしもこの患者さんの頭痛が2次性頭痛による頭痛であるのならば，先ほどの見逃してはならない頭痛を呈する5つの疾患の中でどの疾患を考えますか？

参加者　クモ膜下出血です．

司　会　そうですね．それでは，この患者さんの今回の頭痛で2次性頭痛を考える理由は何ですか？

参加者　患者に意識障害とCushing徴候を疑わせる血圧高値と相対的徐脈があるからです．

司　会　Cushing徴候とは何ですか？

参加者　脳圧亢進徴候です．

司　会　そうです．正常の人体では運動などすると血圧と脈拍は両方とも増加します．ところが，脳圧が亢進する場合には血圧は上昇しますが，脈拍は相対的に低下します．これをCushing徴候と呼び脳圧亢進の徴候とされています．この患者さんの場合搬入時の血圧が153/104 mmHgですので，この血圧に見合う脈拍数はおおよそ100回/分くらいです．実際の脈拍数は83回/分で血圧から期待される脈拍よりも遅いので，脈拍数自体は基準値以内ですが，この患者さんは相対的徐脈があると解釈することも可能です．この相対的徐脈に対して脈拍数60回/分以下を絶対的徐脈と言います．すなわち，この患者さんにはCushing徴候があると判断してもよいのです．それから，この患者さんで後頭部〜後頸部に自発痛があるというのは髄膜刺激徴候と考えていいと思います．こ

表3　危険な頭痛の症状と身体所見

危険な頭痛の症状
・突発性 ・過去にないような頭痛 ・同時に存在する感染症 ・意識障害 ・激しい運動とともに起こる頭痛 ・疼痛の部位：後頸部や両肩の間に放散する頭痛は髄膜刺激症状と考える．
危険な身体所見
・項部硬直 ・全身状態が悪い ・神経学的異常所見 ・意識障害 ・乳頭浮腫
クモ膜下出血を疑う場合は眼底検査は禁忌

こで，2次性頭痛を考える危険な頭痛の症状と身体所見を表3にまとめておきます．

◆クモ膜下出血を疑ったとき―検査の進め方

　補足ですがクモ膜下出血を疑う場合には眼底検査は禁忌です．それはなぜですか？

参加者　光刺激で再出血を起こすことがあるからです．

司　会　眼底検査はそもそもクモ膜下出血の診断にも治療にも不必要です．眼底検査の光刺激で患者さんが再出血して死亡した場合，不必要な検査を行ってその患者さんの命を奪ったことになります．ここで，クモ膜下出血の発症からの時期で起こりやすい合併症を挙げてください．

参加者　発症後7日間以内が再出血で，7〜14日間が脳血管攣縮で，発症後10日〜3カ月が正常圧水頭症です．

司　会　そうです．この患者さんに検査するとしたらいったい何の検査をしますか？

参加者　採血・点滴と頭部CTです．

司　会　もしもそれらが正常だったらどうしますか？

参加者　片頭痛発作と考えてゾーミッグ®などのトリプタン製剤を投与して経過観察します．

司　会　そうすることも可能です．しかし，完全にクモ膜下出血を否定したいときにはどうしますか？

参加者　腰椎穿刺です．

司　会　それでは，採血は何の項目を検査しますか？

参加者　血算と生化学です．

■血液検査値

WBC 6,300/μL，Hb 13.8 g/dL，Plt 224,000/μL，Na 137 mEq/L，K 3.5 mEq/L，Cl 100 mEq/L，BUN 12.0 mg/dL，CRE 0.5 mg/dL，Glu 135 mg/dL，AST 17 IU/L，ALT 12 IU/L，LD 343 IU/L，γ-GT 46 IU/L，T-Bil 0.8 mg/dL，AMY 68 IU/L，CK 57 IU/L，CRP 0.1 mg/dL，PT 11.0秒，INR 1.09，APTT 22.7秒

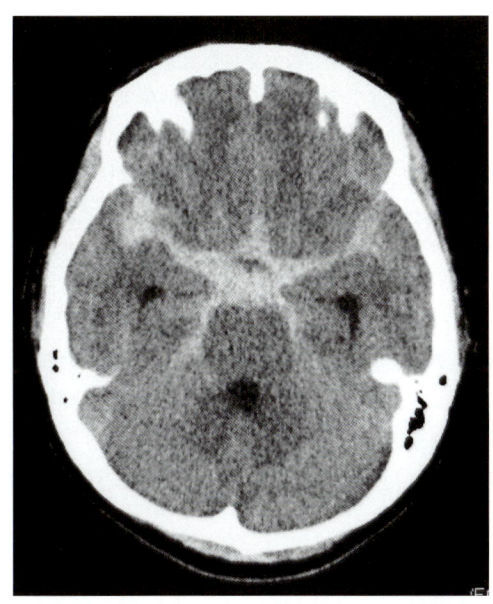

図3　頭部CT
脚間槽に high density area が認められる．クモ膜下出血の所見である．

司会　凝固能検査はしますか？
参加者　クモ膜下出血だったら手術する可能性があるので採ります．
司会　そうですね．それ以外の理由としてクモ膜下出血の確定診断のために腰椎穿刺する可能性もあるので凝固能検査も採りましょう．それでは，血液検査と頭部CT（図3）を見てみましょう．

◆クモ膜下出血の重症度判定

司会　頭部CTの所見は何ですか？
参加者　クモ膜下出血です．
司会　そうです．誰でもわかるクモ膜下出血です．それでは，クモ膜下出血と診断したら次に何をしますか？
参加者　手術です．
司会　この患者さんは手術適応がありますか？　逆に適応がないクモ膜下出血は？
参加者　（無言）
司会　クモ膜下出血と診断したら次に表4にしたがって重症度分類を行います．この Hunt & Kosnik あるいは WFNS 分類で手術適応となるクモ膜下出血はどれですか？
参加者　グレードⅡ以下です．
司会　違います．グレードⅢ以下です．この患者さんの重症度分類はどれになりますか？
参加者　グレードⅡです．
司会　そうです．この重症度分類と同時に表5のようなCT分類も行います．ところで，このCT分類というのは何のために行うかわかりますか？

表4　クモ膜下出血の重症度分類（参考文献3）から引用）
ハントとコスニックの分類（Hunt and Kosnik, 1973）

グレード0	未破裂例
グレードⅠ	意識清明で神経症状がないか，あっても軽度頭痛，項部硬直
グレードⅠa	意識清明で急性期症状がなく神経症状が固定している
グレードⅡ	意識清明，中等度～激しい頭痛，項部硬直があるが神経症状はない
グレードⅢ	傾眠，錯乱状態または軽度の巣症状を伴う
グレードⅣ	昏迷程度の意識障害，中等度～高度の片麻痺，早期除脳硬直および自律神経障害を伴うこともある
グレードⅤ	深昏睡，除脳硬直，瀕死の状態

WFNS 分類（1988）

グレード	GCSスコア	運動麻痺
Ⅰ	15	なし
Ⅱ	14～13	なし
Ⅲ	14～13	あり
Ⅳ	12～7	あり／なし
Ⅴ	6～3	あり／なし

表5　クモ膜下出血のCT分類

Fisher の Group（1980）
1）出血なし
2）1 mm 以下の血液層の存在
3）血腫の存在および（あるいは）1 mm 以上の血液層の存在
4）脳内あるいは脳室内血腫の存在

参加者　（無言）
司会　クモ膜下出血のCT分類は脳血管攣縮の発症と相関すると言われています．クモ膜下出血を診断したら重症度とCT分類を脳神経外科医に報告できるようにしましょう．クモ膜下出血については，現在日本脳卒中の外科学会・クモ膜下出血診療ガイドライン改訂委員会から診療ガイドライン[3]が出版されています．また，参考文献[4]によるとクモ膜下出血が誤診される主な診断名としては，片頭痛あるいは緊張型頭痛で，誤診のうち73％は適切な画像検査を行っていないことによるものだそうです．それでは，この患者さんの最終診断をまとめてください．

■最終診断
#1　クモ膜下出血
　　Hunt & Kosnik GradeⅡ
　　Fisher Group 3

司会　今回は頭痛の鑑別診断，1次性頭痛の鑑別診断とそのメカニズム，クモ膜下出血の重症度判定について学びました．どうもありがとうございました．

参考文献

1) 田中和豊：第2部 症状編 3. 頭痛 問題解決型救急初期診療，第2版．医学書院，pp.57-75, 2011
2) Bajwa ZH, Sabahat A：Headache syndromes other than migraine. Up To Date®, Vol. 19. 2, 2011
3) 日本脳卒中の外科学会監修, 日本脳卒中の外科学会・クモ膜下出血診療ガイドライン改訂委員会編集：EBM に基づくクモ膜下出血診療ガイドライン．じほう，2003
4) Suarez JI, Tarr RW, Selman WR：Aneurysmal subarachnoid hemorrhage. N Engl J Med 354：387-96, 2006

Convergence theory

本症例で紹介した片頭痛と緊張型頭痛は異なる症状を呈する同一疾患と考えるこの"Convergence theory"はあまり日本では知られてなく神経専門の先生方でも御存知ないことが多いです．しかし，欧米では一般によく知られている学説[5]です．

クモ膜下出血の診断と否定

重度の片頭痛の頭痛と軽度のクモ膜下出血の頭痛は臨床的に非常に鑑別困難です．クモ膜下出血を疑って頭部CTが正常な場合には，腰椎穿刺でクモ膜下出血を確定診断するというのは救急医療の鉄則です．しかし，実際にクモ膜下出血を疑って頭部CTが正常な患者すべてを腰椎穿刺するかというとそうではないです．

過去には救急室で1年間に数例は腰椎穿刺で確定診断するクモ膜下出血の症例がありました．しかし，最近では救急室で腰椎穿刺によって確定診断するクモ膜下出血はほとんど経験しなくなりました．これはもしかして頭部CTのクモ膜下出血の診断のための感度が上昇したためかもしれません．

実際にこれを裏づけるように，最新の論文[6]によると第3世代の多断面CT機器（4～320断面/1回転）を用いれば6時間以内発症のクモ膜下出血の診断の感度，特異度，陰性予測値，陽性予測値のすべてが100%であったとのことです．

したがって，この論文の結果から6時間以内発症の頭痛で第3世代の多断面CT機器で撮影した頭部CTが正常で，かつ，片頭痛に特異的なトリプタン製剤（鎮痛薬はあえて使用しない）で頭痛が軽減すれば，クモ膜下出血の可能性はほとんど否定できるのではないかと筆者は考えています．

また，これ以外にクモ膜下出血を疑って頭部CTが正常な場合には緊急に脳MRI/MRAを撮影してflairでクモ膜下出血の所見とMRAで脳動脈瘤や脳動脈解離の所見がなければ，クモ膜下出血の可能性はほとんどないとみなす考え方もあります．これとは別に，腰椎穿刺はもしも確定診断がクモ膜下出血であった場合に再出血を起こす危険があるので避けたほうがよいという考え方もあります．

いずれにしろ頭部CT正常でもクモ膜下出血を強く疑う患者は，脳卒中専門医にコンサルテーションするのが無難です．

参考文献

5) Waters WE：The epidemiologic enigma of migraine. Int J epidemiol 2：189-94, 1973
6) Perry JJ, et al：Sensitivity of computed tomography performed within six hours of onset of headache for diagnosis of subarachnoid haemorrhage：prospective cohort study. BMJ 343：d4277, 2011. Doi：10.1136/bmj.d4277.

2 胸痛

胸痛へのアプローチのフロー・チャート

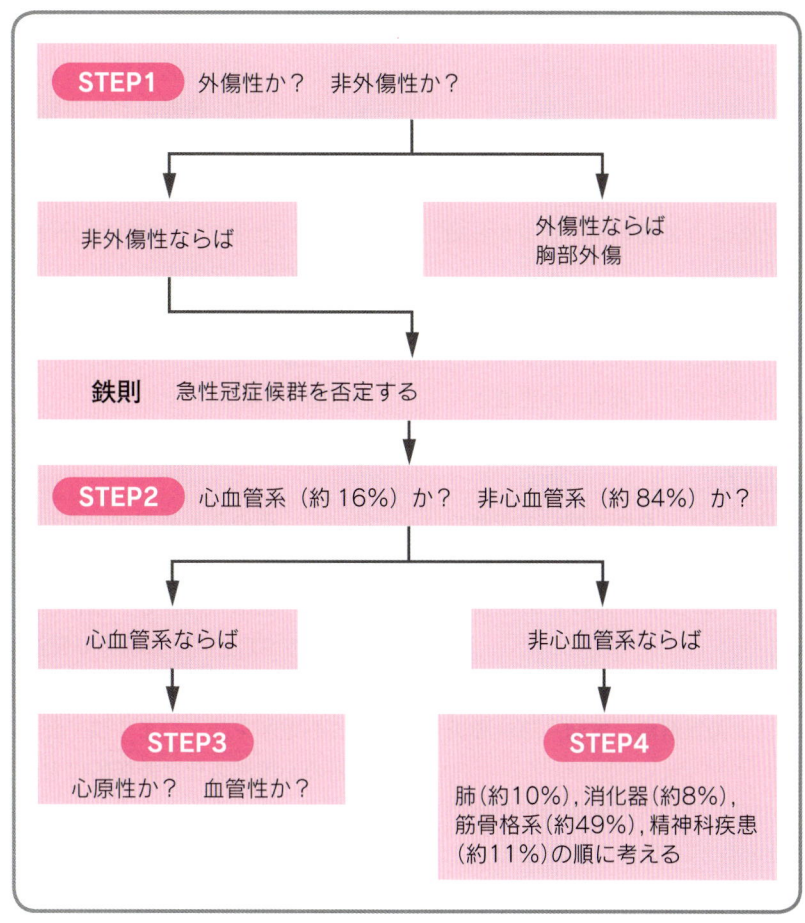

※フロー・チャート内の統計はプライマリケア外来での統計である．
（「問題解決型救急初期診療 第2版」医学書院，2011，p.76より引用）

症例 1. 胸部絞扼感を主訴とした60歳の男性

司会 今回の症例は独歩で来院された患者さんですが，誰も診察できる研修医がいなかったため私自身が診察した患者さんです．私が診たので私がプレゼンテーションします．

■病歴
60歳，男性
主訴：胸部絞扼感
現病歴：来院1時間20分前車を運転中，突然締め付けられるような強さ6/10の左の胸部絞扼感を感じた．車をそのまま運転して車を駐車させ徒歩で来院した．こんな痛みは初めてで，痛みは間欠的であるが，何をやっても変わらないという．

冷汗（＋），背部痛（－），嘔気・嘔吐（－），腹痛（－），咳・痰（－）．
既往歴：15歳　虫垂炎手術
　　　　21歳　右鼠径ヘルニア手術
　　　　47歳　左顔面神経麻痺
　　　　54歳　胆嚢摘出術
　　　　高血圧にて近医フォロー中．
　　　　糖尿病（－），脂質異常症（－），
　　　　8カ月前，上部消化管内視鏡検査　異常なし
家族歴：兄　心臓病
生活歴：喫煙（－），飲酒（－）
　　　　17日前に定年退職し，再就職．今週が新しい仕事

II. 症例　2. 胸痛

の山場でストレスが多かった．
内服：高血圧の薬
アレルギー：なし

表1　疼痛の PQRST

・増悪緩和因子	Provocative-Palliative Factors
・性質	Quality
・部位	Region
・強度	Severity
・時間的特性	Temporal Characteristics

◆胸部絞扼感の鑑別診断─まず心筋梗塞を疑う

司　会　この患者さんの主訴は胸部絞扼感です．まず鑑別診断は置いておいて，この病歴の内容を見て皆さんどう思いますか？

参加者　（無言）

司　会　痛みの患者に対して何を聞きますか？

参加者　どこが痛いか，どのように痛いか，いつから痛いかなどです．

司　会　そうです．いわゆる痛みの「PQRST」（表1）です．現病歴の中にすべて「PQRST」が入っているすばらしい病歴だと思いませんか（笑）？「痛み」の患者さんを診察して「PQRST」すべてを聴取してプレゼンテーションする研修医を私は見たことがありません．皆さん，痛みについて「PQRST」を1分程度で聞いて記載できるようにしてください．それでは，一般的に胸部絞扼感を呈する疾患の鑑別診断にはどんなものがありますか？

参加者　心筋梗塞，不安定狭心症，肺塞栓，胸部外傷，帯状疱疹，胃食道逆流症，大動脈解離，気胸，急性膵炎などです．

司　会　そうです．それでは，それらの鑑別診断の中でこの患者さんの場合にはどれが一番考えられますか？あるいは，どれを一番に考えますか？

参加者　急性心筋梗塞です．

司　会　そうです．なぜ最初に「急性心筋梗塞」を鑑別診断に考えるのですか？

参加者　「急性心筋梗塞」は致死的な疾患だからです．

司　会　そうです．胸部絞扼感や胸痛の患者は否定されるまでは「急性心筋梗塞」として扱うというのが鉄則です．それでは，胸痛がどれくらい続いていたら「急性心筋梗塞」を強く疑いますか？

参加者　30分です．

司　会　そうです．20～30分持続していたら，まず「急性心筋梗塞」を考えてください．それでは，この患者さんで鑑別診断にまず「急性心筋梗塞」を考えたら，次に何をしますか？

参加者　心電図です．

◆心電図の読み方

司　会　そのとおりです．それでは心電図（図1）を読んでください．

学　生　脈拍60回/分，軸正常，リズムは正常で，IIIとV₁，V₂でST上昇，III誘導で異常Q波があります．

司　会　はい，今の読み方非常に良かったですね．系統的に心電図を読んでますね．ところで，一般に急性心筋梗塞の心電図変化は時間的にどのように経過しますか？

参加者　T波高尖化，ST上昇，異常Q波，T波陰転です．

司　会　そうです．ですから，心電図で虚血性疾患を疑うときにはこれらの心電図変化（図2）があるかどうか探さなくてはなりません．ここで，この患者さんの心電図でIII誘導は異常Q波ではありません．「異常Q波」の定義は何ですか？

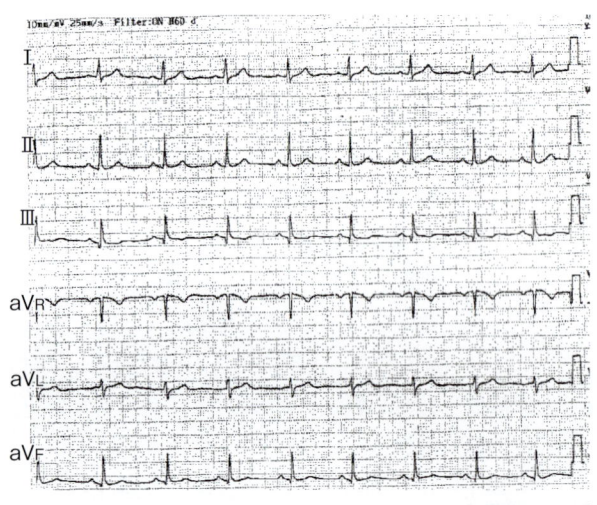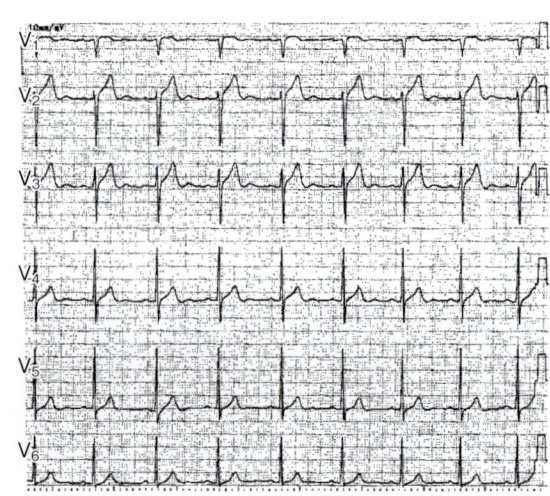

図1　心電図．ほぼ正常の心電図所見

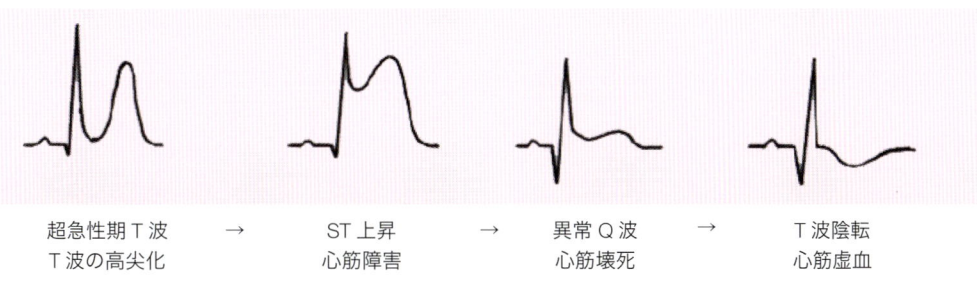

超急性期T波　　→　　ST上昇　　→　　異常Q波　　→　　T波陰転
T波の高尖化　　　　　心筋障害　　　　　心筋壊死　　　　　心筋虚血

図2　急性心筋梗塞の心電図所見の経時的変化

参加者　幅が1mm以上で，かつ，深さがR波の1/4以上です．

司会　そうです．この心電図のⅢ誘導のq波はどちらにもあてはまらないので，異常Q波ではなく，単なるq波で病理的意味はありません．この患者さんでV_1，V_2でSTが上昇しているのであれば，急性心筋梗塞の障害部位はどこですか？

参加者　前壁です．

司会　そうです．前壁梗塞ならば責任血管はどこですか？

参加者　左前下行枝です．

司会　そうです．それでは，いま皆さんはこの患者さんに左前下行枝閉塞による前壁の「急性心筋梗塞」を疑いました．次にどうしますか？

参加者　採血と点滴をします．

◆心電図で急性心筋梗塞を疑ったら

司会　そうですね．採血は何をしますか？

参加者　血算・生化学・凝固・Troponin T・D-Dimerです．

司会　そうです．なぜすぐに採血・点滴をするのですか？

参加者　薬剤を使うことがあるからです．

司会　どんな薬剤を使うことがありますか？

参加者　心室細動が起こったら，キシロカイン®などの薬剤を使います．

司会　そうです．急性心筋梗塞疑いの患者は心室細動を起こすことがあるので，循環作動薬を投与するためにまず最初に血管確保してください．心室細動になってから，血管確保をするのでは遅すぎます．キシロカイン®は筋注や坐薬はできません．その次にどうしますか？

参加者　胸部単純X線写真を撮ります．酸素を投与します．

司会　そういえばバイタル・サインをとっていませんでした．バイタル・サインを見てみましょう．

■バイタル・サイン

意識：清明，血圧：170/99 mmHg（いつもは血圧 130台），脈拍数：65回/分，呼吸数：18回/分，SpO_2：95%（room air）
（下線部：異常値）

司会　次にどうしますか？

参加者　ニトログリセリンを舌下投与します．

司会　そうですね．そうしながら，身体所見をとりましょう．

■身体所見

全身：安定
頭部：眼瞼結膜　貧血（－）
頸部：リンパ節腫脹（－），圧痛（－）
呼吸音：呼吸音清明，水泡音（－），左右差なし
心音：規則的，Ⅰ音Ⅱ音のみ，過剰心音および心雑音なし
腹部：平坦・軟　腸蠕動音正常
　　　Murphy徴候（－）
四肢：浮腫なし

司会　身体所見でMurphy徴候（－）ですので，鑑別診断としては，肝胆膵疾患は否定的です．逆に胸痛の患者でMurphy徴候陽性の場合には，肝胆膵疾患を鑑別診断として考えてください．実際この患者さんはミオコール・スプレー®（nitroglycerin）を3回噴霧して，胸部絞扼感が消失しました．胸痛消失後もう1回心電図を採りました．ここでこの患者さんは，ミオコール・スプレー®を3回噴霧して，胸部絞扼感が消失しましたが，このことからこの患者さんの胸部絞扼感の原因は必ず心原性と言えますか？

参加者　（無言）

司会　硝酸薬はどのような薬理作用がありますか？

参加者　血管を拡張させます．

司会　そうです．それでは，血管のどこに作用しますか？

参加者　内皮細胞です．

司会　そうですが，最終的に平滑筋を弛緩させます．したがって，血管だけでなく平滑筋がある消化管や胆管などにも作用します．だから，症状が消失しただけでは

II. 症例　2. 胸痛

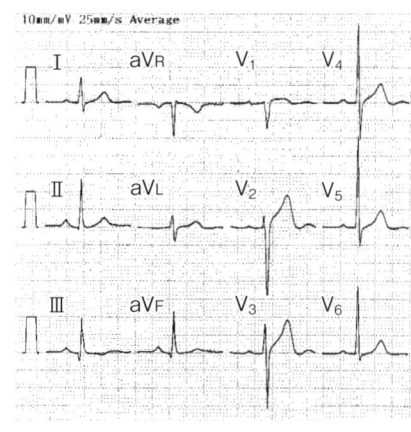
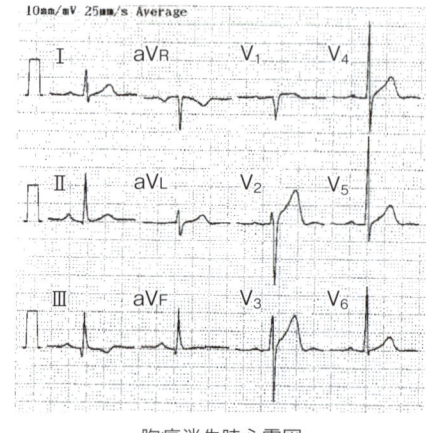

胸痛時心電図　　　　　　　　　胸痛消失時心電図

図3　2つの心電図の比較
II, III, aV_F の ST-T は胸痛消失時に比較して胸痛時の ST-T は変化している.

心原性とは言えません. それでは, これら2つの心電図（図3）はどこか違いますか？　違うとしたらどこが違いますか？　先ほど心電図で V_1, V_2 で ST が上昇していると読みました. もしも胸痛が消失したら, V_1, V_2 で ST が1回目よりも低下することが期待できます. 下がっていますか？

参加者　変わっていません.

司会　それでは, それはどういう意味に解釈しますか？

参加者　（無言）

司会　もしも診断が消化器疾患であれば, 硝酸薬で症状は消失しますが, 原則として心電図変化は起こしません. ですから, V_1, V_2 で ST 上昇がミオコール・スプレー®投与後不変ならば, 診断は消化器疾患と考えることも可能です. ずばりこの2つの心電図は全く同じですか？

参加者　II, III, aV_F の ST-T 部分が違います.

司会　どう違いますか？

参加者　微妙に違います.

司会　この微妙な違いはアーチファクトですか？　それとも本当の心電図変化ですか？　それを判定するためには実際もともとの心電図が要りますが, この患者さんのもとの心電図はありませんでした. それでは, この患者さんの2つの心電図で, どちらがもともとの心電図と考えられますか？

参加者　胸痛消失時の心電図です.

司会　そうです. つまり, この患者さんのもともとの心電図は図3の胸痛消失時の心電図のように, もともと II, III, aV_F で ST-T が低下していて, 胸痛発作時に ST が微妙に上昇して, 図3の胸痛時心電図のようにほぼ正常の心電図所見になったと考えられます. これを"Pseudonormalization"と言います. このことから, この患者さんの診断は何ですか？

参加者　右冠動脈閉塞による下壁の急性心筋梗塞あるいは不安定狭心症を疑います.

司会　そうですね. それでは, 救急室では臨床的に「急性心筋梗塞」と「不安定狭心症」はどのようにして鑑別しますか？

参加者　Troponin T です.

司会　そうです. Troponin T が陽性ならば急性心筋梗塞で, 陰性ならば不安定狭心症とします. しかし, この不安定狭心症と急性心筋梗塞の鑑別は必ずしも明確ではありません. この不安定狭心症と急性心筋梗塞をまとめて何と言いますか？

参加者　急性冠症候群（ACS: Acute Coronary Syndrome）です.

司会　そのとおりです. それではこの患者さんについて, 次にどうしますか？

参加者　循環器内科にコンサルテーションして, 心臓カテーテル検査を検討してもらいます.

司会　そのとおりです. その前に, 念のため検査結果を見ましょう.

■**血液検査値**
WBC：5,000/μL, Hb：13.7 g/dL, Hct 42.7%, Plt：26.1万/μL, BUN：23.7 mg/dL, CRE：0.9 mg/dL, Na/K/Cl：140/4.4/105 mEq/L, AST：21 IU/L, ALT：19 IU/L, LD：344 IU/L, T-Bil：0.7 mg/dL, AMY：50 IU/L, CK：138 IU/L, CRP：0.2 mg/dL, PT 11.0秒, APTT 29.4秒, D-Dimer 0.4 μg/mL, Troponin T（－）

◆心臓カテーテル検査の所見

司会　この患者さんは Troponin T 陰性ですので, 暫定的な診断は不安定狭心症です. また, D-Dimer も 1.0 μg/mL 未満で陰性ですので, 急性大動脈解離と肺塞栓はほ

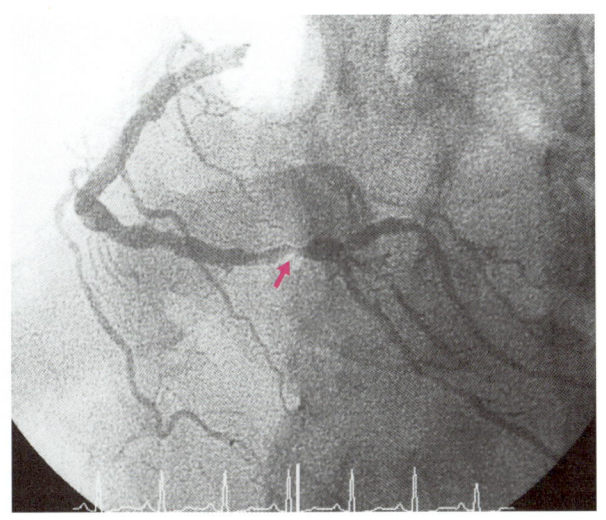

図4　心臓カテーテル検査
右冠動脈＃3（矢印部）に90％の狭窄

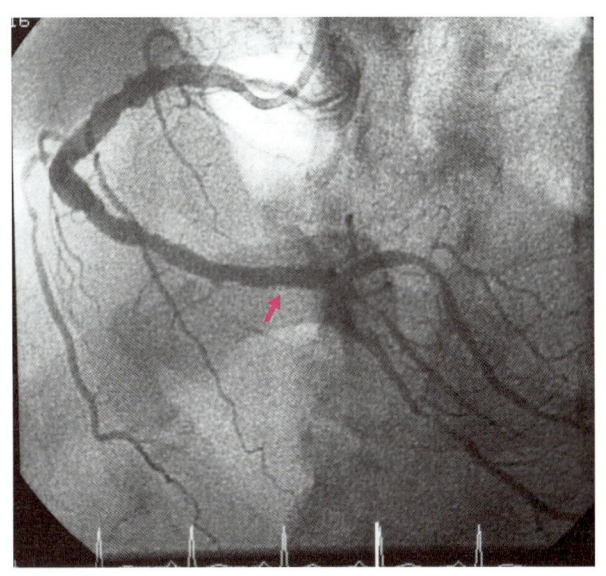

図5　PCI後
右冠動脈＃3の狭窄部位（矢印部）は改善している

ぼ否定されます．それでは心臓カテーテル検査（図4）を見てみましょう．所見はどうですか？

参加者　3番に狭窄があります．

司会　そうです．心電図所見と一致しますね．この病変はPCI：Percutaneous Coronary Interventionで図5のように90％から25％まで拡張されました．このように，心電図変化が明らかでないときには，待っていても一向に診断にはたどりつけません．こちらから，警察のおとり捜査のように仕掛けないと敵の尻尾はつかめないのです．この場合敵は「急性冠症候群」という「凶悪犯」ですので，絶対に取り逃がしてはいけません．また，この患者さんの場合，冠動脈には他に狭窄部位がありましたが，今回の責任病変を同定するのに心電図変化が役立ちました．このように心電図変化は疾患の存在診断だけでなく，疾患の局在診断にも役立ちます．これくらい研修医1人でできるようになってください．それでは，心電図でV_1，V_2のST上昇はいったい何だったんですか？

参加者　早期再分極です．

司会　そうです．

■最終診断
　＃1　急性冠症候群
　　　　（右冠動脈＃3の90％狭窄）

司会　ここで，「急性冠症候群」という言葉が出てきましたが，なぜわざわざ「急性冠症候群」という言葉を作ったのですか？

参加者　病態が似ているもの同士だからです．

◆急性冠症候群の概念

司会　病態がどう似ているのですか？

参加者　これらの病態はすべて不安定プラークが破裂し

て起こる病態だからです．

司会　それでは，急性心筋梗塞などの病態はこの「急性冠症候群」という概念が出るまではどのようにして発症すると考えられていましたか？

参加者　冠動脈が粥状硬化によってだんだんと閉塞して最後に完全に閉塞すると考えられていました．

司会　そうです．今のことをまとめると，「急性冠症候群」という概念が出る1992年以前には，「急性心筋梗塞」は冠動脈の粥状硬化が，25％→50％→75％→90％→99％と連続的に閉塞して，最後に100％閉塞となって発症するのが，「急性心筋梗塞」であると考えられていました．この理論にしたがって，不安定狭心症は冠動脈の最も狭い部位をinterventionしていました．ところが，最も狭い冠動脈をinterventionした患者が狭窄が少ない他の部位の閉塞による急性心筋梗塞を発症した症例の存在や，剖検による冠動脈の病理所見，そして心臓カテーテルの先端に内視鏡をつけた血管内視鏡の冠動脈の内側の所見などの一連の事実から，「急性心筋梗塞」はどうやらそれまで考えられてきたように粥状硬化が連続的に閉塞して発症するものではなく，実は不安定プラークがその狭窄程度にかかわらずに突然破裂してそこに血栓が形成されて発症するものであるということが判明しました．このような知見から，不安定狭心症，急性心筋梗塞と心臓突然死をまとめて，1992年V. Fusterが『*New England Journal of Medicine*』で"Acute Coronary Syndrome"という概念を発表したのです．そして，冠動脈狭窄部位には安定プラークと不安定プラークの2種類があり，安定プラークはどれだけ狭窄の程度がひどくなっても破裂しないが，逆に不安定プラークは狭窄の程度が低くても破

17

II. 症例　2. 胸痛

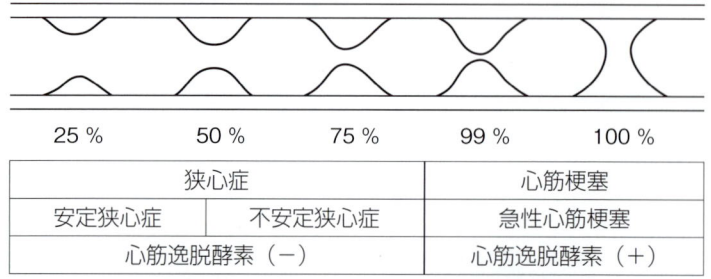

図6　急性冠症候群以前の狭心症と心筋梗塞の理解

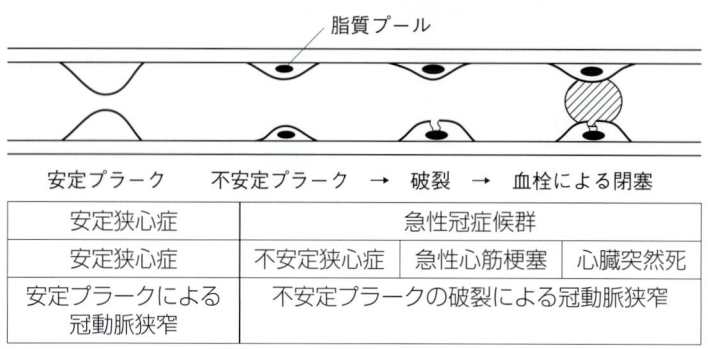

図7　急性冠症候群以後の狭心症と急性心筋梗塞の理解

裂するということがわかったのです．それはちょうど，休火山がどんなに大きくても爆発しないが，活火山は小さくても爆発する可能性があるのと似ています．<u>したがって，本当にinterventionしなければならない病変は狭窄の程度で選択するのではなく，プラークが安定か不安定かで選択しなければならないということがわかったのです</u>．参考のため，急性冠症候群という概念の登場以前と以後の狭心症と急性心筋梗塞の理解の相違を図6と図7にまとめました．いまプラークには安定と不安定の2種類があることがわかりました．それでは，いったいどうやってこれら2種類のプラークを識別するのですか？

参加者　IVUS（<u>I</u>ntra<u>v</u>ascular <u>U</u>ltra<u>s</u>ound）血管内超音波法です．

司　会　そうです．研究段階ではプラークの色で識別する血管内視鏡とプラークの内部構造で識別するIVUS血管内超音波法の2つがありましたが，実際にはIVUS血管内超音波法が普及しました．血管内視鏡では安定プラークは白色，不安定プラークは黄色と識別し，IVUS血管内超音波法では，安定プラークは均一なエコーですが，不安定プラークはプラーク内に低エコー領域が観察されます．それでは，いったいなぜプラークには安定と不安定の2種類があるのでしょうか？

参加者　脂質異常症などによって不安定プラークができます．

司　会　そうです．不安定プラークの中には脂質プールがありますが，安定プラークにはありません．このように脂質異常症などによって不安定プラークができる病態を何と言いますか？

参加者　メタボリック症候群です．

◆救急室での急性冠症候群の治療

司　会　そうです．だから，急性冠症候群の患者はそれ以前にメタボリック症候群と診断されているかいないかにかかわらずに，急性冠症候群になったのでベースにメタボリック症候群があるとみなします．ですので，急性冠症候群の患者に救急室でどんな薬を飲ませますか？

参加者　アスピリンです．

司　会　その他に何か飲ませますか？

参加者　スタチンです．

司　会　そうです．脂質異常症用薬を飲ませます．現在急性冠症候群の患者に脂質異常症用薬を投与したほうが致死率が低下するというエビデンスがあります．以上のように，不安定狭心症と急性心筋梗塞は急性冠症候群として統一され，さらにその原因疾患としてメタボリック症候群という概念が提出され，その病態が現在研究されているのです．そして，余談ですがそのメタボリック症候群の元凶はレニン・アンギオテンシン・アルドステロン（RAA）系と交感神経系の亢進だと考えられています．そのため，メタボリック症候群に対する治療としてACE阻害薬が基礎医学による理論と臨床疫学によるエビデンスの両面から有効であることが示されています．

今回は，胸部絞扼感の鑑別診断，虚血性心電図変化の読み方，そして，急性冠症候群の概念について勉強しました．どうもありがとうございました．

参考文献

1) 田中和豊：第2部　症状編　2. 疼痛．4. 胸痛．問題解決型救急初期診療．第2版．医学書院，pp51-56, pp76-101, 2011
2) Fuster V, Badimon L, Chesebro JH et al：The pathogenesis of coronary artery disease and the ACS（1）. N Engl J Med 326：242-250, 1992
3) Fuster V, Badimon L, Chesebro JH et al：The pathogenesis of coronary artery disease and the ACS（2）. N Engl J Med 326：310-318, 1992

症例　2. 胸痛を主訴とした23歳の女性

司会　今回の症例は徒歩で来院された患者さんです．

■病歴

23歳，女性
主訴：左胸痛
現病歴：4日前より左胸部に疼痛出現．痛みは腹臥位，吸期にて増悪し，立位・座位にて軽快．性質は絞扼の後に開放されたときの痛みに酷似しており，周期性はなく一定の痛みが持続している．過去に同様の痛みを認めたことはない．一昨日，昨日の晩に38℃台の発熱，発汗出現したため来院した．
咳嗽（−），喀痰（−），呼吸困難（−）
既往歴：小児喘息（現在治癒）
家族歴：1歳の子供が1週間前に38℃台の発熱，発汗を認めたが，現在は軽快している
生活歴：喫煙　なし，飲酒　なし，
　　　　現在授乳中，ペットなし，海外渡航歴なし，
　　　　最近温泉には行っていない
内服：なし
アレルギー歴：なし

◆胸膜性胸痛の鑑別診断

司会　この病歴を聞いて，まず一般的に「胸痛」の鑑別診断は何ですか？
参加者　まず最初に致死的な疾患を否定します．致死的な疾患としては，心筋梗塞，大動脈解離，緊張性気胸，肺塞栓，膵炎や胆嚢炎など（表2）です．
司会　そうですね．付け加えると，食道破裂などもあります．それでは，この患者さんは今言った致死的な疾患っぽいですか？
参加者　いいえ，違います．
司会　どうして致死的疾患っぽくないのですか？
参加者　経過が4日間で，かつ，吸期で増悪する胸痛だからです．
司会　なぜ吸期で増悪する胸痛は致死的である可能性が少ないのですか？

表2　絶対に見逃してはならない8つの胸痛を呈する疾患

・急性冠症候群
・急性大動脈解離
・心タンポナーデ
・緊張性気胸
・肺塞栓
・急性胆嚢炎
・急性膵炎
・食道破裂

表3　胸膜性胸痛を起こす疾患

・胸膜炎
・肺炎
・膿胸
・肺塞栓
・気胸
・心外膜炎
・膠原病（SLEなど）
など

参加者　吸期で増悪する胸痛は胸膜に炎症が起こっているので，胸膜炎，気胸などの疾患が考えられるからです．
司会　その他吸期で増悪する胸痛を起こす疾患にはどのようなものがありますか？
参加者　肺炎，心筋炎，心膜炎，肺塞栓などがあります．
司会　そうです．吸期で増悪する胸痛，つまり，胸膜性胸痛ですので，鑑別診断は絞られます．胸膜性胸痛の鑑別診断を表3に示します．ですから，この患者さんは「左胸膜性胸痛と発熱を主訴とする23歳女性」とまとめることができます．この主訴から鑑別診断としては，まず第一に「感染症」が考えられます．鑑別診断に感染症を意識しているので，既往歴でペット，海外旅行，温泉などを聞いているのです．これがもしも，急性心筋梗塞を疑っていれば，既往歴でどのようなことを聞きますか？
参加者　糖尿病，高血圧，脂質異常症などです．
司会　そうです．急性心筋梗塞のリスク・ファクターを聞きます．それでは，次にバイタル・サインと身体所見を見てみましょう．

II. 症例　2. 胸痛

■ バイタル・サイン
意識：JCS 0，呼吸数：16 回/分，脈拍数：78 回/分，血圧：109/62 mmHg，SpO$_2$：98%（room air），体温：36.5℃

■ 身体所見
頭部：眼瞼結膜貧血なし，眼球強膜黄疸なし，咽頭発赤あり
頸部：リンパ節腫脹なし
胸部：呼吸音清明，水疱音なし，左右差なし
　　　心音異常なし
　　　左胸部圧痛あり
腹部：平坦・軟，腸蠕動音正常，圧痛なし
四肢：浮腫なし
神経学的所見：異常なし

司　会　ここで左胸部圧痛とは具体的にどの部分でしたか？

研修医　乳房の下あたりでした．

司　会　前腋窩線あたりですか？

研修医　一点ではなく，大きくその辺りを痛がっていて，押さえても痛みは変わりませんでした．

司　会　つまり，左胸部に「疼痛」があって，「圧痛」はなかったのですね．ここで，「疼痛 pain」とは痛みのことで主観的な症状を言います．しかし，「圧痛 tenderness」とは圧迫して疼痛を感じるという客観的な理学所見です．したがって，「疼痛」は病歴に記載して，「圧痛」は身体所見に記載します．胸部に圧痛があるというのは筋骨格系疾患に特徴的な所見で，これを reproducible chest pain と言うことがあります．この患者さんの場合胸部に圧痛はなかったことになります．それでは，以上の病歴と身体所見から何の鑑別診断を考えてどのような検査をしますか？

◆胸部 X 線写真の系統的読影方法

参加者　採血と胸部 X 線検査です．

参加者　心電図もとります．

司　会　他に何か検査しますか？　採血は何の項目を採血しますか？

参加者　心筋梗塞や心筋炎を否定するために Troponin T と肺塞栓と急性大動脈解離を否定するために D-Dimer の検査をします（注1）．

司　会　可能性は低いですが，すべて致死的疾患なので検査してもいいでしょう．それでは，血液培養はとりますか？

参加者　いいえ，とりません．

司　会　なぜとらないのですか？

参加者　病歴から敗血症が疑われないからです．

司　会　そうですね．血液培養はとりあえず不要だと思います．それでは，ここで胸部 X 線 2 方向をオーダーしますが，その 2 方向とはどのような方向ですか？

参加者　P→A（後ろから光源を当てフィルムが前）と R→L（右から光源を当てフィルムが左）の 2 方向です．

司　会　なぜ P→A と R→L の 2 方向なのですか？

参加者　P→A で正面像を撮るのは心臓が胸郭の前にあるので心臓が拡大しないようにフィルムを胸の前に置いて後ろから光源を当てて撮影します．

司　会　そうです．それでは，側面はなぜ R→L の方向なのですか？

参加者　同様の理由で心臓が左にあるからです．

司　会　そうです．心臓の後ろの空間を主に胸部側面像

注1

Troponin T

急性心筋梗塞診断のための Troponin T の感度と特異度は，発症 6 時間以後ではそれぞれ感度約 80% 程度，特異度約 60% 程度である．

D-Dimer

D-Dimer が 0.4 μg/mL より大きいときを陽性とした場合，深部静脈血栓塞栓症を診断するための感度は 100%，特異度 50.0%，陰性予測値 100%，陽性予測値 57.1% である．

Legnani C, Fariselli S, Cini M, et al：A new rapid bedside assay for quantitative testing of D-Dimer（Cardiac D-Dimer）in the diagnostic work-up for deep vein thrombosis. Thromb Res 111：149-153, 2003.

D-Dimer＞0.5 μg/mL を陽性とすると，急性大動脈解離の診断のために感度 100%，特異度 54%，陽性予測値 58% で陰性予測値 100% となる．

Akutsu K, Sato N, Yamamoto T, et al：A rapid bedside D-Dimer assay（Cardiac D-Dimer）for screening of clinically suspected acute aortic dissection. Circ J 69：397-403, 2005

D-Dimer は検査機器や試薬によりその値にばらつきがある．そのため，cutoff 値が使用する機器でいくつになるのかを必ず確認する必要がある．上述の D-Dimer の cutoff 値はロシュ社の D-Dimer 簡易キットの値である．本文中の D-Dimer の検査値（シスメックス社）の cutoff 値は 1.0 μg/mL である．

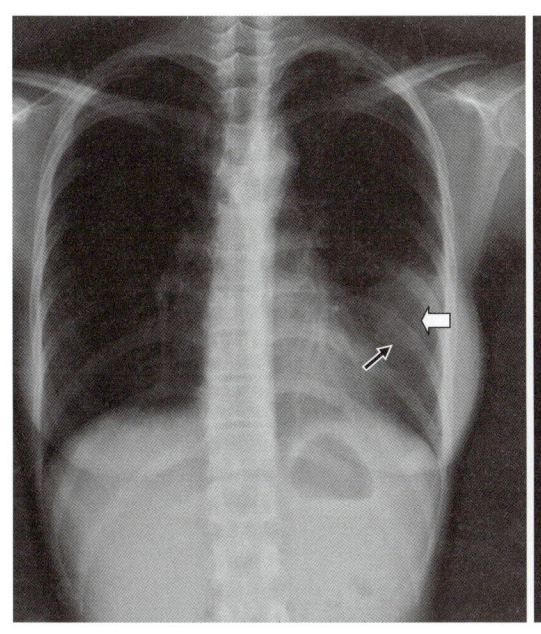 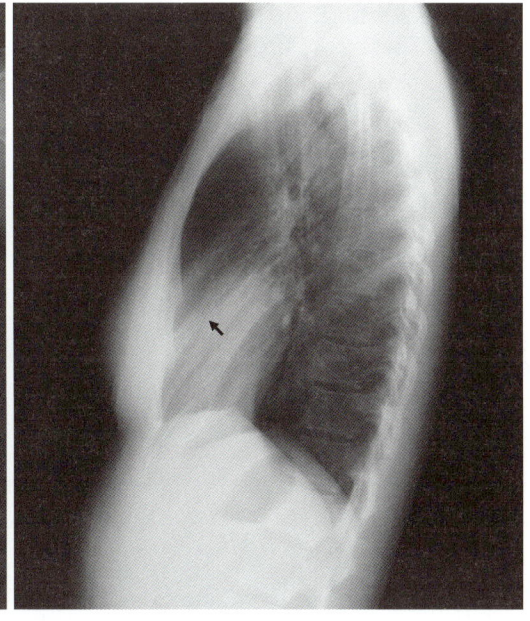

図8 胸部X線写真
左中下肺野の結節を伴うconsolidation（白矢印），心臓の左縁にシルエット・サイン陽性（黒矢印），つまり，左肺上葉舌区（S4, S5）の結節を伴うconsolidationである．

で観察したいからです．それでは，腹部単純X線2方向とはどのようにして撮影しますか？
参加者 立位と臥位の2方向です．
司会 そうです．ところが，「腹部2方向を撮影しろ」というと腹部正面と側面を撮影する研修医がいるのです！　それでは，腹部2方向ではなぜ立位と臥位の2方向を撮影するのですか？
参加者 air-fluid levelやfree airを観察したいからです．
司会 そうですね．X線をオーダーするときには必ずその撮影方向とその意味を理解してオーダーしましょう．それでは，胸部X線（図8）を読んでください．
一同 （胸部X線を見入る）
司会 まず胸部X線を読めと言われたら，どういう順序で読みますか？
参加者 軟部組織，骨，横隔膜，肺野，心臓の順で読みます．
司会 なぜそのように順序立ててX線写真を読むのですか？
参加者 見逃しをなくすためです．
司会 そうです．ところで，皆さんは美術館で絵画を見ることはありますか？
参加者 はい，パリに行ったときにルーブル美術館でモナリザを見ました．
一同 へー！
司会 モナリザをどのようにして見ましたか？
参加者 遠くから写真を撮りました．
司会 系統的にモナリザの絵を見ましたか？

参加者 いいえ，見ませんでした．
司会 私たちは絵画を鑑賞するときに通常系統的に絵画を見ません．美術史の知識などなくても，好きな絵は好き，嫌いな絵は嫌いでいいはずです．同様なことが花を見るときにも言えます．「花を愛するのに植物学は不要である（稲垣足穂『横寺日記』）」という言葉があります[5]．しかし，胸部X線写真や心電図は美術品のように鑑賞してはいけません．1枚の胸部X線写真や心電図にはその患者さんの命が懸かっています．なんとなく大丈夫とか変とだけ言うのではなく，系統的に読影する必要があります．だから，どのような読み方でも構いませんが，系統的に見落としを少なくするように読むことが大切です．胸部X線写真や心電図を見るのに，放射線科学や心電図学は必須とは言いませんが少なくとも判読方法は必要なのです．その系統的な，胸部X線写真の読影方法の手順の一例を示します（表4）．それではこの胸部X線写真を系統的に読影してください．
参加者 患者さんの胸部X線写真であることに間違いありません，撮影技術はP→Aです．骨病変なし．乳房・軟部組織異常なし．肋骨横隔膜角は鋭く異常ありません．肺血管陰影異常なし．
司会 そうです．それでは，肺野はどうですか？
参加者 左肺野の結節ですか？
司会 左肺野の病変をどう表現しますか？
参加者 透過性の低下です．
司会 そうですが，もっと詳しく表現しましょう．
参加者 左中下肺野（注2）の結節を伴うconsolidation

II. 症例 2. 胸痛

表4 胸部X線読影の手順の一例
（参考文献6）の表を著者改変）

正面像
1. 患者
2. 撮影技術
3. 骨（骨病変は？）
4. 乳房，軟部組織
5. 肋骨横隔膜角（吸気努力は？　胸水は？）
6. 肺血管陰影（うっ血は？　再分布は？　気胸は？）
7. 肺野（結節陰影は？　consolidationは？　肺門部リンパ節腫大は？）
8. 縦隔偏位
9. 心陰影（心胸郭比は？　心嚢液貯留は？）
10. 個々の心腔の拡大（拡張あるいは肥大か？　大動脈陰影は？）

側面像
1. 右および左横隔膜のアウトライン
2. 背側裂孔（胸水は？）
3. 胸椎
4. 肺門陰影
5. 気管（気柱の位置は？）
6. 前部および後部透亮部
7. 心陰影（個々の心腔の拡大はあるか？）

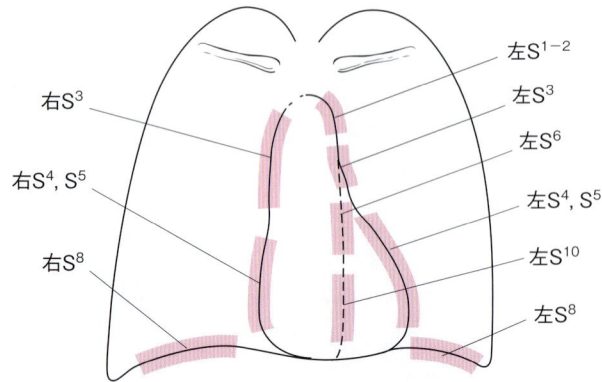

縦隔影で点線は下行大動脈

図9 胸部X線写真におけるシルエット・サイン
（参考文献7）から引用）

です．

司　会　そうです．それでは胸部X線正面像での左中下肺野の結節を伴うconsolidationが実際左肺のどの部分にあるのかはどのようにしてわかりますか？

参加者　シルエット・サインです．

司　会　そうです．それでは，この患者さんの胸部X線でシルエット・サインはいったいどこにありますか？

参加者　心臓の左縁が不明瞭で，この部分がシルエット・サイン陽性です．

司　会　そのとおりです．それでは，この病変はいったいどこにあるのでしょうか？

参加者　心臓の横です．

司　会　その部分の肺を何と言いますか？

参加者　（無言）

司　会　左上葉舌区（ぜっく）（S4，S5）です．この程度のことで「絶句」しないでください！　今病変の部位がわかりました．参考のために主要なシルエット・サインの部位を図9に示しておきます．それでは診断は何ですか？

参加者　舌区に何かがあります．

司　会　その何かを聞いているんです！（笑）

注2

胸部X線写真での上肺野・中肺野・下肺野の境界線
上肺野：第2肋骨前端以上
中肺野：第2～4肋骨前端の間
下肺野：第4肋骨前端以下

参加者　肺炎です．

参加者　腫瘍です．

司　会　他に鑑別診断はありますか？

参加者　（無言）

司　会　その他に，結核，肺化膿症，アスペルギローシスなどの真菌感染症などの鑑別診断も考えられます．それでは，次に他の採血結果などを見てみましょう．

■**血液検査値**

WBC 7,200/μL, Hb 10.6 g/dL, Plt 192,000/μL, Na 136 mEq/L, K 3.4 mEq/L, Cl 99 mEq/L, BUN 7.8 mg/dL, CRE 0.5 mg/dL, AST 9 IU/L, ALT 7 IU/L, LD 218 IU/L, AMY 66 IU/L, CK 41 IU/L, <u>CRP 16.7mg/dL</u>

D-Dimer 1.0 μg/mL, Troponin T 陰性

（下線部：異常値）

■**心電図**　正常洞調律，ST-T変化なし

◆**肺炎の分類**

司　会　この結果を見て，先ほど考えた鑑別診断の中で何が最も考えられますか？

参加者　細菌性肺炎です．

司　会　いきなり「細菌性」とまでわかってしまうのですか？

参加者　（無言）

司　会　それでは，細菌性肺炎でなければ何が考えられますか？

参加者　真菌性肺炎です．

司　会　他に何か考えられますか？

参加者　（無言）

司　会　それでは診断はとりあえず肺炎，肺化膿症，結核などの「肺感染症」にしておきましょう．次に診断を

特定するために何の検査を行いますか？
参加者 喀痰のグラム染色をします．
司　会 この患者さんに喀痰はありません．残念でした！　それではどうします？
参加者 胸部CT検査です．
司　会 なぜ胸部CT検査をするのですか？
参加者 腫瘍などの病変があるかどうか見たいからです．
司　会 それでは，胸部CTは造影しますか？　それとも造影なしの単純で撮影しますか？
参加者 造影して撮影します．
司　会 それでは，胸部CTでどういう場合に造影して，どういう場合に造影なしの単純CTを撮影しますか？
参加者 腫瘍や血管・縦隔病変を見たいときには造影します．
司　会 そのとおりです．この場合肺野の病変を見たいので造影せずに単純の胸部CTを撮りました．それでは，胸部単純CT写真（図10）を見てみましょう．
参加者 左上葉舌区のair bronchogramを伴うconsolidationです．
司　会 そうです．つまり，診断は「肺炎」であることがわかりました．今やっと診断が肺炎であることまでたどり着きました．それでは，肺炎の分類には臨床的にどのようなものがありますか？
参加者 細菌性肺炎や間質性肺炎です．
司　会 それは病理学的分類です．臨床的にはどう分類しますか？
参加者 市中肺炎と院内肺炎です．
司　会 そうです．この症例はもちろん市中肺炎です．それでは，次にどうしますか？
参加者 治療します．
司　会 残念でした．まだここまででは治療できません．市中肺炎をさらに分類しなければなりません．その分類とはズバリ何ですか？
一　同 （絶句）
司　会 それは，ズバリ定型肺炎と非定型肺炎です．
一　同 ハーッ
司　会 市中肺炎は表5のように定型肺炎と非定型肺炎に分類されます．ここで注意が必要なのは，欧米の肺炎のガイドラインでは，この定型肺炎と非定型肺炎を肺炎発症当初に症候・検査および画像所見から鑑別することは不可能として，両者をカバーしてempiricに治療することが推奨されています．しかし，日本の肺炎のガイドラインではこの定型肺炎と非定型肺炎は肺炎発症当初の症候・検査所見から鑑別可能として，どちらか一方の肺炎の治療を開始することが推奨されています．ここでは，日本の肺炎のガイドラインに従って診療を進めようと思います．2005年に日本呼吸器学会呼吸器感染症に関するガイドライン作成委員会から『成人市中肺炎診療ガイドライン』が出版されました．それでは，この患者さんの肺炎を分類してください．
研修医 表6の鑑別項目を用いて，非定型肺炎になります．

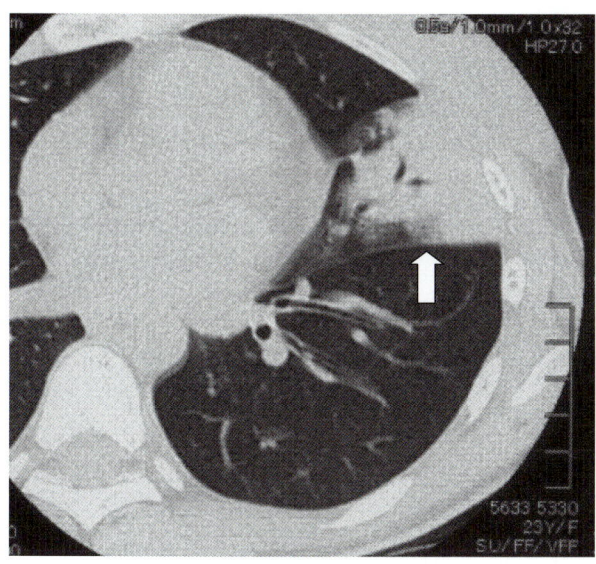

図10　胸部単純CT写真
左上葉舌区のconsolidation（白矢印）の所見．結節・腫瘍・空洞などは認められなかった．

表5　定型肺炎と非定型肺炎

	定型肺炎	非定型肺炎
起炎菌	S. pneumoniae H. influenzae Branhamella catarrhalis S. aureus	Mycoplasma Chlamydophila Legionella
症候	咳嗽 喀痰 発熱 つまり，肺炎として典型的	空咳など．つまり，肺炎として非典型的．特にLegionellaは下痢・嘔吐などの消化器症状，意識障害などの神経症状を起こすので，急性胃腸炎や髄膜炎と見間違われやすい．
治療	βラクタム系抗菌薬	マクロライド系抗菌薬 テトラサイクリン系抗菌薬

II. 症例　2. 胸痛

表6　細菌性（定型）肺炎と非定型肺炎の鑑別
（参考文献8）より許諾を得て転載）

鑑別に用いる項目
1. 年齢60歳未満
2. 基礎疾患がない，あるいは，軽微
3. 頑固な咳がある
4. 胸部聴診上所見が乏しい
5. 痰がない，あるいは，迅速診断法で原因菌が証明されない
6. 末梢血白血球数が 10,000/μL 未満である
鑑別基準
・上記6項目を使用した場合
上記6項目中4項目以上合致した場合
→非定型肺炎疑い
上記6項目中3項目以下の合致
→細菌性肺炎疑い
この場合の非定型肺炎の感度は 77.9%，特異度は 93.0%
・上記1〜5までの5項目を使用した場合
5項目中3項目以上合致した場合
→非定型肺炎疑い
5項目中2項目以下の合致
→細菌性肺炎疑い
この場合の非定型肺炎の感度は 83.9%，特異度は 87.0%

表7　肺炎の重症度分類
（参考文献8）より許諾を得て転載）

使用する指標
1. 男性70歳以上，女性75歳以上
2. BUN 21 mg/dL 以上または脱水あり
3. SpO_2 90%以下（PaO_2 60 Torr 以下）
4. 意識障害
5. 血圧（収縮期）90 mmHg 以下
重症度分類
軽　症：上記5つの項目のいずれも満足しないもの
中等症：上記項目の1つまたは2つを有するもの
重　症：上記項目の3つを有するもの
超重症：上記項目の4つまたは5つを有するもの
ただしショックがあれば1項目のみで超重症とする．

表8　起炎菌別肺炎に対する抗菌薬の投与期間

・肺炎球菌	7〜10日間または解熱後3日間
・インフルエンザ桿菌	10〜14日間
・マイコプラズマ	14日間
・レジオネラ	21日間

注：マイコプラズマは治療期間が短いと再発するので最低14日間は投与すべきである．

◆重症度判定

司　会　そうです．ここで，鑑別項目に胸部X線所見が入っていないことに注目してください．それでは，次にこの患者さんの重症度はどうなりますか？

研修医　表7の重症度分類で軽症になります．

司　会　そうです．重症度分類に体温，白血球数やCRPが含まれていないことに注目してください．肺炎の患者さんを診て，CRP>10 mg/dL だから入院させようという人がいますが，そういう診療は全く根拠がないことがわかります．それでは，この患者さんの診断をまとめてください．

■最終診断
#1　軽症市中肺炎（非定型肺炎）左上葉舌区

◆治療のポイント

司　会　また，この患者さんには胸水や空洞病変などの肺炎の合併症もないこともわかります．それでは，治療はどうしますか？

参加者　マクロライド系抗菌薬を投与します．

司　会　学生ではないので，何の抗菌薬をどれくらいどのように何日間投与すると言ってください．

参加者　クラリス®（clarithromycin）1回1錠，1日2回，経口2〜3週間です．

司　会　そうです．肺炎の場合抗菌薬の投与期間は起炎菌によって異なります．その目安を表8に示します．ここで，抗菌薬を処方するときにこの患者さんの場合注意しなければならないことがあります．それは，何ですか？

参加者　授乳です．

司　会　そうです．授乳している患者さんに抗菌薬を投与して，その抗菌薬が乳児に移行した場合にどのようなことが起こりえますか？

参加者　歯牙着色，肝障害，グレー症候群などです．

司　会　それらは，特別な抗菌薬の場合です．もっと頻度が高いのは，乳児の腸内細菌のバランスが崩れて，腸炎になることがあります．この患者さんの場合人工乳でしたのでその心配はありませんでした．だから，薬物を処方するときには必ず患者さんの授乳の有無，そして，授乳していれば母乳か人工乳かも聞いてください．実際にはどのような処方をしましたか？

研修医　専門医の先生と相談して，ニューキノロンを処方しました．

司　会　なぜニューキノロンを処方したのですか？

参加者　（無言）

司　会　肺炎にニューキノロンを処方する理由は，定型肺炎と非定型肺炎の両方を一剤でカバーする利点があるからで，よく用いられます．その他，ニューキノロンは炭疽菌や結核菌にも効きます．このように呼吸器感染症に対して威力があるキノロンを一般的に「レスピラトリー・キノロン」と言います．しかし，現在この「レスピラトリー・キノロン」に限らず，ニューキノロンの消

化管感染症や尿路感染症に対する乱用が問題になっています．それはなぜですか？

参加者　ニューキノロンへの耐性菌の出現です．

司会　そうです．肺炎球菌のβラクタム系抗菌薬，マクロライド系抗菌薬やニューキノロン系抗菌薬への耐性菌の出現が報告されています．<u>細菌は確実に進歩しています．皆さんも細菌の進歩に負けないように日夜努力してください．</u>ですから，このようなときにはニューキノロン製剤を1剤投与するよりも，セフェム系抗菌薬とマクロライド系抗菌薬の2剤を出すようにしましょう．それでは，その後この患者さんはどうなりましたか？

研修医　以後専門科外来でフォローされて治癒しました．

司会　今回は，胸膜性胸痛の鑑別診断，胸部X線写真の系統的読影方法，肺炎の分類，重症度判定そして治療について勉強しました．どうもありがとうございました．

参考文献

4）田中和豊：第2部　症状編　4．胸痛　問題解決型救急初期診療，第2版．医学書院，pp76-101, 2011

5）斎藤茂太：いい言葉はいい人生をつくる．成美文庫, p16, 2005

6）Chaudhry HJ, Grieco AJ, Macklis R et al：Chapter 14. Chest, abdomen, and head radiology. Fundamentals of Clinical Medicine. An introductory manual. Lippincott Williams & Wilkins, pp137-157, 2004

7）山科　章　編集：II呼吸器系　4　肺病変によるシルエットサイン（胸部X線・正面像）　内科レジデントデータブック　第2版．医学書院, p74, 2002

8）日本呼吸器学会呼吸器感染症に関するガイドライン作成委員会：成人市中肺炎診療ガイドライン，日本呼吸器学会，2005

9）藤本卓司：表5-1. 主要な感染症における標準的な抗菌薬投与期間，感染症レジデントマニュアル，医学書院, p26, 2004

10）青木　眞：第VI章　呼吸器感染症　B．下気道感染症（肺炎）　レジデントのための感染症診療マニュアル，第2版．医学書院，pp481-546, 2008

11）Davidson R, Cavalcanti R, Brunton JL et al：Brief report. Resistance to levofloxacin and failure of treatment of pneumococcal pneumonia. N Engl J Med 346：747-750, 2002

II. 症例　3. 腹痛

③ 腹痛

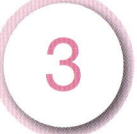

腹痛へのアプローチのフロー・チャート

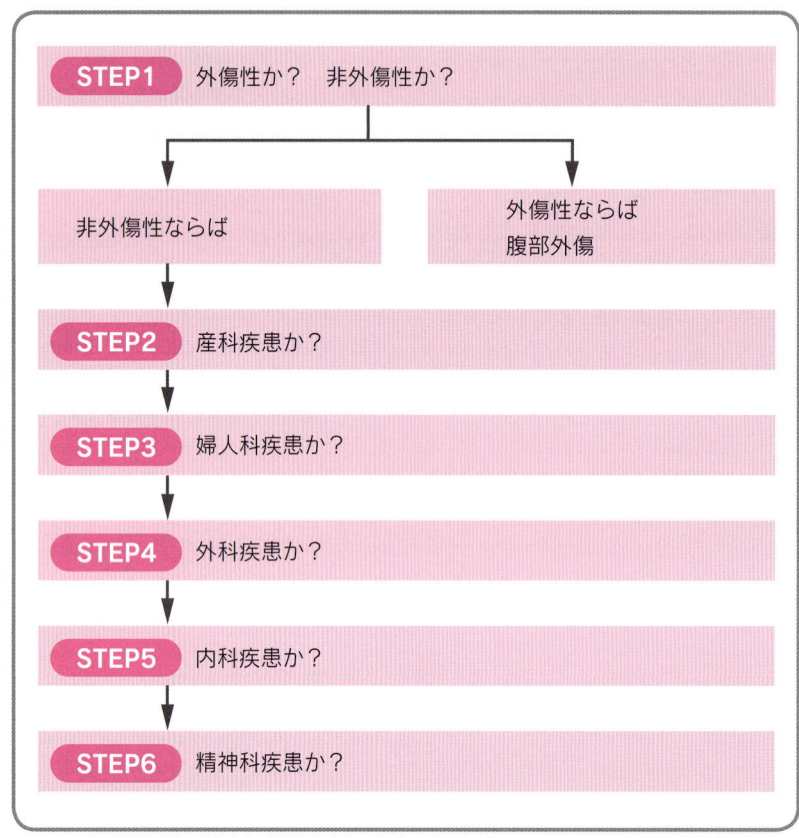

```
STEP1  外傷性か？　非外傷性か？
         │
    ┌────┴────┐
    ▼         ▼
非外傷性ならば   外傷性ならば
              腹部外傷
    │
    ▼
STEP2  産科疾患か？
    │
    ▼
STEP3  婦人科疾患か？
    │
    ▼
STEP4  外科疾患か？
    │
    ▼
STEP5  内科疾患か？
    │
    ▼
STEP6  精神科疾患か？
```

(「問題解決型救急初期診療 第2版」医学書院, 2011, p.102 より引用)

症例　1．上腹部痛を主訴とした41歳の男性

司会　今回の症例は徒歩で来院された患者さんです．

■病歴
41歳，男性
主訴：上腹部痛
現病歴：10日前より右上腹部に締め付けられるような間欠的な痛みが出現していたが自然に軽快していた．受診日前日23時頃，仕事中に上記症状を自覚した．その後症状が持続していたが夜勤であったため我慢していた．自宅に帰った後も症状軽快しないため救急外来受診．
既往歴：8歳　腎炎で入院加療（詳細不明）
　　　　15歳　胃潰瘍で入院加療
　　　　41歳　脂肪肝
生活歴：喫煙　なし
　　　　飲酒　機会飲酒

内服：なし
アレルギー歴：なし

◆上腹部痛の鑑別診断

司会　この病歴を聞いてどのような鑑別診断を考えますか？
参加者　胆石，胆管炎，消化性潰瘍，膵炎などです．
司会　他にありますか？
参加者　急性心筋梗塞や急性大動脈解離などです．
司会　可能性は低いですが否定できません．それでは，40歳代で急性心筋梗塞を発症するとしたらそれはどのような既往歴がある患者さんですか？
参加者　糖尿病や家族性高コレステロール血症です．
司会　そうです．それでは，同様に若年者で急性大動脈解離を発症するとすると，どのようなリスクがある患

者さんですか？

参加者 Marfan症候群です．

司会 そうです．ですから，診断として急性心筋梗塞も急性大動脈解離も可能性は否定できません．

体性痛と内臓痛の相違点

司会 ところで，この患者さんは上腹部痛が主訴ですが，一般的に急性疼痛はどのように分類されますか？

参加者 内臓痛，体性痛と関連痛です．

司会 そうです．それでは，この患者さんの上腹部痛はそのうちどれですか？

参加者 内臓痛です．

司会 なぜ内臓痛と言えるのですか？

参加者 痛みの性状が締め付けられるようで間欠的だからです．

司会 そうですね．参考のため体性痛と内臓痛の相違点を表1に示しておきます．それではここで，この患者さんの主訴の上腹部痛が内臓痛であることを考えると，今まで挙げた鑑別診断の中でどの疾患の可能性が高く，どの疾患の可能性が低くなりますか？

参加者 心血管系疾患は否定的です．

司会 そうですね．心血管系疾患は体性痛が多いので否定的です．また，体性痛である腹痛は緊急外科手術適応となる外科疾患も考えられますが，この患者さんの場合にはその可能性も低いようです．ここで，疼痛では関連痛があるとある程度臓器が絞れます．この患者さんに右肩に放散する関連痛があるとどのような疾患が考えられますか？

参加者 胆囊や肝疾患です．

司会 そうですね．それでは，左肩に放散する関連痛があるとどのような疾患が考えられますか？

参加者 急性心筋梗塞と急性膵炎です．

司会 そうです．ここで，この患者さんの上腹部痛は内臓痛であるので，疾患臓器は平滑筋がある臓器を考えます．すなわち，消化管，胆管などの消化器系，および，尿管などの泌尿器系が疑われます．

Murphy徴候を忘れない

それでは，次にこの患者さんのバイタル・サインと身体所見を見てみましょう．

■バイタル・サイン
意識：JCS 0，呼吸数：18回/分，脈拍数：87回/分，血圧：154/101 mmHg，SpO$_2$：94%（room air），体温：36.3℃

表1 体性痛と内臓痛の相違点

	体性痛（1次痛）	内臓痛（2次痛）
性質	鋭い	鈍い
局在	高い	低い
時間	持続的	間欠的
神経線維	Aδ	C
神経経路	新脊髄視床路	旧脊髄視床路
修飾	なし	あり Aβ線維と心理的刺激

■身体所見
頭頸部：眼瞼結膜貧血なし，眼球結膜黄疸なし
胸部：呼吸音清明，左右差なし．
　　　心音異常なし
腹部：平坦・軟，右季肋部に圧痛，Murphy徴候陽性
背部：右CVA（Costovertebral angle）叩打痛あり
四肢：浮腫なし
神経学的所見：異常なし
　　　　　　　　　　　　　　　（下線部：異常所見）

司会 ここでまずバイタル・サインはどうですか？

参加者 血圧が高いです．

司会 なぜ血圧が高いのでしょうか？

参加者 腹痛を感じているからだと思います．

司会 それ以外に気づいたことはありますか？

参加者 発熱がないことです．

司会 そうですね．発熱がないということは，どういうことですか？

参加者 感染症は考えにくいです．

司会 そうですね．上腹部痛の鑑別診断に急性虫垂炎も入りますが，発熱などの炎症所見がないこと，および，発症から10日経過しても右下腹部に疼痛が限局して来ないことなどの理由から，急性虫垂炎は否定的です．同様に炎症所見に乏しいので，急性胆管炎や憩室炎などの感染症も否定的です．それでは，身体所見でMurphy徴候陽性とありますが，このMurphy徴候とは何ですか？

参加者 右季肋部を手で押さえて患者さんに深呼吸させると，疼痛で深呼吸できないという徴候です．

司会 そうですね．このMurphy徴候が陽性だと，どのような疾患が考えられますか？

参加者 胆石や胆道系疾患です．

司会 そうですね．ですから，上腹部痛や心窩部痛の患者さんには必ずMurphy徴候を調べてください．上腹部痛や心窩部痛の患者さんを診察して，平気でMurphy徴候を調べるのを忘れている研修医がいます．また，この患者さんには右CVA叩打痛があります．この右CVA叩打痛があるとどのような疾患を疑いますか？

参加者 腎結石や腎盂腎炎です．

II. 症例　3. 腹痛

司会　そうですね．それでは，以上のバイタル・サインと身体所見から，前に挙げた鑑別診断でどの疾患の可能性が高くなりますか？
参加者　胆石などの胆道系疾患と腎結石などの泌尿器疾患です．
司会　そうですね．

生化学検査でのポイント

それではこの2つの疾患を鑑別するために次に何の検査をしますか？
参加者　腹部エコーです．
司会　そうですね．その他に何か検査しますか？
参加者　腹部単純X線検査です．
司会　腹部単純X線検査で何がわかりますか？
参加者　カルシウム結石があればわかります．
司会　カルシウム結石がない場合には何がわかりますか？
参加者　水腎症です．
司会　腹部単純X線検査でははっきりと水腎症の有無の判別は困難です．ですから，腹部単純X線検査はこの場合あまり情報はありません．それでは，腹部エコーの他にどんな検査をしますか？
参加者　採血・点滴です．
司会　採血は何を採血しますか？
参加者　血算・生化学です．
司会　生化学検査ではどのような項目に注目しますか？
参加者　肝胆膵系酵素です．
司会　そうですね．いま胆石などの胆道系疾患などの検査は行いましたが，腎結石などの泌尿器系疾患のためにその他何か検査しますか？
参加者　BUNとCREを見ます．
司会　泌尿器系疾患だけではBUNとCREは変化しません．BUNとCREは腎障害などに至っていないと異常値にはなりません．
参加者　尿検査です．
司会　そうです．ここで，この患者さんは男性ですので，この患者さんの上腹部痛の鑑別診断は内科系疾患と外科系疾患を考えます．しかし，患者さんが女性の場合には鑑別診断はもっと難しくなります．もしも，患者さんが女性の場合にはどのような鑑別診断から考えますか？
参加者　妊娠です．
司会　そうです．患者さんが女性の場合には，尿検査で妊娠を否定することから始めます．ところで，採血結果が出るまでに約1時間かかりますが，このような内臓痛の患者さんの場合採血結果を待つ間に，ブスコパン®（scopolamine butylbromide）を投与して構いません．それでは，検査結果を見てみましょう．

■**血液検査値**
WBC 7,100/μL, Hb 16.6 g/dL, Plt 240,000/μL, Na 142 mEq/L, K 4.3 mEq/L, Cl 104 mEq/L, BUN 13.0 mg/dL, CRE 0.7 mg/dL, Glu 118 mg/dL, AST 32 IU/L, ALT 61 IU/L, LD 506 IU/L, ALP 317 IU/L, γ-GT 51 IU/L, T-Bil 0.6 mg/dL, AMY 118 IU/L, CK 74 IU/L, CRP 0.1 mg/dL

（下線部：異常値）

■**尿検査**
比重 1.030, pH 7.5, 蛋白（－），糖（－），潜血（－），白血球（－），ケトン体（－）

■**腹部エコー**
胆石なし，胆嚢腫脹なし，腎結石なし，水腎症なし

司会　この結果をどう解釈しますか？
参加者　正常です．
司会　そうです．それでは次にどうしますか？
参加者　腹部CTです．
司会　腹部CTで何を見たいのですか？
参加者　いいえ，便潜血検査をします．
司会　なぜ便潜血で検査なのですか？　便潜血検査でいったい何がわかるのでしょうか？
参加者　憩室からの出血などがわかります．
司会　消化管出血の有無を検査したいということでしょうか？　消化管出血の場合上部消化管出血ならば採血結果でBUN/CRE比でその有無を推測できます．BUN/CRE比がどれくらい上昇していれば上部消化管出血を考えますか？
参加者　約20です．
司会　そうですね．この患者さんの場合BUN/CRE比は20未満ですので，上部消化管出血は否定的です．ところで，この患者さんのマネージメントですが，ブスコパン®などの鎮痙薬で疼痛が消失したら処方薬とともに帰宅させるという方法もあります．その場合症状が帰宅後に増悪したら消化器内科受診を指示するという方法もあります．どうしますか？
参加者　処方薬を出して帰してもいいと思います．
司会　それでもいいと思います．それでは，もう少し検査するとしたら次に何の検査をしますか？
参加者　腹部単純X線検査です．

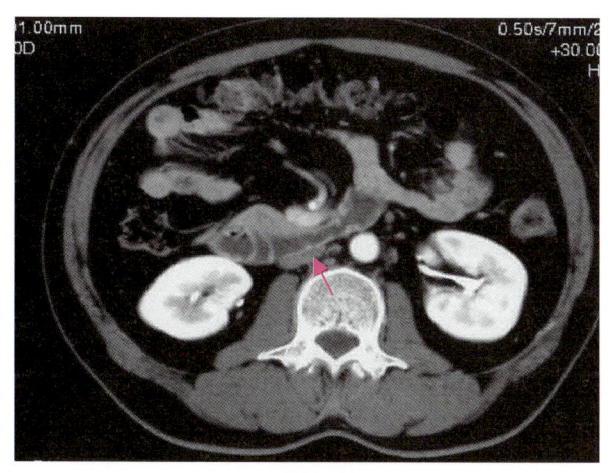

図1 腹部造影CT
十二指腸水平部の壁の腫脹（矢印部分）が認められる．

腹痛の鑑別診断

司会 ここで，この患者さんは鑑別診断として胆石などの胆道系疾患と腎結石などの泌尿器疾患を考えていますから，けりをつけるためには腹部造影CTが有用です．この患者さんの場合，胆石としても腎結石としても典型的な症候ではなかったこと，経過が10日と長期にわたっていたことなどの理由から，腹部造影CTを撮影して診断にけりをつけようとしました．また，鑑別診断に腎結石などの泌尿器疾患が考えられたので，腹部造影CTの後にKUBを撮影して，IVP（経静脈的腎盂造影）の代用にしました．それでは，腹部造影CT（図1）とその後のKUB（図2）を読影してください．

参加者 十二指腸水平部の壁が腫脹しています．

司会 そうです．それでは診断は何ですか？

参加者 SMA症候群です．

司会 SMA症候群は十二指腸が閉塞しますので，この患者さんの病態とは異なります．

参加者 十二指腸潰瘍です．

司会 十二指腸潰瘍以外に十二指腸が炎症を起こす疾患はありますか？

参加者 （無言）

司会 調べてみると，ランブル鞭毛虫症などの一部の寄生虫疾患しかないようです．それでは，この患者さんの場合確定診断のためにどうしましたか？

研修医 上部内視鏡検査を行いました．上部内視鏡検査（図3）で十二指腸に多発性潰瘍を認めました．

■最終診断
＃1　十二指腸潰瘍

司会 結局この患者さんは重度の多発十二指腸潰瘍で，十二指腸が解剖学的に胆嚢と腎臓の間にあるので，

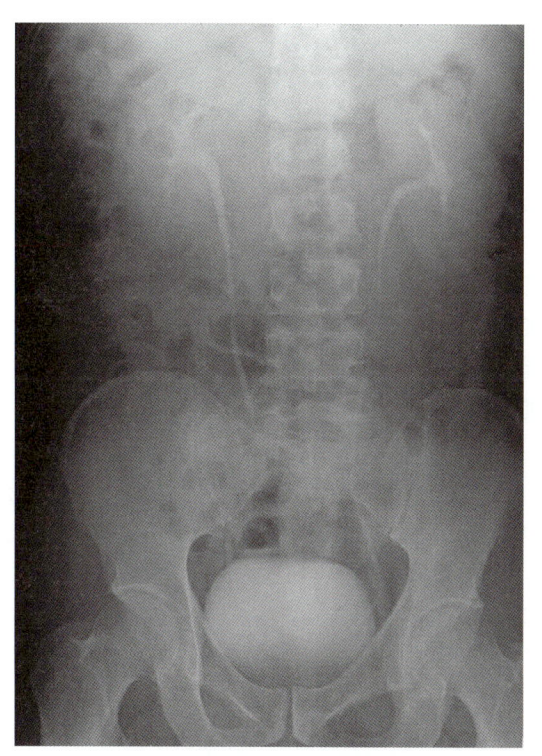

図2 腹部造影CT後のKUB
尿路系に結石などの閉塞像なし．

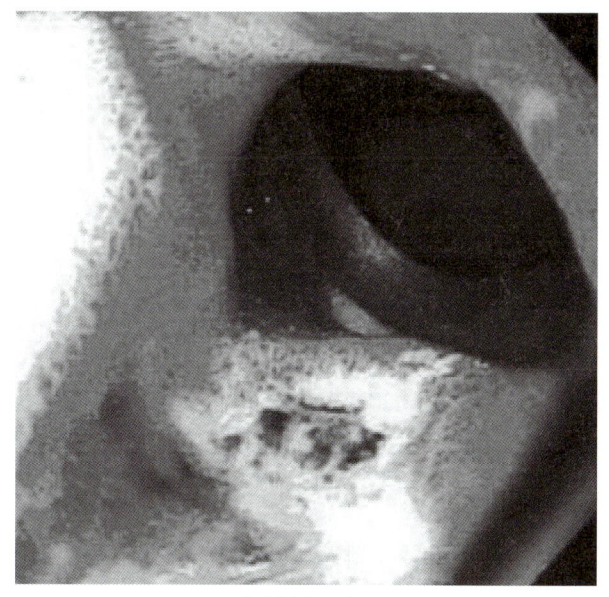

図3 上部内視鏡検査所見
十二指腸潰瘍が認められた．

身体所見でMurphy徴候陽性と右CVA叩打痛が認められたのだと思います．

消化性潰瘍の病因と治療法

ところで，ここで質問ですが，消化性潰瘍はどのようなメカニズムで起こりますか？

参加者 ストレスです．

参加者 ピロリ菌です．

II. 症例　3. 腹痛

参加者　胃酸過多です．
司会　それらがどのようにして消化性潰瘍に結びつくのですか？
参加者　ストレスなどで胃酸過多になって消化性潰瘍が起こるのだと思います．
司会　そのような説を何というのですか？
参加者　胃酸過多説です．
参加者　天秤説です．
司会　誰の天秤説ですか？
参加者　(無言)
司会　そのような説をShayとSunの天秤説といいます．それによると，消化管粘膜の攻撃因子と防御因子のバランスが崩れて，相対的に攻撃因子の方に傾いたときに，消化性潰瘍が発症するというものです（図4）．この説は，攻撃因子と防御因子のバランスが崩れて消化管粘膜に虚血が起こり消化性潰瘍が起こるという「血管障害説」です．この説に基づいて消化性潰瘍の治療にプロスタグランジンE₂のような血管拡張薬が使用されたこともありました．ところが，この説は20年以上信じられてきましたが，現在では覆されました．いつ何年に誰によって覆されたのですか？
参加者　WarrenとMarshallです．
司会　そうです．2005年のノーベル医学生理学賞を受賞したWarrenとMarshallです．彼らが1983年に消化性潰瘍の患者の粘膜にHelicobacter Pyloriが存在することを示し，それ以後の研究で消化性潰瘍は実は「感染症」であることが判明しました．つまり，消化性潰瘍は血管障害による「虚血性疾患」ではなく，何と「感染症」であったのです！　ここで，ピロリ菌はShayとSunの天秤説の中の攻撃因子の一つであるとよく誤解されます．実はそうではなく，消化性潰瘍のメカニズムは根底から覆され，現在では「感染症」と理解されています．彼らは，胃酸の中に常在菌など存在するはずが無いと信じられていた時代に自らがピロリ菌を飲んで，自分にピロリ菌を感染させて消化性潰瘍が発症することを証明したのです．ですから，現在ではピロリ菌陽性の消化性潰瘍はピロリ菌を除菌し治療します．消化性潰瘍は，現在では①ピロリ菌感染症，②NSAIDによるもの，③Zollinger-Ellison症候群などの胃酸の過分泌および④その他と分類されています．この患者さんの場合，ピロリ菌の検査をして陽性であれば，除菌治療の対象となります．ところで，ピロリ菌が関係する疾患は他に何がありますか？
参加者　胃MALT（mucosa-associated lymphoid tissue）リンパ腫です．
司会　そうです．現在では胃MALTリンパ腫は原則としてどのような治療をしますか？

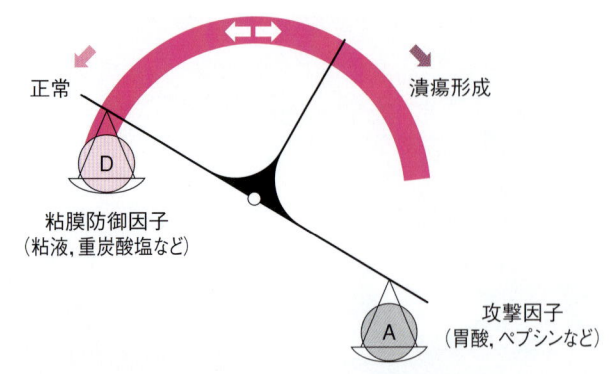

図4　ShayとSunの天秤説（1963）

参加者　除菌です．
司会　そうです．他にありますか？
参加者　ITP（特発性血小板減少性紫斑病）です．
司会　そうです．一部のITPには除菌は有効なようです．それでは，同様に今まで原因不明であった疾患で実は感染症ではないかと言われている疾患には何がありますか？
参加者　潰瘍性大腸炎です．
司会　そうですね．潰瘍性大腸炎は腸内細菌Fusobacterium variumによるものであるという説があります．サルコイドーシスは，にきびの原因菌であるPropionibacterium acnesによるものではないかという説もあります．また，急性冠症候群については一時クラミドフィラによるものではないかという説があり，抗菌薬による除菌療法も試みられましたが，どうやら効果はなかったようです．このように現在さまざまな疾患が実は感染症ではないかと考えられていて，それについての研究が進められています．つまり，疾患の概念が根本から変わり，それに伴って治療法も変わっているのです．ですから，皆さんはできるだけ新しい情報を吸収するようにしてください．今回は，体性痛と内臓痛の相違，腹痛の鑑別診断，消化性潰瘍の病因と治療法などについて学びました．どうもありがとうございました．

参考文献

1) 田中和豊：第2部　症状編　2. 疼痛，5. 腹痛　問題解決型救急初期診療．第2版．医学書院．pp51-56，102-128，2011
2) 浅香正博編集：第1章　消化性潰瘍の概論・疫学　新しい診断と治療のABC　6　消化性潰瘍．最新医学社．pp9-17，2002
3) 寺野　彰，菅家一成，白川勝朗ほか：第102回日本内科学会講演会　1. 消化性潰瘍の診断と治療　日内会誌94（4）：1711-1722，2005
4) George JN：Treatment and prognosis of idiopathic thrombocytopenic purpura in adults. UpToDate®, Vo. 14, No. 2, 2006
5) Ohkusa T, Kato K, Terao S, et al：Newly developed antibiotic combination therapy for ulcerative colitis：a double-blind pla-

cebo-controlled multicenter trial. Am J Gastroenterol 105 (8), 1820-1829, 2010
6) Ishige, I, Usui, Y, Takemura T et al：Quantitative PCR of mycobacterial and propionibacterial DNA in lymph nodes of Japanese patients with sarcoidosis. Lancet 354：120, 1999
7) Canon CP, Braunwald E, McCaba CH et al：Antibiotic Treatment of chlamydia pneumonia after Acute Coronary Syndrome. N Engl J Med 352：1646-1654, 2005

症例 2．心窩部〜右下腹部痛と発熱を主訴とした 45 歳の男性

司会 今回の症例も総合診療外来を受診した患者さんです．

【症例 1】
■病歴
45 歳，男性
主訴：心窩部〜右下腹部痛
現病歴：受診日前日夜 9 時頃から心窩部痛出現し持参のセレキノン®（trimebutine maleate），ガスコン®（dimethicone）服用するも改善せず．受診日朝になると疼痛部位が心窩部痛〜右下腹部痛へ移動し症状増悪したため当院受診．嘔気・嘔吐・下痢・便秘なし．
既往歴：41 歳　虫垂炎破裂による腹膜炎手術
　　　　45 歳　C 型肝炎
家族歴：特記事項なし
生活歴：特記事項なし
薬物歴：上記 2 剤 1 回服用のみ
アレルギー歴：特記事項なし

■バイタル・サイン
意識清明（GCS15），脈拍数：62 回/分，血圧：144/80 mmHg，体温：37.7℃，SpO₂：99％（room air）

■身体所見
全身状態良好
眼球結膜黄染なし
心音，呼吸音正常
腹部：soft & flat　ope scar（＋）　BS：hyper
tenderness（＋）　rebound（－）　Murphy 徴候（＋）
CVA tenderness（－）
足背動脈触知：良好

（下線部：異常値）

司会 まずこの患者さんの病歴をまとめてください．
参加者 虫垂炎手術歴がある 45 歳男性の発熱を伴う心窩部〜右下腹部痛です．
司会 そうです．それでは，この病歴を聞いてどのような鑑別診断を考えますか？　虫垂炎の手術歴があるので，当然鑑別診断には虫垂炎は入りません．どうでしょう？

参加者 憩室炎，胆嚢炎，イレウス，尿管結石……．
司会 もうちょっと挙げられますか？
参加者 膵炎，胆管炎，肝炎，消化性潰瘍穿孔……．
司会 そうです．実は十二指腸潰瘍の穿孔でも Murphy 徴候は陽性になることがあります．それでは，今以上の鑑別診断を考えて，次にどうしますか？
参加者 とりあえず採血と腹部単純 X 線写真撮影を行います．
司会 採血はどのような項目をオーダーしますか？
参加者 血算と肝胆道系酵素です．
司会 肝胆道系酵素とは具体的にどのような酵素ですか？
参加者 AST, ALT, LD, ALP, γ-GT, T-Bil, D-Bil, AMY などです．
司会 なぜこれらの酵素をオーダーするのですか？
参加者 胆嚢炎か膵炎かわかるからです．
司会 そうですね．他に何か検査しますか？　さっき鑑別診断に尿管結石が挙がっていましたね？　どうしますか？
参加者 尿検査をします．
司会 そうですね．それでは，画像検査では腹部単純 X 線写真を選びましたが，腹部単純 X 線写真で何がわかりますか？　腹部単純 X 線写真でさっき挙がった鑑別診断を鑑別できますか？
参加者 いいえ，わかりません．
司会 それでは腹部単純 X 線写真で何がわかりますか？
参加者 free air やイレウスです．
司会 そうです．もしも free air やイレウスがあればよいですが，なければ何も診断できません．それでは，どうしますか？
参加者 腹部骨盤造影 CT を撮影します．腹部エコーをとります．
司会 腹部エコーでさっき挙がった鑑別診断を鑑別できますか？
参加者 憩室炎，胆管炎，イレウス，便秘そして消化管穿孔などはわかりません．
司会 そうですね．それから腹部エコーは術者の技量

がかなり影響します．それでは，ここで腹部骨盤造影CTを撮影する代わりに，腹部骨盤単純CTを撮影することも可能です．腹部骨盤単純CTはどうでしょうか？

参加者 憩室炎や尿管結石は診断できますが，他の疾患は診断できません．

司会 そうですね．それでは，以上のことを考えて採血結果を見てみましょう．

■**採血結果**

<u>WBC 9,800/μL</u>, Hb 13.6 g/dL, Ht 40.3%, Plt 18.7万/μL, Na 142 mEq/L, K 5.2 mEq/L, Cl 105 mEq/L, BUN 15.2 mg/dL, CRE 1.2 mg/dL, Alb 4.0 g/dL, T-Bil 0.9 mg/dL, D-Bil 0.2 mg/dL, AST 16 IU/L, ALT 11 IU/L, γ-GT 8 IU/L, LD 181 IU/L, AMY 53 IU/L, Glu 104 mg/dL, <u>CRP 3.1 mg/dL</u>

（下線部：異常値）

司会 この採血結果を見てどう思いますか？

参加者 肝炎や膵炎はないと思います．

司会 そうですね．ただし，AMYが基準値以内でも膵炎であることがあります．それはどういう場合ですか？

参加者 （無言）

司会 それは，アルコールと高中性脂肪血症による膵炎の場合です．これとは逆に膵炎以外の疾患が腹痛と高アミラーゼ血症を起こすことがあります．それは何ですか？

参加者 子宮外妊娠，大動脈解離，消化管穿孔などです．

司会 そうです．それでは，この検査値から考えにくい疾患は何ですか？

参加者 総胆管結石です．

司会 そうですね．なぜ総胆管結石は考えにくいのですか？

参加者 胆道系酵素が上昇していないからです．

司会 肝酵素，胆道系酵素，そして，AMYのいずれかが上昇しているかで，図5のように胆管系の閉塞部位が推測できます．それでは，以上のことを考えて，今考えられる疾患は何ですか？

参加者 胆囊炎，憩室炎，消化管穿孔，腎盂腎炎やイレウスなどです．

司会 それでは，以上の鑑別診断を鑑別するためにどの画像診断を選択しますか？ 腹部単純X線写真，腹部エコー，腹部骨盤単純CT，腹部骨盤造影CTのうちどれにしますか？ いずれか1つにしますか，それとも複数組み合わせますか？

参加者 腹部骨盤造影CTを撮影します．

司会 いいでしょう．腹部骨盤造影CTを撮影すれば，ほぼ診断が確定するはずです．それでは，ここで腹部骨盤造影CTを撮影せずに，腹部単純X線写真などを撮影して一部の疾患を否定して確定診断をしないまま，対症療法で対処することも可能です．このように対症療法で対処した場合に，困ったことが起こりえます．それはどのようなことですか？

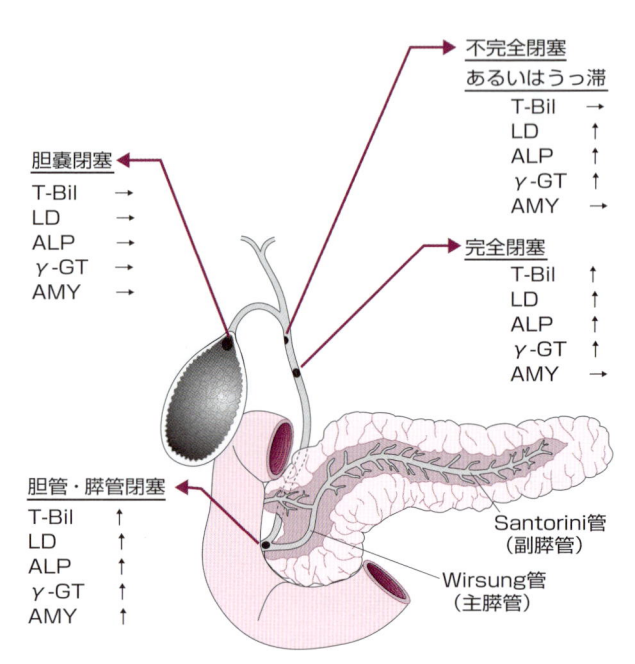

図5 肝胆膵酵素の動向による胆管閉塞部位の推測
（参考文献8）の図を著者改変

参加者 診断が胆囊炎や消化管穿孔であったとき，手術機会を逸する可能性があります．

司会 そのとおりです！ 今，鑑別診断が腸炎や便秘症などのように確定診断が遅れても問題がないものだけであれば，ここで対症療法のみで対処して何の問題もありません．しかし，鑑別診断の中に一定時間内に手術適応がある疾患が入っている場合には，はっきりと確定診断しておくべきです．それでは，この患者さんはどうなりましたか？

研修医 腹部骨盤造影CT（図6）を撮影しました．

司会 それでは，腹部骨盤造影CTを読んでください．

参加者 胆囊頸部に結石があり，胆囊壁が腫脹して周囲にlow density areaが認められます．

司会 そうですね．それでは診断は何ですか？

参加者 「急性胆石胆囊炎」です．

■**最終診断**

#1 急性胆石胆囊炎

司会 ここで，腹部骨盤造影CTの代わりに腹部エコーを行ってもよいのですが，診断が十二指腸潰瘍穿孔であった場合には見逃す可能性があります．それでは，「急性胆石胆囊炎」の治療はどうしますか？

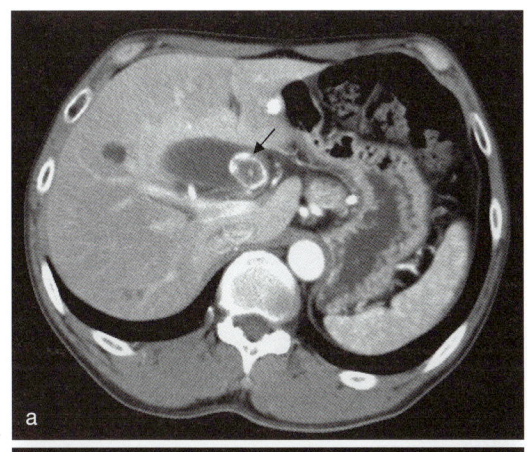

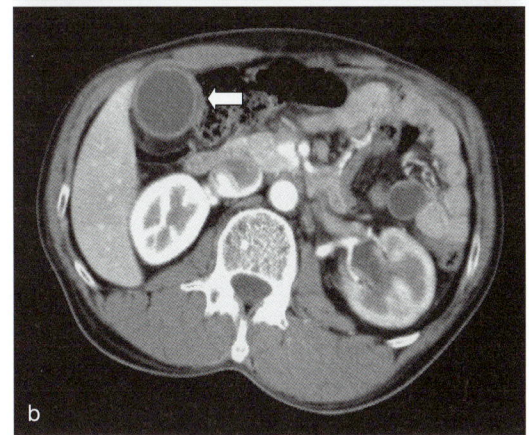

図6 症例1：腹部骨盤造影CT
胆嚢頸部に2cm大の結石像（aの黒矢印）と胆嚢壁の腫脹と胆嚢周囲にlow density area（bの白矢印）が認められる．急性胆石胆嚢炎の所見．

参加者 抗菌薬で内科的に治療します．
司会 それでは，内科を呼びますか？
参加者 手術します．
司会 それでは，外科を呼びますか？
参加者 （無言）
司会 現在では胆嚢炎にはガイドラインがあります．このガイドラインによると発症から3〜4日以内の急性胆嚢炎は原則として手術適応です（図7）．どのようにして手術しますか？
参加者 腹腔鏡下胆嚢摘出術です．
司会 そうです．それでは，急性胆石胆嚢炎で例外的に最初に内科を呼ぶ場合があります．それはどのような場合でしょうか？
参加者 総胆管結石と膵炎です．
司会 そうです．総胆管結石と膵炎はなぜ内科を呼ぶのでしょうか？
参加者 ERCP（内視鏡的逆行性胆道膵管造影術）をするからです．
司会 そうですね．結局この患者さんはどうなりましたか？

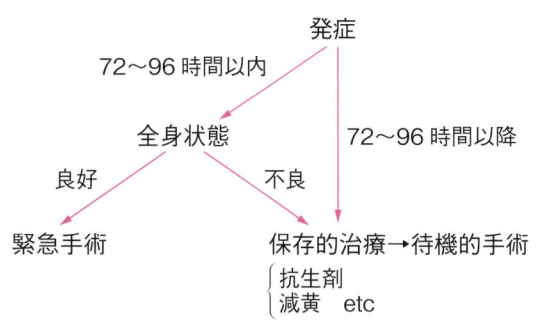

図7 急性胆嚢炎の治療方針
胆石の有無に関わらず治療方針は同じであることに注意する．
（参考文献9）および10）から作成）

研修医 この患者さんは総胆管結石と膵炎も合併していなかったので，直接手術となりました．
司会 いつもはここで終わるのですが，今回は参考のためにもう2症例用意しています．次の症例を見てみましょう．

【症例2】
77歳，男性
現病歴：1日前からの右季肋部痛，他院受診し胆石症の診断でブスコパン®で改善せずに来院．
発熱なし，Murphy徴候陽性
WBC 5,900/μL，CRP 0.2 mg/dL，AST 85 IU/L，ALT 54 IU/L
その他異常なし
腹部骨盤造影CT：図8

司会 この症例の診断は何ですか？ 腹部骨盤造影CT（図8）を読んでください．
参加者 胆石はなく，胆嚢が腫大しています．
司会 他院の診断では「胆石症」でしたが，実際には「胆石」はありませんでした．ここで，胆嚢周囲の肝臓のhigh density areaは何ですか？
参加者 炎症ではないでしょうか？
司会 この肝臓の限局的な炎症のために肝酵素が軽度上昇していると考えられます．それでは，その炎症はどこから来るのでしょうか？
参加者 胆嚢の炎症が波及しているのではないでしょうか？
司会 でも，この患者さんは発熱もなく白血球やCRPも陰性です．本当に胆嚢に炎症はあるのでしょうか？診断はいったい何でしょうか？
参加者 （無言）
司会 これはズバリ「急性無石胆嚢炎」です．発熱や採血で炎症はありませんが，画像的に炎症が確認できます．このように生理的に炎症は確認できなくても画像だ

33

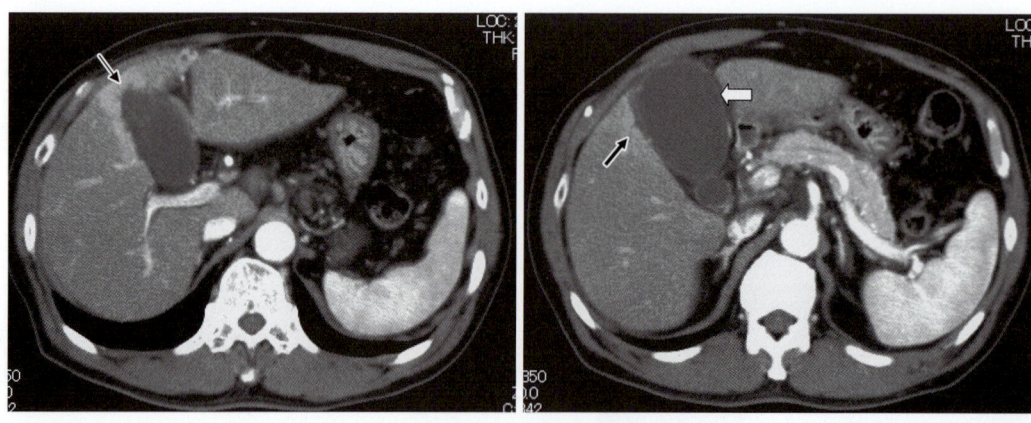

図8 症例2：腹部骨盤造影CT
胆嚢の腫脹（白矢印）と胆嚢周囲の肝表面に胆嚢炎の炎症の波及と考えられるhigh density area（黒矢印）が認められる．急性無石胆嚢炎の所見．

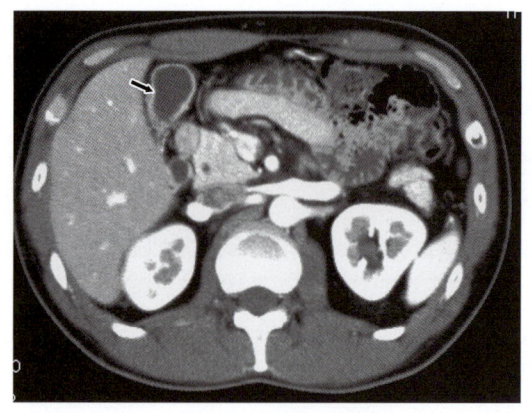

図9 症例3：腹部骨盤造影CT
造影される胆嚢壁（黒矢印）．慢性胆嚢炎の所見．

けで炎症が確認できることがあることも知っておいてください．急性虫垂炎，クモ膜下出血や絞扼性イレウスなどでも採血検査はまったく正常で画像だけで診断されることがあります．それでは，この患者さんの治療はどうしますか？

参加者 抗菌薬で内科的に治療します．

司 会 いいえ，発症から3〜4日以内の「急性無石胆嚢炎」も原則として手術適応です．つまり，「急性胆嚢炎」は「胆石性」でも「無石性」でも手術適応です．すなわち，「急性胆嚢炎」は「外科疾患」なのです．それでは，次の症例を見ましょう．

【症例3】
35歳，男性
主訴：6カ月前からの右下腹部違和感
既往歴：尿管結石
発熱なし，Murphy徴候陰性
採血　炎症反応陰性，肝胆膵酵素正常
腹部骨盤造影CT：図9

司 会 この症例をどう考えますか？

参加者 造影CTで胆嚢が造影されています．

司 会 そうです．しかし，この患者さんは右下腹部違和感が主訴で，Murphy徴候陰性です．診断は何でしょうか？

参加者 「慢性胆嚢炎」です．

司 会 右下腹部違和感が主訴ですが，診断は慢性胆嚢炎も考えられます．しかし，この患者さんはCTのスカウト像で腸管に便が貯留していたので，「便秘症」も診断として考えられました．ここで，この患者さんの診断が「慢性胆嚢炎」なのか「便秘症」なのかはどうすれば鑑別がつきますか？

参加者 浣腸して治療します．

司 会 そうです．とりあえず「便秘症」として治療してみればよいのです．実際この患者さんは酸化マグネシウムを処方して1週間後にフォローしたら，症状は改善していました．ですから診断は「便秘症」と考えられました．それでは，この患者さんの胆嚢はいったい何なのでしょう？

参加者 「無症候性慢性胆嚢炎」です．

司 会 それではこの「無症候性慢性胆嚢炎」はどう治療しましょう？

参加者 手術します．

司 会 本当に手術適応ありますか？

参加者 （無言）

司 会 慢性胆嚢炎の治療について調べましたが，記載はありませんでした．ただ，参考文献11）には胆嚢が石灰化する陶器様胆嚢は癌化することが知られているので手術適応と書いてありました．結局この患者さんは手術適応がまったくないわけではないので，外科外来に送りました．これらの症例の教訓から，採血上異常がなく画像だけで診断される胆嚢炎が存在するので，Murphy徴

候陽性ならば発熱がなく炎症反応が陰性であっても腹部骨盤造影CTの撮影を検討したほうがよいかもしれません…．以上胆嚢の3症例でしたが，「胆嚢」を「堪能」できたでしょうか…？
一　同　（無言）
司　会　どうもお疲れさまでした．

参考文献
8) 田中和豊：第4部 10 肝機能. 問題解決型救急初期検査. 医学書院, pp240-249, 2008
9) 急性胆嚢炎の診療ガイドライン作成出版委員会（編）：科学的根拠に基づく急性胆管炎・胆嚢炎の診療ガイドライン. 医学図書出版, 2005
10) Strasberg SM：Clinical Practice Acute Calculous Cholecystitis. N Engl J Med 358：2804-2811, 2008
11) Varadarajulu S, Zakko SF：Porcelain gallbladder. UpToDate®, 2010

症例 3. 上腹部痛を主訴とした58歳の男性

司　会　今回の症例は以下のように近医から転院依頼があった症例です．

■近医の報告
58歳，男性
主訴：上腹部痛
朝食後に上腹部痛が出現した．腹部エコーで胆石を認めたため胆石症疑いで診療を依頼
バイタル・サイン：意識；JCS 0，呼吸数；20回/分，脈拍数；95回/分，血圧；166/80 mmHg，SpO$_2$；96％（酸素マスク2L/分）
（下線部：異常値）

司　会　この患者さんの近医での診断は「胆石症」ですが，診断が「胆石症」でないとすると他にどのような診断が考えられますか？
参加者　急性心筋梗塞，消化性潰瘍，急性胆嚢炎，消化管穿孔，急性膵炎，糖尿病性ケトアシドーシスなどです．
司　会　そうです．それでは，「胆石症」はどのようにして診断しますか？　今まで「胆石症」の患者さんを診たことがありますか？
参加者　はい．右上腹部痛を主訴に来院して，採血結果でT-Bilが上昇しており，腹部エコーで胆石が胆嚢に陥頓していて肝内胆管が拡張していました．
司　会　それは単なる「胆石症」ではありません．通常の「胆石症」では肝内胆管は拡張しません．「胆石症」はコモン・ディジーズですが国家試験にはあまり出題されません．だから胆嚢疾患について基本的なことを知らない学生や研修医が多いようです．それでは，「胆石発作」とはどのようにして起こるのですか？
参加者　胆嚢の中に結石があり，食後に胆嚢が攣縮して疼痛発作を起こすものです．

◆ 「腹部エコーで胆石がある＝胆石症」ではない

司　会　そのとおりです．ですから，通常の「胆石症」では肝内胆管が拡張したり，T-Bilが上昇したりはしません．ここで，なぜ「胆石症」の診断について言うのかというと，「胆石」はしばしば「冤罪」をくらいやすいからです．つまり，上腹部痛で本当の診断が急性心筋梗塞や消化管穿孔であるのに，腹部エコーで単に胆嚢に胆石があるからといって「胆石症」と診断する医師が非常に多いからです．健康な人で無症候性胆石を持っている人はたくさんいます．ですから，患者さんの症状が本当に胆石によるものなのか，それとも患者さんは「胆石症」以外の他の疾患を起こしていて，同時にたまたま無症候性胆石を持っていたのかを判断しなければならないのです．すなわち，「腹部エコーで胆石がある＝胆石症」ではないのです．だから，このように「胆石症」という診断がついた患者さんを診療するときには，診断が本当に「胆石症」なのかを考えながら初めから診療する必要があります．それでは，通常の「胆石症」の治療はどうしますか？
参加者　ブスコパン®20 mg（1A）　筋注あるいは静注です．
司　会　そうです．通常の「胆石症」ならばこれで疼痛は劇的に軽快します．それでは，「胆石症」で手術するのはどのような場合でしょうか？
参加者　疝痛発作が頻回に起こる場合です．
司　会　通常疝痛発作が1回でも起これば手術適応になります．ただし手術は通常緊急手術ではなく待機的に腹腔鏡下に手術を行います．それでは，この患者さんに戻ると，最初から「胆石症」と決めつけずに最初から問題を評価しましょう．

II. 症例　3. 腹痛

■搬入時バイタル・サイン
意識：JCS 0，GCS15（E4 V5 M6），呼吸数：18回/分，脈拍数：91回/分，<u>血圧：198/116 mmHg</u>，SpO$_2$：96%（酸素マスク3 L/分），体温：35.8℃

（下線部：異常値）

司　会　この患者さんは搬入時に疼痛はありましたか？
研修医　ありました．前の病院でブスコパン®を打っていましたが改善していませんでした．
司　会　前の病院で心電図はとっていましたか？
研修医　いいえ，とっていませんでした．
司　会　このバイタル・サインをどう評価しますか？
参加者　血圧が高い以外大きな異常はありません．
司　会　そうですね．それでは，病歴を見てみましょう．

■病歴1
58歳，男性
主訴：上腹部痛
現病歴：午前8時頃に朝食（納豆，みそ汁，鶏肉）を摂取．午前9時頃から上腹部痛出現．10時50分頃近医受診し，腹部エコーで胆石認め，胆石症疑いで本院転院．

司　会　現病歴についてもう少し詳しく腹痛のPQRSTなどについて教えてください．
研修医　締めつけられるような上腹部の持続痛が強度10/10の激烈な疼痛で2時間以上続いていました．放散痛はなく，この上腹部痛はブスコパン®で改善せず，何をやっても痛いと言っていました．
司　会　それでは，この上腹部痛は急性疼痛の分類でどんな疼痛になりますか？
参加者　体性痛です．
司　会　そうですね．通常の「胆石発作」は攣縮性の内臓痛が多いので，間欠痛であることが多く，ブスコパン®で改善することが多いです．随伴症状はありましたか？
研修医　嘔気・嘔吐・下痢などはありませんでした．
司　会　それでは，このように上腹部の体性痛を起こす疾患は前に挙げた鑑別診断の中でどれですか？
参加者　急性心筋梗塞，消化管穿孔と急性膵炎です．
司　会　そうです．それではこの中で最もどれが緊急性が高いですか？
参加者　急性心筋梗塞です．
司　会　そうです．それでは，これらの鑑別診断を念頭において病歴の続きを見てみましょう．

■病歴2
既往歴：45歳　急性虫垂炎で手術
46歳　高血圧，脂質異常症
56歳　急性心筋梗塞でPCI
57歳　PCI部再狭窄でPOBA
58歳　胆石を指摘された
生活歴：喫煙なし，飲酒ビール350 mL/日
内服薬：
バイアスピリン®（aspirin）（100 mg）　1錠　分1　朝食後
コバシル®（perindopril erbumine）（4 mg）　2錠　分2　朝食後，就眠前
カルブロック®（azelnidipine）（8 mg）　1錠　分1　朝食後
リピトール®（atorvastatin calcium hydrate）（10 mg）　1錠　分1　就眠前
ムコスタ®（rebamipide）（100 mg）　3錠　分3　毎食後
アンプラーグ®（sarpogrelate hydrochloride）（100 mg）　3錠　分3　毎食後
注　PCI：経皮的冠動脈形成術
　　POBA：バルーン血管形成術

司　会　<u>この患者さんは急性虫垂炎で手術をしているので鑑別診断に考える必要はありませんが，一般的に上腹部痛では急性虫垂炎も必ず鑑別診断に入れ，下腹部の診察もしてください．</u>それでは，身体所見を見てみましょう．

■身体所見
頭頸部：眼瞼結膜貧血なし，眼球結膜黄疸なし，頸静脈怒張なし
心音：Ⅰ音Ⅱ音のみ．過剰心音や心雑音なし
肺音：清明，異常呼吸音なし
腹部：中等度の膨隆あり，上腹部に圧痛，反跳痛あり，腸音正常
四肢：下腿浮腫なし

司　会　ここで「胆石症」を疑ったときに診なければならないのはどのような身体所見ですか？
参加者　Murphy徴候です．
司　会　それでは，Murphy徴候とはどのようなものですか？
参加者　右上腹部を手で押して患者さんに深呼吸させると途中で疼痛のため深呼吸できなくなる徴候です．
司　会　この患者さんにMurphy徴候はありましたか？
研修医　Murphy徴候はとっていませんでした．
司　会　上腹部痛の患者さんには必ずMurphy徴候をチェックしてください．このMurphy徴候は原則として

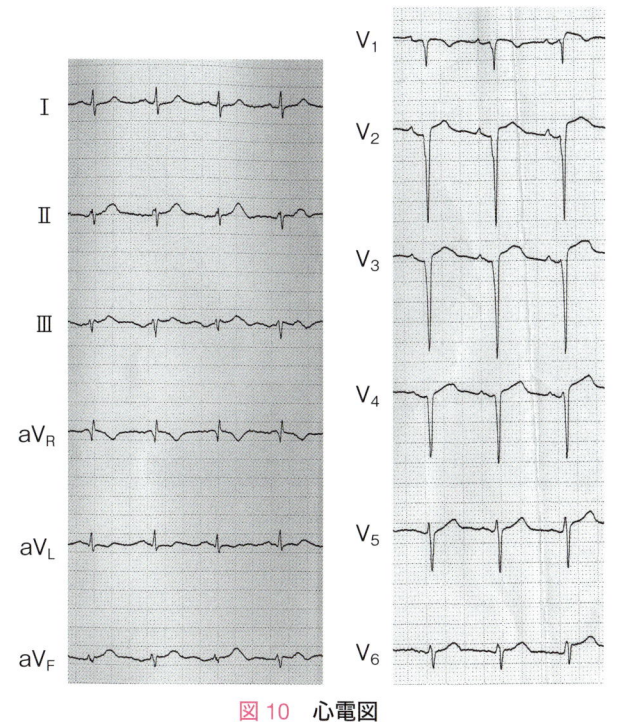

図10 心電図
胸部誘導にPoor R Wave Progressionの所見がある.

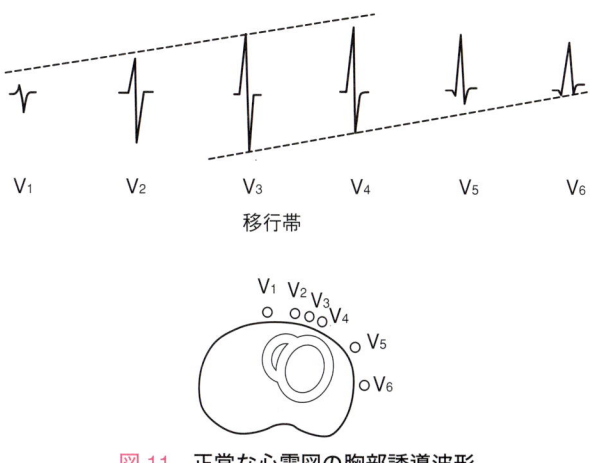

図11 正常な心電図の胸部誘導波形
（心臓は下から上を見上げたもの）

表2 Poor R Wave Progressionの鑑別診断
（参考文献13）より引用）

- 前壁中隔あるいは前壁心筋梗塞
- 左室肥大
- 左脚前枝ヘミブロック
- 左脚ブロック
- 浸潤型あるいは拡張型心筋症
- WPW症候群
- 慢性肺疾患
- 心臓の長軸に関する時計回りの回転など

急性心筋梗塞では起こりません．この患者さんの場合上腹部に反跳痛があり腹膜刺激症状があるので，まず急性心筋梗塞は否定的です．ですが，次に急性心筋梗塞を否定するために心電図検査をしましょう．それでは，心電図（図10）を読んでください．

参加者 心拍数は約80/分で，洞調律で，軸は−30°で左軸偏位があります．心房も心室の肥大もありません．胸部誘導でPoor R Wave Progressionがありますので，前壁中隔の梗塞が疑われます．また，それ以外に電解質異常，薬剤効果，肺疾患やペースメーカーなどを疑わせる所見はありません（心電図の系統的読解方法については，「6．失神の症例1．意識消失発作・めまい・嘔吐・胸背部痛を主訴とした84歳の女性」p.59参照のこと）．

司会 そうです．この心電図所見は過去の心電図所見と比較してどうですか？

研修医 この心電図所見は前回のPOBAの後の心電図所見と変化がないので，胸部誘導でPoor R Wave Progressionは陳旧性前壁中隔梗塞と判断しました．

司会 わかりました．つまり，上腹部痛の診断として急性心筋梗塞は否定的ということですね．ところで，一般的に正常な心電図で胸部誘導の波形はどうなりますか？

一同（無言）

司会 正常な心電図の胸部誘導の波形は図11のようにV$_1$〜V$_4$でR波が漸増し，V$_3$〜V$_6$でS波が漸減します．そして，通常V$_3$でR波とS波の振幅が等しくなり，これを移行帯と呼び，解剖学的に心室中隔に相当します．したがって，胸部誘導のV$_1$〜V$_4$でR波が漸増しないのは異常所見で，これをPoor R Wave Progressionと呼びます．それでは，このPoor R Wave Progressionの鑑別診断には何がありますか？

研修医 前壁心筋梗塞，左室肥大，心臓の長軸に関する時計回りの回転などです．

司会 そうです．Poor R Wave Progressionの鑑別診断を表2にまとめておきます．それでは，この患者さんの急性心筋梗塞の可能性を完全に否定するためにはどのような検査を追加しますか？

参加者 心筋酵素です．

司会 そうです．つまり，いま急性心筋梗塞はほぼ完全に否定されたので，この時点でこの患者さんの上腹部痛の鑑別診断は消化管穿孔と急性膵炎が最も疑われます．それでは，採血結果を見てみましょう．

■血液検査値

WBC 18,100/μL, Hb 19.3 g/dL, Plt 155,000/μL, Na 144 mEq/L, K 3.3 mEq/L, Cl 106 mEq/L, Ca 9.3 mg/dL, BUN 21.6 mg/dL, CRE 1.0 mg/dL, Glu 213 mg/dL, AST 164 IU/L, ALT 169 IU/L, LD 700 IU/L, ALP 281 IU/L, γ-GT 258 IU/L, T-Bil 1.7 mg/dL, AMY

II．症例　3．腹痛

表3　高アミラーゼ血症の鑑別診断（参考文献14）から引用）

膵疾患	膵以外の腫瘍性病変
・膵炎 ・膵炎の合併症（膵仮性囊胞，膵膿瘍） ・外傷（手術，ERCPを含む） ・膵管閉塞 ・膵腫瘍 ・囊胞線維症	・卵巣，前立腺，肺，食道，胸腺の充実性腫瘍 ・多発性骨髄腫 ・褐色細胞腫
唾液腺疾患	その他
・感染（ムンプス） ・外傷（手術を含む） ・放射線照射 ・導管狭窄	・腎不全 ・腎移植 ・マクロアミラーゼ血症 ・熱傷 ・アシドーシス（ケトン性，非ケトン性） ・妊娠 ・頭部外傷 ・薬剤性（モルヒネ，利尿剤，ステロイド） ・急性大動脈解離 ・術後（外傷以外） ・食思不振，神経性食思不振 ・特発性
消化管疾患	
・消化性潰瘍の穿通もしくは穿孔 ・腸管の穿通もしくは穿孔 ・腸間膜動脈の閉塞 ・虫垂炎 ・肝疾患（肝炎，肝硬変）	
婦人科疾患	
・子宮外妊娠の破裂 ・卵巣囊胞 ・骨盤感染	

<u>4,564 IU/L</u>, CK 81 IU/L, TP 7.6 g/dL, Alb 4.4 g/dL, <u>T-Chol 198 mg/dL</u>, TG 353 mg/dL, CRP 0.0 mg/dL, PT 12.5秒, INR 1.01, APTT 29.2秒
ラピチェック（心臓型脂肪酸結合蛋白）陽性，Troponin T　陰性

（下線部：異常値）

■血液ガス（room air）
pH 7.301, $PaCO_2$ 42.8 mmHg, PaO_2 73.5 mmHg, HCO_3^- 12.5 mmol/L, BE －5.6 mmol/L

■画像検査
胸部・腹部単純X線：大きな異常なし

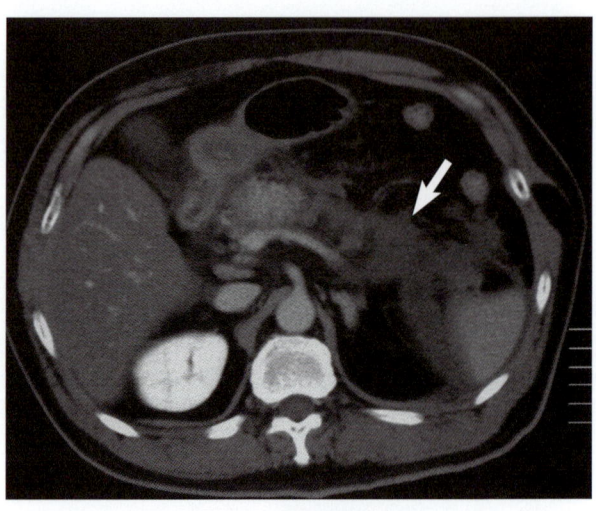

図12　腹部造影CT
膵臓の融解像（白矢印部）と左腎臓周囲の液体貯留

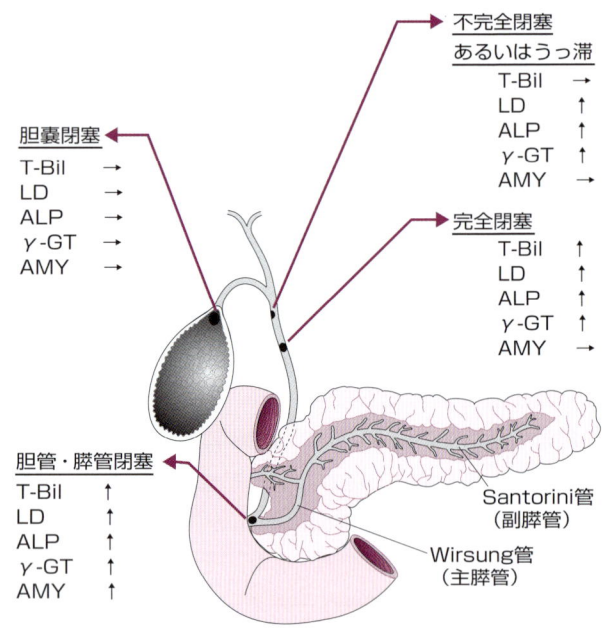

図13　肝胆膵酵素の動向による胆管閉塞部位の推測
（参考文献8）の図を著者改変）

司　会　この検査結果をどう評価しますか？
参加者　アミラーゼが高値なので急性膵炎が考えられます．
司　会　そうです．ここで，急性膵炎以外の診断は考えられますか？　言い換えると，高アミラーゼ血症の鑑別診断は何ですか？
参加者　外傷や総胆管結石などです．

◆「高アミラーゼ血症＝急性膵炎」ではない

司　会　それ以外に急性大動脈解離や卵巣囊胞などの婦人科疾患もあります．すなわち，「高アミラーゼ血症＝急性膵炎」ではないのです．参考のため高アミラーゼ血症の鑑別診断を表3に示しておきます．それでは，ここで急性膵炎と確定診断するためにはどうすればよいのですか？
参加者　腹部造影CTです．
司　会　そうです．急性膵炎の診断は必ず画像検査で確定診断します．その際，診断が急性膵炎ではなく卵巣囊胞などの婦人科疾患や急性虫垂炎のような骨盤内疾患もあるので，必ずCTは骨盤まで撮影するようにしてください．それでは，腹部造影CT（図12）の所見を説明してください．
研修医　膵臓の融解像と左腎臓周囲の液体貯留が認められます．
司　会　こうして急性膵炎と確定診断できました．とこ

表 4 急性膵炎の診断基準と重症度判定基準（参考文献 15）より引用）
表 4-1 急性膵炎の診断基準（厚生労働省難治性膵疾患に関する調査研究班 2008 年）

1. 上腹部に急性腹痛発作と圧痛がある．
2. 血中または尿中に膵酵素の上昇がある．
3. 超音波，CT または MRI で膵に急性膵炎に伴う異常所見がある．

上記 3 項目中 2 項目以上を満たし，他の膵疾患および急性腹症を除外したものを急性膵炎と診断する．ただし，慢性膵炎の急性増悪は急性膵炎に含める．
注：膵酵素は膵特異性の高いもの（膵アミラーゼ，リパーゼなど）を測定することが望ましい．

表 4-2 急性膵炎の重症度判定基準（厚生労働省難治性膵疾患に関する調査研究班 2008 年）

予後因子（予後因子は各 1 点とする）
① Base Excess≦－3 mEq/L，またはショック（収縮期血圧≦80 mmHg）
② PaO_2≦60 mmHg（room air），または呼吸不全（人工呼吸管理が必要）
③ BUN≧40 mg/dL（or Cr≧2 mg/dL），または乏尿（輸液後も 1 日尿量が 400 mL 以下）
④ LDH≧基準値上限の 2 倍
⑤ 血小板数≦10 万/mm^3
⑥ 総 Ca≦7.5 mg/dL
⑦ CRP≧15 mg/dL
⑧ SIRS 診断基準*における陽性項目数≧3
⑨ 年齢≧70 歳
＊：SIRS 診断基準項目：(1) 体温＞38℃または＜36℃，(2) 脈拍＞90 回/分，(3) 呼吸数＞20 回/分または $PaCO_2$＜32 torr，(4) 白血球数＞12,000/mm^3 か＜4,000mm^3 または 10％幼若球出現

造影 CT Grade
① 炎症の膵外進展度

前腎傍腔	0 点
結腸間膜根部	1 点
腎下極以遠	2 点

② 膵の造影不良域
膵を便宜的に 3 つの区域（膵頭部，膵体部，膵尾部）に分け判定する．

各区域に限局している場合，または膵の周辺のみの場合	0 点
2 つの区域にかかる場合	1 点
2 つの区域全体を占める，またはそれ以上の場合	2 点

① ＋ ② 合計スコア

1 点以下	Grade 1
2 点	Grade 2
3 点以上	Grade 3

重症の判定
①予後因子が 3 点以上，または②造影 CT Grade 2 以上の場合は重症とする．

ろで，この患者さんはブスコパン®に反応しない腹痛でした．疼痛コントロールはどうしましたか？
研修医 レペタン®を静注しました．
司会 それでは，急性膵炎のとき避けたほうがよい鎮痛薬は何ですか？
参加者 モルヒネ塩酸塩です．
司会 なぜモルヒネ塩酸塩を避けたほうがよいのですか？
参加者 Oddi の括約筋を収縮させて症状を増悪させる

ことがあるからです．
司会 そのとおりです．ただ，これについては使用しても構わないという意見もあるようです．通常は急性膵炎を疑った場合には鎮痛薬にモルヒネ塩酸塩は使用することはないですが，急性膵炎の診断の患者さんを急性大動脈解離や急性心筋梗塞と考えて，モルヒネ塩酸塩を使用してしまうことがあります．したがって，急性大動脈解離や急性心筋梗塞を疑ってモルヒネ塩酸塩で鎮痛して逆に疼痛が増悪した場合には，急性膵炎の診断を考えま

II. 症例　3. 腹痛

しょう．ところで，急性膵炎はどのようにして起こりますか？
参加者　アルコール，胆石やウイルスです．
司会　この患者さんはそのうちどれが原因ですか？
参加者　胆道膵酵素が上昇しているので，胆管と膵管合流部に結石が詰まって急性膵炎が起こったと考えました．
司会　図13のように胆道膵酵素の所見から胆石が詰まった場所が推測できます．この患者さんで肝胆酵素が上昇しているのは最初から脂肪肝と胆汁うっ滞があったためのようです．

　今この患者さんの診断は急性膵炎でその原因は総胆管結石が疑われるということがわかりました．それでは，次に何をしますか？
参加者　重症度分類です．
司会　そうです．ところで，急性膵炎には診断基準と重症度判定基準（表4-1, 2）があるのを知っていますか？　急性膵炎については，2009年に急性膵炎診療ガイドライン2010改訂出版委員会により「急性膵炎診療ガイドライン2010」が出版されました．この表に基づいて診断と重症度分類します．重症度分類にはCa濃度・凝固能検査や動脈血ガス分析が必要ですので，急性膵炎と診断したら必ずこれらの検査を追加してください．それでは，最終診断を教えてください．

■**最終診断**
#1　重症急性膵炎　CT grade 2
　　（#2による）
#2　総胆管結石疑い

司会　今回は腹痛の鑑別診断，心電図でのPoor R Wave Progression，高アミラーゼ血症の鑑別診断と急性膵炎の診断と重症度判定基準について学びました．どうもありがとうございました．

参考文献
12) 田中和豊：第2部　症状編　5. 腹痛，問題解決型救急初期診療．第2版．医学書院，pp102-128，2011
13) Podrid PJ：ECG tutorial：Miscellaneous diagnoses. UpToDate® 19：2, 2011
14) 急性膵炎診療ガイドライン2010改訂出版委員会：急性膵炎診療ガイドライン〈2010〉．金原出版，2009
15) 武田和憲，大槻　眞，北川元二ほか：急性膵炎の診断基準・重症度判定基準最終改訂案．厚生労働科学研究補助金難治性疾患克服研究事業難治性膵疾患に関する調査研究．平成17年度総括・分担研究報告書．27-34, 2006

症例　4. 心窩部痛・嘔吐を主訴とした40歳の男性

司会　今回の症例は総合診療外来を受診された患者さんです．

■**病歴**
主訴：心窩部痛・嘔吐
現病歴：来院当日朝5時頃より心窩部を最強とする腹部全体の間欠的な痛みが出現した．ブスコパン®内服，排便後も症状軽快なく，持続的な痛みとなり嘔吐も認めたため来院した．下痢・便秘・発熱なし．
10年前，2カ月前にも同様の腹痛があり，血液・尿検査・腹部X線を施行されたが明らかな異常所見はなかった．ブスコパン®投与や排便で症状消失しており，「胃痙攣」の診断であった．
既往歴：10年前　脂質異常症
　　　　10年前・2カ月前　胃痙攣（10年前CT，上部消化管内視鏡，腹部エコー異常なし）
家族歴，アレルギー：特になし
薬物歴：来院前にブスコパン®1錠内服（直後に嘔吐+）

生活歴：アルコール毎日多量，喫煙なし

■**バイタル・サイン**
意識清明，血圧 167/110 mmHg，脈拍数 110回/分，体温 37.0℃，SpO₂ 98%（room air）

■**身体所見**
頭頸部：貧血（−），黄疸（−），リンパ節腫脹（−）
胸部：呼吸音　清明，心音　雑音なし
腹部：膨隆，軟，腸蠕動音亢進・減弱なし，
　　　正中と右上腹部に圧痛
　　　筋性防御（−），反跳痛（−）
　　　McBurney点圧痛（−），Murphy徴候（−）
背部：肋骨脊椎角（CVA）叩打痛なし
四肢：チアノーゼ（−），浮腫（−）

（下線部：異常値）

◆**鑑別診断は？**

司会　この症例は，「脂質異常症と胃痙攣の既往のある40歳男性の心窩部痛・嘔吐」とまとめることができま

す．それでは，この症例にどのような鑑別診断を考えますか？

参加者 とりあえず，心筋梗塞のような循環器系とイレウスのような消化器系の疾患を考えます．

司会 そうですね．この患者さんは30歳から脂質異常症がありますので，心筋梗塞のリスクがあります．消化器系疾患としてイレウスが挙がっていますが，手術歴がない患者さんがイレウスになることがありますか？

参加者 あります．

司会 それはどういう場合ですか？

参加者 癌や便秘です．

司会 それ以外にどういう場合がありますか？

参加者 内ヘルニアです．

司会 そうですね．腸間膜の間などに腸管が嵌頓する内ヘルニアもあります．ですから，手術歴がない患者さんにもイレウスを疑ってください．この患者さんは他にどのような鑑別診断がありますか？

参加者 上腸間膜動脈閉塞症です．

司会 う～ん，上腸間膜動脈閉塞症は通常心房細動の患者さんに起こります．しかし，可能性はあります．他にありますか？

参加者 消化性潰瘍・胆石症・胆嚢炎・膵炎などです．

◆検査のメニューは？

司会 そうですね．それでは，この患者さんに次にどのような検査をしますか？

参加者 心電図をとります．

司会 そうですね．他に何かしますか？

参加者 採血します．

司会 点滴ラインは確保しますか？

参加者 します．

司会 そうですね．患者さんは嘔吐しているので，必ず採血・点滴してください．それでは，採血はどのような項目を検査しますか？

参加者 血算・生化学・凝固・Troponin T です．

司会 そうですね．採血・点滴ができたら，画像検査をする前に治療を考えます．投薬する前に，ここでこの患者さんの腹痛はどのような種類の疼痛ですか？ 病歴に「腹部全体の間欠的な痛み」とありますが，これはまずどのような疼痛ですか？

参加者 内臓痛です．

司会 そうですね．それが，後から「持続的な痛み」となったとあります．これはどんな疼痛ですか？

参加者 体性痛です．

司会 体性痛とも考えられますが，重度の内臓痛である疝痛であるとも考えられます．以上のことから，最初にどのような薬を投与しますか？

参加者 ブスコパン®を静注します．

司会 そうですね．とりあえずブスコパン®を静注しましょう．<u>ここで大切なのは，採血結果を待ってから治療を始めるのではなく，採血結果が出る前から始めることです．</u>その理由は，採血結果が出るまでの間に治療効果を判定して，より迅速に診断とマネジメントに役立てることができるからです．もしも，採血結果が出てから初めて治療し始めると，採血結果が出るまでの時間だけ診断と治療が遅れることになってしまうのです．ERではタイム・マネジメントを心がけましょう．それでは，検査結果を見てみましょう．

■検査結果

心電図 NSR, NAD, HR 110 bpm, ST change（−）
採血結果
WBC 9,200/μL, Hb 15.3 g/dL, Ht 44.6%, PLT 22.5×10⁴/μL, TP 7.2 g/dL, Alb 4.5 g/dL, BUN 16.4 mg/dL, CRE 0.7 mg/dL, Na 146 mEq/L, Cl 106 mEq/L, K 4.3 mEq/L, <u>Glu 122 mg/dL</u>, T-Bil 0.4 mg/dL, <u>AST 44 IU/L</u>, <u>ALT 110 IU/L</u>, <u>γ-GT 144 IU/L</u>, AMY 56 IU/L, CRP 0.2 mg/dL, PT-INR 0.81, APTT 22.8秒, TroponinT 陰性
尿検査
蛋白（−），糖（−），潜血（−），白血球反応（−），ウロビリノーゲン（±）

（下線部：異常値）

◆検査所見をどう解釈する？

司会 この検査結果を見てどう思いますか？

参加者 肝酵素が上がっています．

司会 それはなぜですか？

参加者 飲酒によるものが考えられます．

司会 そうですね．今回の腹痛とは直接関係はないかもしれません．他に何か検査はしましたか？

後期研修医 腹部単純X線写真を撮りました．

司会 それでは，その腹部単純X線写真（図14）を見てみましょう．どうですか？

参加者 特に所見はありません．

司会 そうですね．ニボーなどの特別な所見はみられません．それでは以上の結果から，この患者さんには循環器疾患を疑いますか？ それとも，消化器疾患を疑いますか？

参加者 消化器疾患です．

司会 そうですね．それでは，この患者さんはこれ以後どうなりましたか？

II．症例　3．腹痛

【来院後経過】
来院後ブスコパン®2A静注し，腹痛は9/10→4/10まで軽快していた．再度疼痛増強傾向があり，ソセゴン®1A（15 mg）静注し腹痛は1/10へ軽快したが投与約1時間後に疼痛再燃した．

◆経過観察と補助診断

司　会　ここで腹痛患者に積極的に鎮痛薬を投与していることに注目してください．以前には「腹痛の患者には確定診断がつくまでは絶対に鎮痛薬を投与するな！」と言われました．この中心教義は1921年に発刊された腹痛診療のバイブルであるSir Zachary Cope著の"Early Diagnosis of the Acute Abdomen"によるものでした．しかし，この中心教義は現在最新版の"Early Diagnosis of the Acute Abdomen"では否定され，積極的に腹痛患者に鎮痛を行ってよいということになっています．この患者さんは鎮痛薬に反応しませんでした．この患者さんを帰宅させますか？

参加者　帰宅させません．

司　会　そうです．絶対に帰宅させないでください．鎮痛薬で改善しない腹痛患者さんに鎮痛薬を処方して「様子を見てください」と言って帰宅させる医師がいます．それでは，次にどうしますか？

参加者　腹部エコーで胆石などを探してはどうでしょうか？

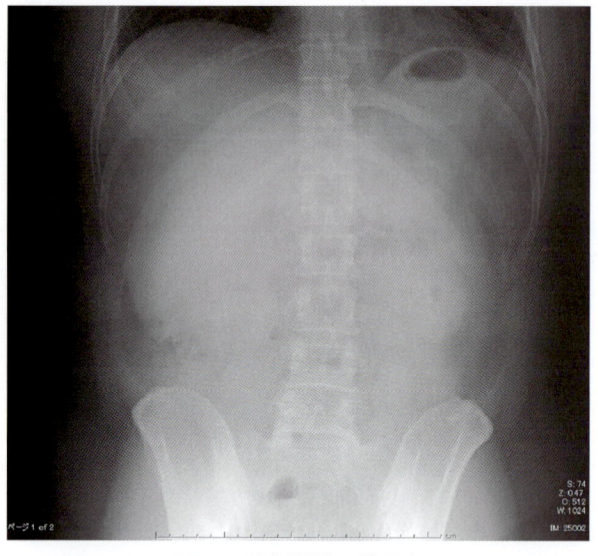

図14　腹部単純X線写真
ニボーなし．

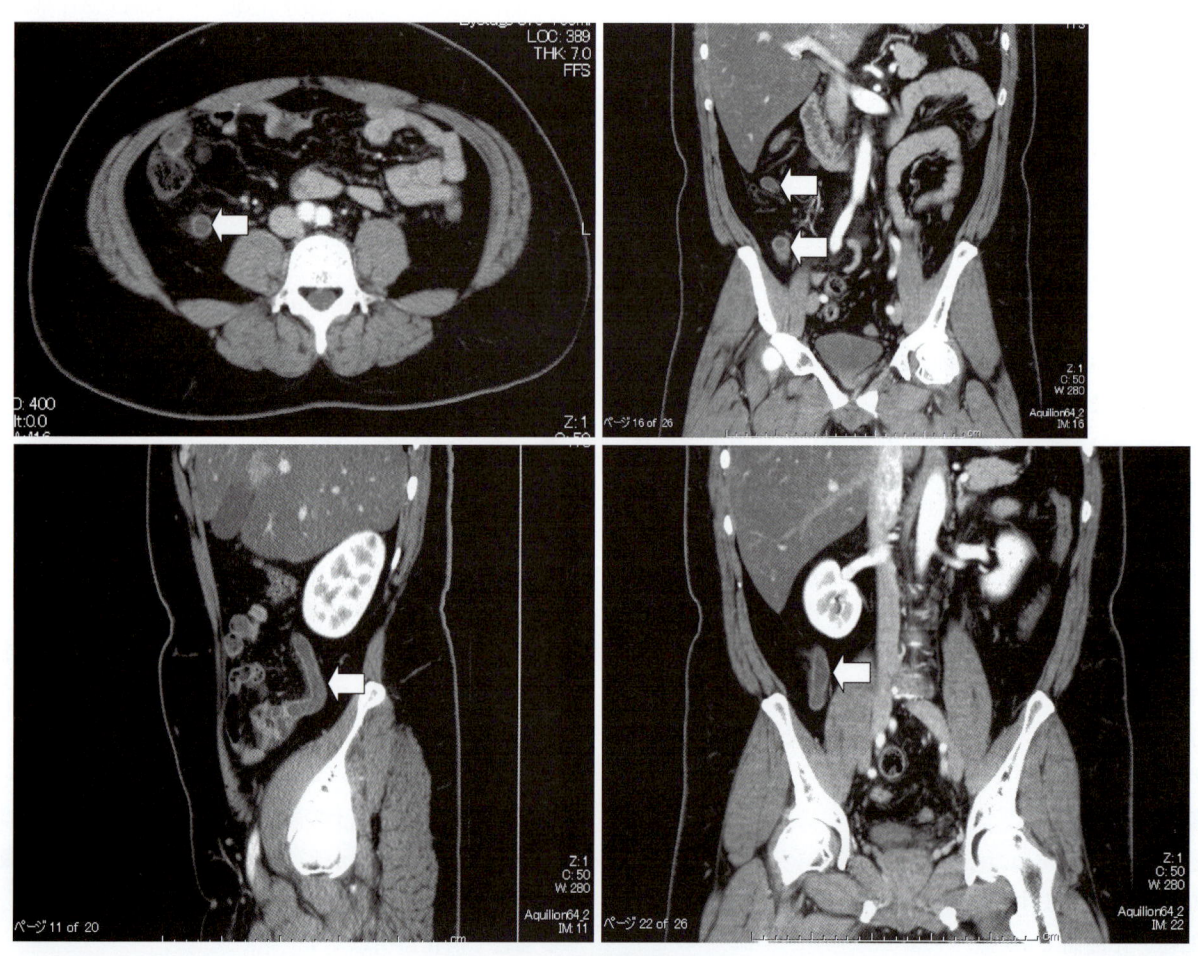

図15　腹部造影CT
腫脹した虫垂（白矢印）．水平断・冠状断・矢状断のすべての画像を見て，盲腸から追って虫垂を探すのがポイント．腫脹した虫垂は小腸に見間違いやすい．

参加者 もう1回腹部診察をします．

参加者 私は造影CTを撮ります．

司会 そうですね．どうしますか？ 腹部エコーは自分の技術に自信がありますか？

参加者 自信ないです．それなら，腹部造影CTを撮ります．

司会 実際にはどうしましたか？

後期研修医 腹部造影CTを撮影しました．

司会 それでは腹部造影CT（図15）を見てみましょう．それでは，この腹部造影CT写真をコンピュータ上で読んでください．

参加者 （コンピュータ上で検索して）何も異常はなさそうです．

参加者 冠状断と矢状断も見たいです．

司会 どうぞ見てください．何を探すのですか？

参加者 アッペ（虫垂）を探します．

司会 ありましたか？

参加者 （画像で腫脹した虫垂を指して）これではないでしょうか？

司会 そうです．そのとおりです．診断はズバリ何ですか？

参加者 虫垂炎です．

司会 ピンポーン！

■最終診断

#1　急性虫垂炎

司会 腹痛診療では，いきなり確定診断にたどりつけなくても構いません．とりあえずは造影CTを撮るか撮らないかを判断できればいいです．そして，造影CTを撮影したら，自分で虫垂を探せるようにしてください．この患者さんは発熱も白血球・CRPの上昇もなく，腹部所見でMcBurney点圧痛もありませんでした．症状も心窩部痛と嘔吐だけのごく初期の急性虫垂炎だったのだと思います．鎮痛薬でコントロールできない心窩部痛・嘔吐には，急性冠症候群，急性大動脈解離，腹部大動脈破裂，胆嚢炎，総胆管結石，急性膵炎，急性虫垂炎，消化管穿孔，絞扼性イレウスそして糖尿病性ケトアシドーシス，アルコール性ケトアシドーシスなどの疾患を考えましょう．

　今回は超急性期の虫垂炎の診断について学びました．どうもありがとうございました．

腹痛診療の詳細については，拙著『思考過程と根拠がわかる腹痛初期診療マニュアル　救急・プライマリケアでの鑑別診断と治療の鉄則』（羊土社，2009）をご覧ください．

4 腰背部痛

腰背部痛へのアプローチのフロー・チャート

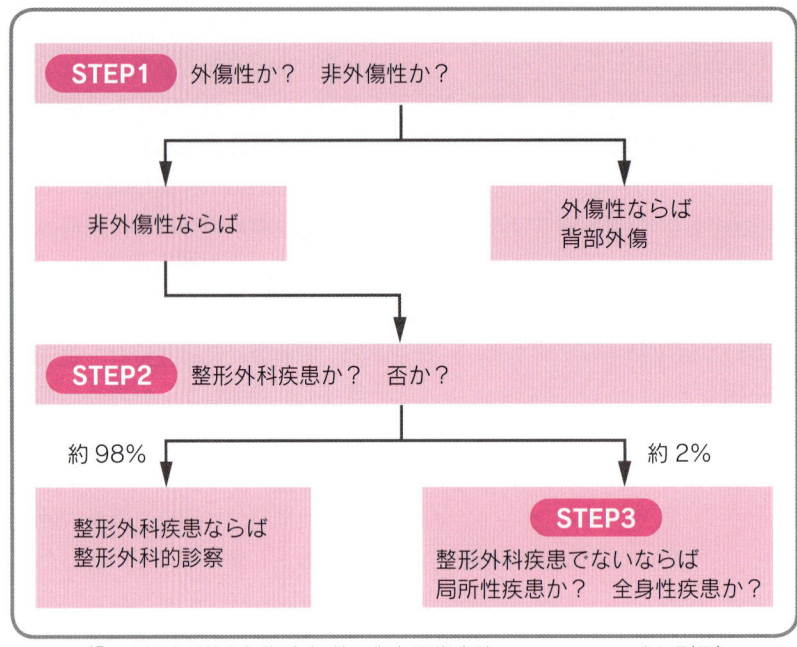

```
STEP1  外傷性か？ 非外傷性か？
    ↓              ↓
非外傷性ならば    外傷性ならば
                  背部外傷
    ↓
STEP2  整形外科疾患か？ 否か？
  約98%          約2%
    ↓              ↓
整形外科疾患ならば   STEP3
整形外科的診察    整形外科疾患でないならば
                  局所性疾患か？ 全身性疾患か？
```

(「問題解決型救急初期診療 第2版」医学書院，2011，p.129 より引用)

症例　背部痛を主訴とした 28 歳の男性

司会　今回の症例は独歩で来院された患者さんです．

■病歴
28 歳，男性
主訴：背部痛
現病歴：受診日当日午前 9 時頃鍼灸院にて腰痛治療中に，じわじわと右背部に締めつけられるような痛みが出現．その後痛みは増悪し，程度 10/10 の持続的な激痛となったため徒歩で来院受診．放散痛はなし．受診日の 3 日前，4 日前にも同部に同様の痛みがあり，市販の鎮痛薬で様子を見ていた．また，受診日の前日にはいつもより多量の飲酒をしていた．
既往歴：小学生時虫垂炎，28 歳時交通事故→以後腰痛にて鍼灸院に通院中であった．
家族歴：特記事項なし
生活歴：喫煙（−）
　　　　アルコールは機会飲酒
内服：市販の鎮痛薬を腰痛時に頓服
アレルギー：なし

◆背部痛の鑑別診断

司会　この患者さんの主訴は背部痛です．それでは，一般的に「背部痛」の鑑別診断にはどのようなものがありますか？

参加者　膵炎，胆石，脊柱管狭窄症，腎盂腎炎，腰椎圧迫骨折，大動脈解離，帯状疱疹，尿管結石，消化性潰瘍，心筋梗塞，胸膜炎，腹部大動脈瘤などです．

司会　それでは，次にこれらの鑑別診断を分類しましょう．どう分類しますか？

参加者　一つは後腹膜臓器があります．

司会　そうですね．これらの鑑別診断の中に後腹膜臓器疾患があります．それでは，後腹膜臓器を挙げてください．

参加者　膵臓，十二指腸などです．

司会　そうですが，上から系統的に挙げてください．後腹膜臓器ではないですが胸部では背部にどのような臓器がありますか？

参加者　大動脈と食道です．

司会　そうです．この他，背側の肺炎や心筋梗塞でも

図1 後腹膜臓器

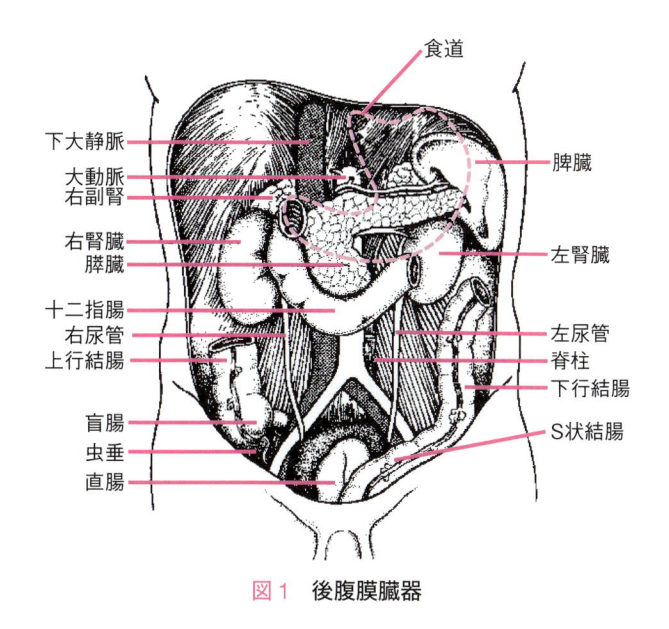

ラベル: 食道, 下大静脈, 大動脈, 右副腎, 右腎臓, 膵臓, 十二指腸, 右尿管, 上行結腸, 盲腸, 虫垂, 直腸, 脾臓, 左腎臓, 左尿管, 脊柱, 下行結腸, S状結腸

背部痛を起こしえます．それでは，腹腔内では後腹膜臓器には何がありますか？

参加者 十二指腸，膵臓，胆嚢の一部です．

司　会 それより下の消化管はどこが後腹膜臓器ですか？

参加者 腎臓です．

司　会 腎臓は消化器ではありませんが，後腹膜臓器です．腎臓などの泌尿器や副腎も後腹膜臓器です．消化管では十二指腸以下はどこが後腹膜臓器ですか？

参加者 上行結腸，下行結腸，直腸です．

司　会 そうです．小腸，横行結腸，S状結腸は後腹膜臓器ではありません．それでは，これらの消化器と泌尿器以外にどのような臓器が後腹膜臓器にはありますか？

参加者 女性生殖器です．

司　会 そうです．この症例は男性ですが，女性の場合産婦人科疾患も背部痛を起こしえます．それでは，いま背部痛の鑑別診断には後腹膜臓器（図1）疾患があることがわかりました．それでは，それ以外はどのような疾患ですか？

参加者 骨軟部組織です．

司　会 そうです．それでは，以上のことを考えて背部痛の鑑別診断はどのように分類しますか？

参加者 後腹膜臓器か骨軟部組織かです．

司　会 そうです．それは言い換えると，整形外科疾患か非整形外科疾患（内科疾患）かに分類すると言ってもいいと思います．前に挙げた背部痛の鑑別診断でほとんど整形外科疾患が挙がっていなかったのがわかります．それでは，一般的に整形外科疾患で背部痛を主訴とする疾患で最も多いのはどんな疾患ですか？

参加者 ぎっくり腰や腰椎椎間板ヘルニアです．

司　会 そうです．それでは，この患者さんはどの傷病でもともと腰痛があったのですか？

参加者 交通外傷です．

司　会 そうです．ですから，骨軟部組織による腰痛です．つまり，この患者さんは「交通外傷による腰痛の既往歴のある28歳の男性の背部痛」とまとめることができます．それでは，以上のような背部痛の鑑別診断を考えて，この患者さんの病歴をもう一度見直すと，この患者さんの背部痛は整形外科疾患か非整形外科疾患かどちらが考えられますか？

参加者 （無言）

◆ **整形外科疾患か非整形外科疾患か**

司　会 この患者さんは腰痛の治療を鍼灸院で受けていて，その間に腰痛が増悪して来院されました．もしも，交通外傷の腰痛が増悪したのであれば，鍼灸院でより強い治療をしてもらえばよかったはずです．それなのにこの患者さんは鍼灸の治療を止めてわざわざ病院に来院したのです．背部痛の原因としてどのような疾患を考えますか？

参加者 非整形外科疾患です．

司　会 なぜ非整形外科疾患を考えますか？

参加者 鍼灸の治療を受けているのに腰痛がゾウオしたからです．

司　会 ゾウオ（憎悪）ではなくゾウアク（増悪）です．憎悪（ゾウオ）は「憎む」ことで，増悪（ゾウアク）は「悪くなる」ことです．この漢字は学会発表でも間違って読んでいる人がいますが，気をつけましょう．それでは，この患者さんの疾患は非整形外科疾患だと思う人は手を挙げてください．

参加者 全員挙手

司　会 それでは，この患者さんの疾患が整形外科疾患だと思う人は手を挙げてください．

参加者 0人挙手

司　会 そうです．この患者さん自身もいつもの整形外科的な痛みではないと感じたから，わざわざ鍼灸の治療を止めて歩いて病院まで来院したのです．もしもいつもの痛みがひどければ，もっと鍼や灸の治療をしてくださいと言っていたはずです．それでは，この患者さんの背部痛が非整形外科疾患によるものであると考える理由は何ですか？

参加者 （無言）

◆ **痛みの性質**

司　会 それではもっと根本に戻りましょう．一般的に急性疼痛の分類は何ですか，学生さん？

学　生 ……あやしいです（笑）．

II. 症例　4. 腰背部痛

表1　内臓痛，疝痛と体性痛

	軽度内臓痛	重度内臓痛（疝痛）	体性痛
圧痛	＋	＋	＋
筋性防御	－	＋	＋
反跳圧痛	－	－	＋
第1選択薬の例	ブスコパン®(scopolamine butylbromide)		ソセゴン®(pentazocine)

注：ここで，筋性防御とは腹壁に手を押し込んだときに筋肉が収縮緊張してあたかも手の侵入を防御するような反応を言う．これに対して，板状硬とは腹部を手で触れていないのに腹壁が硬く緊張している状態で，これだけですでに腹壁刺激徴候である．

司会　急性疼痛にはどのようなものがいくつありますか？

学生　内臓痛と……関連痛と…………

司会　体性痛の3つです．それでは，この患者さんの痛みはこれらの3つのうちどれですか？

学生　関連痛に近いのではないかと思います．

司会　この患者さんの痛みは本当に「関連痛」でしょうか？　この患者さんの痛みは，「じわじわと右背部に締めつけられるような痛み」です．これが「関連痛」でしょうか？

参加者　内臓痛です．

司会　なぜ「関連痛」ではなく，「内臓痛」なのですか？

参加者　痛みがここだと一点で言えないからです．

司会　それもあるかもしれません．それでは，一般的にこのような「じわじわと締めつけられるような痛み」は一番どこに多いですか？

参加者　心窩部です．

司会　そうです．腹部です．もしも腹部でこのような「じわじわと締めつけられるような痛み」があると聞いたらどのような臓器を考えますか？

参加者　消化器です．

司会　そうです．つまり，この「じわじわと締めつけられるような痛み」というのは，平滑筋が収縮したときに起こる内臓痛に特徴的なのです．それでは，人体には消化管以外にどこの平滑筋がありますか？

参加者　血管です．

司会　そうです．だから，締めつけられるような痛みで来院する狭心症の患者さんがいます．他にどこの臓器に平滑筋がありますか？

参加者　（無言）

司会　尿管などの泌尿器と卵管などの生殖器です．つまり，この患者さんの痛みは「内臓痛」で整形外科的な骨格筋の攣縮による痛みではないのです．もちろん，背部の骨格筋が攣縮して背部痛が起こることもありますが，その場合は原因は明らかにわかります．この患者さんの「内臓痛」は「その後増悪（ゾウアク）し，程度10/10の持続的な激痛となったため徒歩で来院受診」とありますが，この激痛は何でしょうか？

参加者　体性痛です．

司会　これは実は「体性痛」ではありません．この「体性痛」に近い「内臓痛」を何と言いますか？

参加者　（無言）

司会　これを「疝痛　colic」といいます．通常の「内臓痛」は平滑筋が収縮したり拡張したりするので，疼痛に波があります．しかし，平滑筋が攣縮すると持続的な強度の疼痛となり，これを「疝痛」と言います（表1）．つまり，この患者さんの病歴で背部痛が「内臓痛」から「疝痛」になったことがわかれば，診断はまず非整形外科疾患が考えられると理解できます．それでは，一般的に背部痛の鑑別診断で，整形外科疾患と非整形外科疾患ではどちらが緊急性が高いですか？

参加者　非整形外科疾患です．

司会　そうです．それはなぜですか？

参加者　整形外科疾患では死なないからです．

◆腰背部痛の診察法

司会　そうです．だから，腰背部痛の患者で診断に迷ったら必ず非整形外科疾患として扱ってください．それでは，この患者さんは右背部の内臓痛が疝痛になった患者さんであることがわかりました．鑑別診断としては何を考えますか？

参加者　腎泌尿器系疾患，胆道膵臓疾患と十二指腸疾患です．

司会　そうです．それでは，これらの3つの鑑別診断のうちどれが最も考えられるかというのは，どうやって鑑別しますか？

参加者　採血検査します．

参加者　触診します．
司　会　どこをどういうふうにして触診するのですか？
参加者　胆石があるかどうか腹部を診ます．
司　会　腹部の何をどうやって診るのですか？
参加者　胆石が嵌頓すると腹部が腫れるので，腹部が腫れていないかどうかを診ます．
司　会　胆石嵌頓で腹部が膨隆するというのは相当ひどい場合です．もっと一般的に何を診ますか？
参加者　Murphy 徴候を診ます．
司　会　そうです．後は何を診ますか？
参加者　CVA 叩打痛です．
司　会　そうです．だから，上記の3つの鑑別診断を行うために，身体所見でMurphy 徴候とCVA 叩打痛を調べればいいのです．それでは，この患者にもしも整形外科疾患を疑うとしたら，どのような診察をしますか？
参加者　脊椎を叩きます．
司　会　そうですね．脊椎叩打痛を診ます．その他どのような診察をしますか？
参加者　前屈・後屈させます．
司　会　それは脊椎管狭窄症などで症状を誘発するときに行います．他にどのような診察をしますか？
参加者　ラセーグ徴候です．
司　会　そうです．ラセーグ徴候，別名，SLR（Straight Leg Raising）Test を行います．したがって，この患者さんを診察するときには，鑑別診断上 Murphy 徴候と CVA 叩打痛に重点を置いて，それに整形外科的診察を追加するかどうかです．だから，身体診察は問題解決的に問題に焦点を当てて行ってください．完璧な身体診察は必要ありません．この患者さんに眼底検査や直腸診は必要ないのです．それでは，この患者さんのバイタル・サインを見てみましょう．

■バイタル・サイン
意識：清明，血圧：141/65 mmHg，脈拍数：109 回/分，呼吸数：30 回/分，SpO$_2$：97%（room air）
（下線部：異常値）

◆検査の進め方

司　会　このバイタル・サインを見てどう思いますか？
参加者　患者さんは痛がっています．
司　会　そうです．痛みのために血圧が高く，脈拍と呼吸数が早いです．だから，早く診断して患者さんの痛みをとってあげましょう．次に身体所見を見てみましょう．

■身体所見
頭部：貧血（−）　口腔内発赤（−）
頸部：リンパ節腫脹（−），圧痛（−）
胸部：呼吸音清明，水泡音（−），左右差なし
　　　心音異常なし
腹部：平坦・軟　腸蠕動音正常
　　　Murphy 徴候（−）
　　　右下腹部を中心に背中にひびく圧痛（＋）
背部：CVA tenderness＋／＋（右＞左）
四肢：異常なし
神経学的所見：異常なし
（下線部：異常所見）

司　会　この身体所見結果を見て，最も考えられる疾患は何ですか？
参加者　右尿管結石です．
司　会　そうです．この患者さんの場合身体所見で診断はほぼ右尿管結石ですので，整形外科的診察は必要がありません．それでは次にどうしますか？
参加者　ボルタレン®（diclofenac sodium）坐薬を使用します．
司　会　先に治療しますか？ それとも尿管結石については何か検査するとしたら何の検査をしますか？
参加者　尿検査です．
司　会　尿検査で何を見ますか？
参加者　尿潜血です．
司　会　そうですね．尿潜血や赤血球沈渣を見ます．他にどのような検査をしますか？
参加者　エコーです．
司　会　エコーで何を見ますか？
参加者　水腎症です．
司　会　そうです．他に何かしますか？
参加者　採血です．
司　会　点滴はしますか？
参加者　はい，尿量を増やすために点滴負荷します．
司　会　それでは，採血はどの項目をしますか？
参加者　血算，生化学です．
司　会　それだけでいいですか？ 凝固能検査はしますか？
参加者　要りません．
司　会　そうですね．血算，生化学でいいでしょう．Troponin T と D-Dimer はとりますか？
参加者　いいえ，必要ありません．
司　会　あと他に検査しますか？
参加者　腹部単純X線検査です．
司　会　何方向撮りますか？
参加者　立位と臥位の2方向撮ります．

47

Ⅱ．症例　4．腰背部痛

◆治療と検査のどちらを優先するか

司　会　そうですね．検査としては以上のような検査をします．それでは検査と治療どちらを優先させますか？
参加者　治療です．
司　会　なぜ治療を優先させますか？
参加者　疼痛コントロールをしないと立位でX線検査ができないからです．
司　会　それも理由の一つですが，尿管結石で治療を優先させる理由は問診と身体診察で診断がほぼ確定されるからです．私はなったことがないのでわかりませんが，尿管結石の痛みは「地獄の苦しみ」だそうです．尿が出る，あるいは，尿検査の結果が出るまで鎮痛薬使用を控える人がいますが，それは適切な判断とは言えません．だから，尿管結石を疑ったら先に治療してください．それではどのようにして治療しますか？
参加者　ブスコパン®静注します．
司　会　そうですね．点滴ラインがとれれば，ブスコパン®（20 mg）1A静注してください．とれなければ先にブスコパン®1A筋注して，痛みが少しおさまったところで，点滴ラインをとってブスコパン®1/2A静注を追加してもよいです．それだけですか？
参加者　ボルタレン®坐薬を使います．
司　会　何mg使用しますか？
参加者　50 mgです．
司　会　成人男性であれば50 mg投与していいでしょう．それでは，このブスコパン®とボルタレン®で尿管結石の患者のどれくらいの割合の人が改善しますか？
参加者　ほとんどの人が改善します．
司　会　そうです．30分ほど待てばほとんどの人は改善します．それでは，それでも改善しない人はどうしますか？　あるいはそれはどのような病態ですか？
参加者　診断が尿管結石ではない場合です．
司　会　そういう場合もあります．それ以外にどんな場合ですか？
参加者　（無言）
司　会　それは水腎症の場合です．こういう場合はどうしますか？
参加者　（無言）
司　会　そういう場合はソセゴン®15 mgを静注します．この患者さんはソセゴン®まで使いましたか？
研修医　はい，使いました．
司　会　このように尿管結石疑いの患者さんは先に疼痛コントロールを行って，疼痛が落ち着いてから尿検査や腹部単純X線検査を行うべきです．それでは検査結果を見てみましょう．

■血液検査値
WBC 10,300/μL, Hb 17.8 g/dL, Plt 18万/μL, Alb 5.1 g/dL, BUN 12.4 mg/dL, CRE 1.0 mg/dL, UA 7.2 mg/dL, Na 142 mEq/L, K 4.3 mEq/L, Cl 102 mEq/L, Ca 10.3 mg/dL, AST 15 IU/L, ALT 10 IU/L, LD 373 IU/L, AMY 104 IU/L, CK 94 IU/L, CRP 0.1 mg/dL

■尿検査
蛋白（±），糖（−），潜血反応（2＋），白血球反応（−）
尿沈渣
RBC　30〜49HPF
WBC　1〜4HPF
扁平上皮　1〜4HPF
硝子円柱　5〜9HPF
注　HPF：High Power Field

（下線部：異常所見）

◆単純X線でわかるもの，わからないもの

司　会　それでは，尿管結石の石の成分にはどんなものがありますか？
参加者　尿酸，カルシウム，シスチンなどです．
司　会　そうです．それでは一番多いのはどれですか？
参加者　カルシウムです．
司　会　そうです．その次は尿酸で，その次が混合結石です．ここで胆石の成分は尿管結石の成分と全く異なります．胆石の成分はどのようなものですか？
参加者　コレステロールやビリルビンです．
司　会　そうです．それでは尿管結石ではなぜカルシウムや尿酸が多いのですか？
参加者　（無言）
司　会　尿管結石はまれに高Ca血症や高尿酸血症の合併症として発症することがあります．このため，尿管結石の基礎疾患を検索する意味で，生化学検査にはCa，P（リン酸），UA（尿酸）の検査を追加しましょう．この患者さんではPは検査しましたか？
研修医　いいえ，しませんでした．
司　会　追加するのを忘れてしまいました．ところで，尿管結石の石の成分が何なのかはどうやって検査するか知ってますか？
参加者　腹部単純X線で写るか写らないかです．
司　会　いいえ，実際には尿管結石を回収して成分検査します．それでは，腹部単純X線写真を見てみましょう（図2）．尿管結石は見えますか？
参加者　いいえ，見えません．

立位　　　　　　　　　　　　　　　臥位

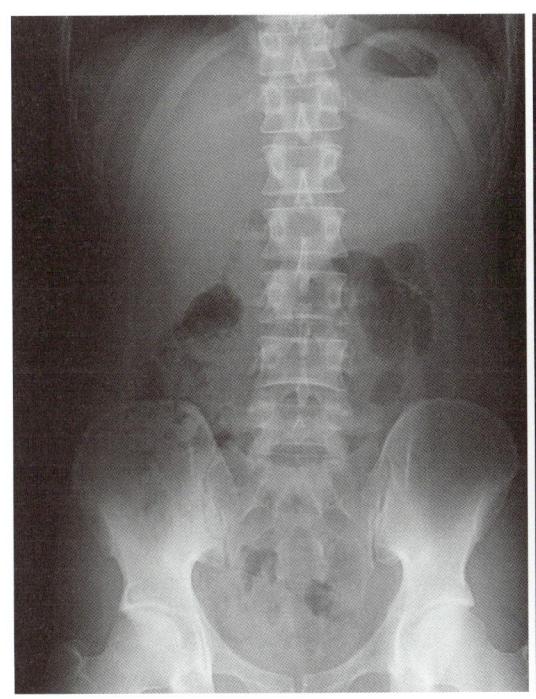

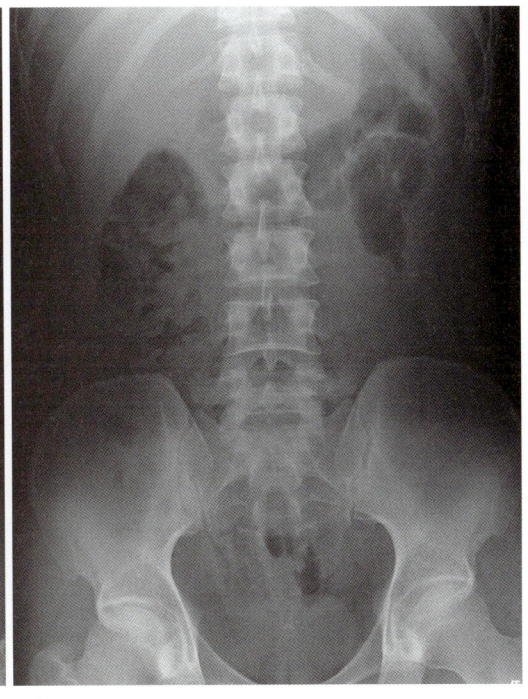

図2　腹部単純X線写真
明らかな尿管結石なし．他にfree airやair-fluid levelは認められない．

司　会　なぜ結石は見えないのですか？
参加者　（無言）
司　会　尿管結石がもしも腹部単純X線写真で見えるとするとどこに写りますか？
参加者　腎盂尿管移行部，骨盤縁，尿管膀胱移行部の3カ所です．
司　会　そうです．それら3カ所の生理的狭窄部位にあるはずです．しかし，その3カ所の生理的狭窄部位をよく見ても見えないことがほとんどです．なぜですか？
参加者　X線写真に写らない結石の場合です．
司　会　X線写真に写らない結石は何ですか？
参加者　尿酸結石など，カルシウム結石以外の結石すべてです．
司　会　いいえ，X線に写らない結石は尿酸，キサンチン，シスチンの3つです（表2）．だから，もしも「腹部単純X線写真で尿酸結石を認めました．」と言う人がいたらおかしいと思ってください．カルシウム結石でも石が小さかったり，骨や腸管ガスなどと重なって腹部単純X線写真で写らないことがほとんどです．それならばなぜわざわざ腹部単純X線写真を撮影するのですか？
参加者　（無言）
司　会　それは，他の疾患を否定するためです．次に腹部エコー写真を見てみましょう（図3）．水腎症があるのがわかります．

表2　尿管結石

成分	
1．カルシウム含有結石	75％
2．尿酸結石	10％
3．リン酸マグネシウムアンモニウム結石	10％
4．その他	5％
尿管の生理的狭窄部位	
1．腎盂尿管移行部	
2．骨盤縁	
3．尿管膀胱移行部	
X線透過性結石	
・尿酸結石	
・キサンチン結石	
・シスチン結石	

■最終診断
＃1　右尿管結石
＃2　右水腎症（＃1による）

◆水腎症のdisposition

司　会　それでは，この患者さんは入院させますか？それとも以後泌尿器科外来に送りますか？　それともフォロー・アップなしで帰宅させますか？
参加者　帰します．
司　会　水腎症の患者さんを帰してよいのですか？
参加者　石が流れればよくなるのでいいと思います．

II. 症例　4. 腰背部痛

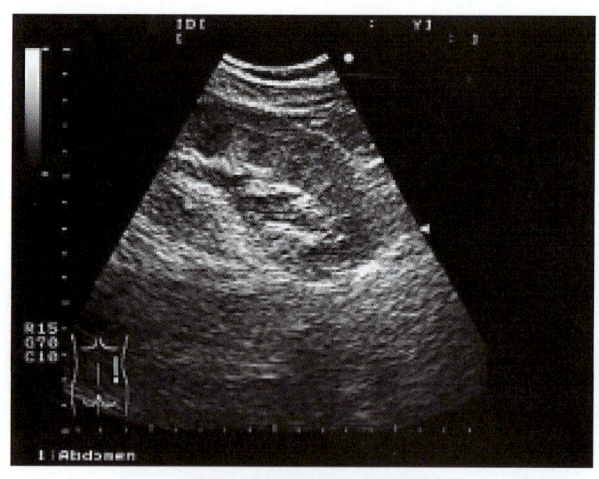

図3　腹部エコー写真
右水腎症の所見.

表3　尿管結石疑いの患者の帰宅時処方例

■処方例
ロキソニン® (loxoprofen sodium)（60 mg）　3錠
コスパノン® (flopropion)（80 mg）　6錠
以上を経口　分3　3日間
ボルタレン®坐薬（50 mg）　頓用　腰背部痛時　3回

司会　それでは，逆に水腎症の患者さんで入院適応になるのはどのような場合ですか？

参加者　腎盂腎炎になっている場合です．

司会　他にはどういう場合ですか？

参加者　両側性の場合です．

司会　まれですが，そういう場合もありえます．それ以外にありますか？

参加者　（無言）

司会　それは疼痛コントロールができない場合です．ですから，ソセゴン®で疼痛コントロールができないときには入院適応になります．この患者さんは帰宅可能ですが，どのような薬を処方しますか？

参加者　ボルタレン®坐薬です．

司会　頓用で処方しますか？

参加者　はい．

司会　他に何か処方しますか？

参加者　チアトン®（tiquizium bromide）です．

司会　経口で何錠何回何日分処方しますか？

参加者　頓用で処方します．

司会　いいえ，とりあえず3～5日分定期で処方して構いません．それにボルタレン®坐薬を頓用で付け加えましょう（表3）．後日泌尿器科外来受診を指示しますか？

参加者　指示します．

司会　なぜですか？

参加者　結石が流れなかったら結石破砕などしなければならないからです．

司会　もしもこの患者さんが水腎症がない尿管結石であったらどうしますか？

参加者　そうであったら処方薬で帰宅させ，症状が増悪したら泌尿器科外来を受診するように指示します．

参加者　いいえ，念のために泌尿器科外来受診を指示します．

司会　なぜですか？

参加者　確定診断のためです．

◆水腎症のマネジメント

司会　そうですね．尿管結石疑いであった患者さんが後から，実は急性虫垂炎であったり，患者さんが女性であれば婦人科系疾患であったりすることがあります．ですから，必ずフォロー・アップの外来受診を指示しましょう．それでは，泌尿器科外来ではどのようにして尿管結石の確定診断を行いますか？

参加者　IVP（経静脈的腎盂造影）です．

司会　そうです．この患者さんは病歴と身体診察から明らかに尿管結石が疑われましたが，診断が尿管結石かどうか迷ったときにはどうしますか？

参加者　腹部造影CTです．

司会　それだけですか？

参加者　腹部造影CT撮影後に腹部単純X線写真（KUB）を撮影します．

司会　なぜそうするのですか？

参加者　IVPの代わりになるからです．この患者さんは後日泌尿器科外来を受診しどうなりましたか？

■IVP
右尿管膀胱移行部に結石

■確定診断
#1　右尿管結石（右尿管膀胱移行部結石嵌頓）
#2　右水腎症（#1による）

司会　これは典型的は尿管結石と水腎症の症例ですが，これは研修医一人でマネージできなければなりません．これが診られなければ将来当直のアルバイトには絶対に行けません！　逆に尿管結石は迅速に診断して治療すれば患者さんから非常に感謝されます．尿管結石の患者は治療と同時に問診，診察，検査を行わなければならないので，1年目には難しいです．しかし，2年目には絶対にものにしてください．今回は，腰背部痛の鑑別診断，疝痛，尿管結石・水腎症の検査・診断・治療とマネジメントについて学びました．どうもありがとうございました．

参考文献

1) 田中和豊：第2部 症状編 2．疼痛，6．腰背部痛，問題解決型救急初期診療，第2版，医学書院，pp51-56，pp129-138，2011

2) Manthey DE, Nicks BA：97. Urologic Stone Disease. Emergency Medicine, A Comprehensive Study Guide, 7th ed. American College of Emergency Physicians®. Editor-in-Chief Tintinalli JE. McGraw-Hill, New York, pp651-657, 2011

補足

1．尿管結石の診断時の腹部CTについて

上記参考文献2）のTintinalliの『Emergency Medicine, A Comprehensive Study Guide』によると，尿管結石を疑った場合で腹部CTを撮影する場合には，CTは腹部造影CTではなく腹部単純CTでよいとのことです．この文献によると，腹部単純CTの尿管結石診断のための感度は94〜97％で特異度は96〜99％，経静脈的腎盂造影の感度は64〜90％で特異度は94〜100％だそうです．腹部CTが造影ではなく単純でよい理由は，現在のCTは過去のCTのように1cmずつ輪切りにするのではなく，らせん状に連続的にscanするので結石（特にカルシウム結石）をピックアップできること，そして，仮に結石が放射線透過性であっても水腎症などの間接的な所見からほぼ診断がつくことなどのようです．

この事実を考えると，尿管結石を疑って腹部CTを撮影するときには，まず腹部単純CTを撮影して，尿管結石や水腎症の所見があればそこで終了し，もしも尿管結石や水腎症の所見がなければ，他の疾患を診断あるいは否定するために腹部造影CTを追加撮影するという順序が合理的かと思います．また，上記の感度と特異度を考えると，尿管結石の確定診断は，経静脈的腎盂造影というよりは腹部CTであるといったほうが正確であると思います．だから，腹部造影CTを撮影した後に，わざわざ腹部単純X線写真を追加して，経静脈的腎盂造影の代わりにするという診療ももう不必要です．

このカンファレンス以降，筆者は尿管結石疑いの患者さんには腹部単純CTを最初に撮影するようになりました．

2．尿管結石へのブスコパン®の適応について

尿管結石に対してブスコパン®などの抗コリン薬を使用するのはどうやら日本独自の治療法らしいです．尿管結石の疼痛は前述のように「疝痛」なので，当たり前のように尿管結石の薬物治療については筆者も研修医時代からブスコパン®を第1選択としてきました．尿管結石の「疝痛」はブスコパン®でスパッと良くなる人もいれば，疼痛が残りボルタレン®坐薬を追加する人もいます．ただし，ブスコパン®投与で以前から嫌だなと思っていたのは，ごく少数の患者さんでブスコパン®投与後，それと関係するかどうかは不明ですが，尿閉となり尿が出なくなってフォーレー・カテーテルを挿入しなければならなくなる患者さんがいることです．筆者は今まで2例くらい経験していますが，そのうちの1例は前立腺肥大などが考えにくい若年者でした．実際ブスコパン®の薬剤説明には，排尿障害の副作用の記載があります．

下記の参考文献3），4）によると，欧米の文献では尿管結石に治療法として抗コリン薬を記載しているものがないこと，また，抗コリン薬の尿管結石に対する比較試験自体がないこと，そして，尿管結石の疼痛には炎症が関与するので抗炎症作用があるNSAIDのほうが合理的であることなどの理由から，尿管結石の薬物療法の第1選択にはNSAID坐薬を勧めています．そういえば，筆者もアメリカで一度もブスコパン®にあたる薬物は使用したことがなかったような気がします．以上のような理由から，今回のカンファレンスでの治療法を改めて，筆者も尿管結石の第1選択はブスコパン®ではなく，NSAID坐薬にすることにしました．帰宅時処方例にもコスパノン®は不要かもしれません．

ただし，NSAID投与前には必ず患者さんに消化性潰瘍の既往歴がないか再確認してください．たまに，特に右側腹部痛の場合診断が消化性潰瘍の患者さんがいます（「3．腹痛」の症例2）．この場合には，NSAID坐薬の代わりにアセトアミノフェンの坐薬か，麻薬性鎮痛薬を考慮すべきです．

ここで，尿管結石の疝痛に対する第1選択の治療法が，ブスコパン®でなくNSAID坐薬ならば，胆石発作の疝痛の治療法も同様にブスコパン®でなくNSAID坐薬を第1選択にしたほうがいいのではないかと思い始めてきました．ちなみに胆石発作の治療法は，Tintinalliにはantispasmodic agentの記載がありましたが，UpToDate®のZakko SF：Uncomplicated gallstone diseaseにはNSAIDと麻薬性鎮痛薬の記載しかありませんでした．この場合もほとんど疑いのない胆石発作ならばNSAID使用して構わないでしょうが，消化性潰瘍

II．症例　4．腰背部痛

などの他の診断も疑わしいときにはやはりNSAIDは避けたほうが賢明でしょう．

このように毎日常識が覆る日々を送っております．

3．尿管結石の排石について

ある文献[5]によると4mm以下の結石はほとんどすべて自然に排石されます．排石されるまでの平均時間はある報告によると，2mm以下の結石で8.2日で，2〜4mmの結石で12.2日です．また，現在ではCa拮抗薬およびα拮抗薬は尿路結石の排石を促進させるというエビデンスがありますので，処方薬にこれらの薬物を追加してもよいでしょう．ただし，その場合には「高血圧」などの保険名が必要になってくるかもしれません．

参考文献

3）林　寛之：8章　知ってるようで知らない尿管結石．Step Beyond Resident 3　外傷・外科診療のツボ編．羊土社，pp189-202, 2006

4）林　寛之：第1回　間違いだらけ？？の尿管結石．Dr.林の笑劇的救急問答2　上巻．CareNet DVD, 2006

5）Curhan GC, Aronson MD, Preminger GM：Diagnosis and acute management of suspected nephrolithiasis in adults. UpToDate®, 2010

II. 症例　5. めまい

⑤ めまい

めまいへのアプローチのフロー・チャート

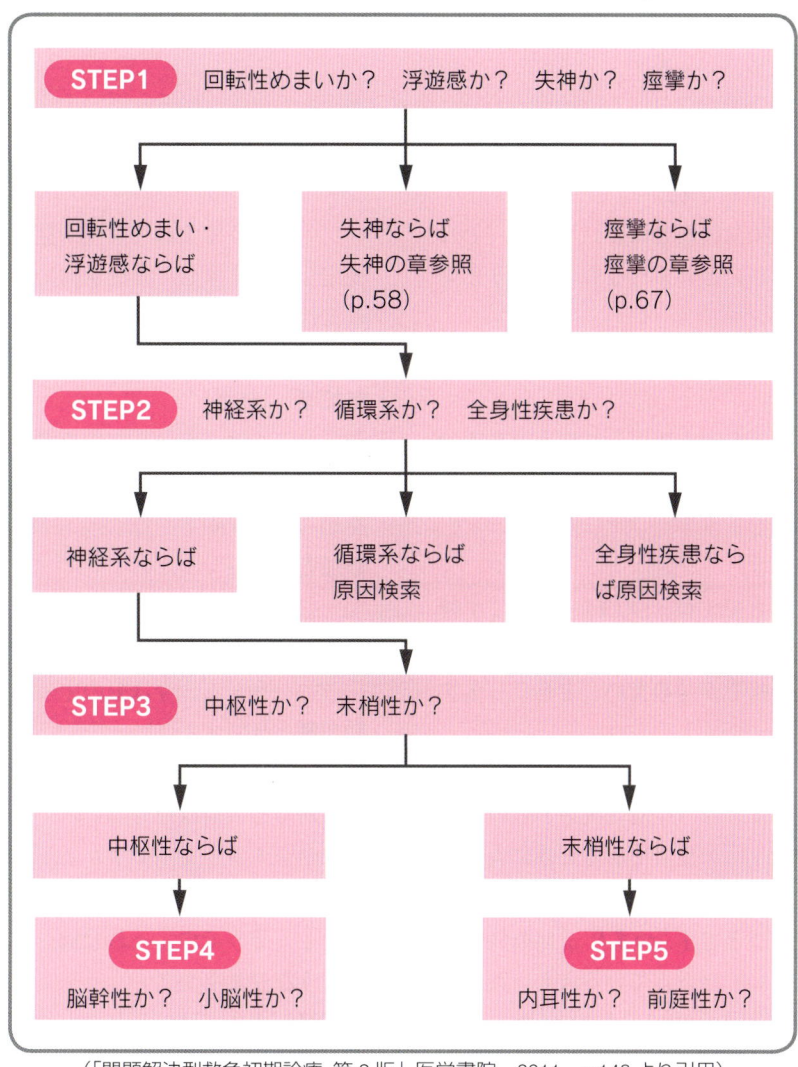

```
STEP1  回転性めまいか？ 浮遊感か？ 失神か？ 痙攣か？
          ↓              ↓           ↓
    回転性めまい・    失神ならば    痙攣ならば
    浮遊感ならば    失神の章参照  痙攣の章参照
                      (p.58)       (p.67)
          ↓
STEP2  神経系か？ 循環系か？ 全身性疾患か？
          ↓          ↓           ↓
     神経系ならば  循環系ならば  全身性疾患なら
                 原因検索     ば原因検索
          ↓
STEP3  中枢性か？ 末梢性か？
          ↓                     ↓
     中枢性ならば             末梢性ならば
          ↓                     ↓
     STEP4                    STEP5
  脳幹性か？ 小脳性か？       内耳性か？ 前庭性か？
```

（「問題解決型救急初期診療 第2版」医学書院，2011，p.148 より引用）

症例　回転性めまい・耳鳴りと嘔吐を主訴とした46歳の男性

司会　今回の症例は総合診療外来を受診した患者さんです．

■**病歴**
主訴：眩暈，嘔気
現病歴：2010年2月中旬，仕事中に突然回転性めまいが出現し，2回嘔吐した．改善しないため当院総合診療外来を受診した．軽度の頭痛あり．耳鳴りあり．
既往歴：高血圧症
社会歴：特記事項なし
薬物歴：なし
アレルギー：なし

■**バイタル・サイン**
意識清明（GCS15），心拍数：90回/分，血圧：146/80 mmHg，SpO₂：98%（room air）

■**身体所見**
対光反射：3 mm/3 mm　＋/＋
両方向の水平性眼振あり
軽度の構音障害あり

II. 症例 5. めまい

四肢に明らかな感覚・運動障害なし
(下線部:異常値)

◆めまいの鑑別は3つに絞って考える

司会 この症例はめまいの患者さんです．総合診療外来や救急外来で「めまい」の患者さんは来る日はたくさん来ます．どういう日に多いですか？
参加者 雨の日です．
司会 そうですね．どうして雨の日に多いのですか？
参加者 気圧が変動するからです．
司会 そうです．台風の前後などに多いですね．それでは，「めまい」の鑑別診断にどのようなものがありますか？
参加者 メニエール病，小脳出血，BPPV（良性発作性頭位めまい症）などです．
司会 そうですね．しかし，そのように個々の鑑別診断を挙げてもよいですが，ここで診断を見逃さないためにはどう考えたらよいでしょう？
参加者 中枢性めまいです．
司会 神経系ということですね．「めまい」を起こす神経系疾患の中に中枢性と末梢性があります．それでは，神経系以外にどのような疾患が「めまい」を起こしますか？
参加者 貧血です．
司会 つまり，貧血のような「全身性疾患」ということですね．ここで，「めまい」の患者を診るときに大切なのは，患者がどのような意味で「めまい」という言葉を使っているかを確認することです．つまり，「回転性めまい」という意味で「めまい」と言っている人もいれば，「失神」とか「浮遊感」という意味で「めまい」という言葉を使っている人もいるのです．ここで，もしも「めまい」という言葉を「失神」という意味で使っている人がいたとしたら，どのような鑑別診断をまず最初に考えますか？
参加者 心原性です．
司会 そうです．循環器系です．ですから，「回転性めまい」「浮遊感」「失神」は図1のようなスペクトラムで鑑別診断を考えるのがよいと思います．すなわち，「回転性めまい」にいくほど神経系が考えられ，「失神」にいくほど循環器系が考えられるのです．それでは，この症例に戻るとこの症例は鑑別診断として，神経系・循環器系・全身疾患のうちどれが最も考えられますか？
参加者 神経系です．
司会 それはなぜですか？
参加者 「めまい」が「回転性めまい」で，かつ，耳鳴が

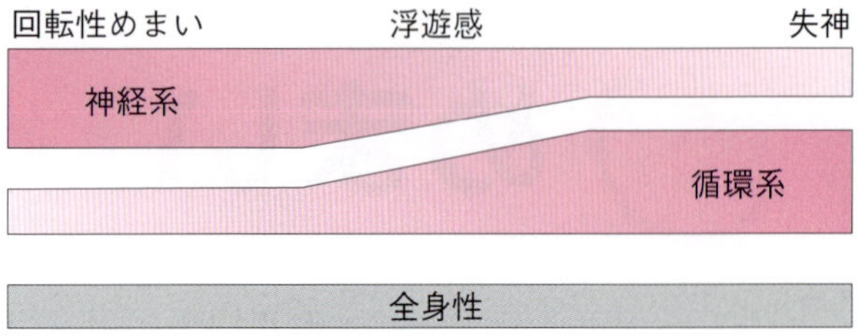

図1 めまいのスペクトラム

あるからです．

◆神経系めまいの鑑別ポイント

司会 そうですね．身体所見上もバイタル・サインも安定していますし，神経学的に少し異常があります．それでは，次に神経系疾患で，中枢性と末梢性に分類します．この患者さんはどちらですか？
参加者 （無言）
司会 では，もしもこの患者さんが神経系の中枢性疾患が原因としたら，中枢のどのような部位が「めまい」を起こしますか？
参加者 小脳です．
司会 そうです．他にどのような部位ですか？
参加者 第4脳室です．
司会 う～ん．今は脳の中の部位を考えています．
参加者 耳です．
司会 耳は末梢性に分類します．ところで，小脳に病変があると人間はなぜ「めまい」を感じるのですか？小脳は何をするところですか？
参加者 協調運動です．
司会 そうです．それでは，小脳が破壊されたら人間はどうなりますか？
参加者 生きてはいると思います．
司会 そうです．脳幹が生きていれば，生命には直接異常ありません．それでは，いったいどうなりますか？
参加者 「めまい」を感じて，フラフラ・ゲロゲロになります．
司会 いい表現しますね～．それから，滑らかな動作ができなくなり，ギクシャクしたロボットのような動作になります．それでは，小脳以外に「めまい」を起こす脳の部位はどこでしょうか？
参加者 （無言）
司会 それは脳幹です．もちろん，小脳と脳幹以外の脳の障害で「めまい」を起こすこともまれにありますが，考えなくていいです．それでは，末梢性めまいはどこの部位が障害されると起きますか？
参加者 前庭です．
司会 そうです．それでは，前庭でなければどこです

54

か？

参加者 （無言）

司　会 前庭でなければ，内耳です．前庭でも内耳でもどちらも耳鼻咽喉科になるのですが．神経系めまいの鑑別診断を表1にまとめます．それでは，ここで神経系のめまいならば，どうやって中枢性か末梢性かを鑑別するのでしょうか？

参加者 小脳症状の有無です．

司　会 それも一つあります．それ以外にはどうしますか？

参加者 めまいが回転性か浮遊感かです．

司　会 どっちがどっちですか？

参加者 回転性めまいは末梢性が多く，浮遊感は中枢性が多いです．

司　会 そうですね．その他にどのような点で鑑別しますか？

参加者 持続時間です．

◆めまい診療の進め方

司　会 そうですね．その他中枢性と末梢性を鑑別するポイントは表2のようにいろいろあって，実際には総合的に判断します．それでは，この患者さんについて，もしも最初に中枢性めまいを疑ったら，どうしますか？

参加者 最初に頭部CTを撮影します．

司　会 そうです．それでは，最初に末梢性めまいを疑ったら，どうしますか？

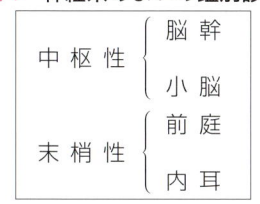

参加者 薬で治療します．

司　会 そうです．最初に念のために頭部CTを撮影してから，薬で治療しても構いませんが，頭部CTを撮影せずに薬で治療してもよいです．それでは，この患者さんはどうしますか？

参加者 末梢性めまいと考えて，アタラックスP®（hydroxyzine hydrochloride）1Aとメイロン®（sodium bicarbonate）2Aを静注します．

司　会 よいと思います．みんなそれでよいですか？

参加者 私は頭部CTを先に撮ります．

司　会 念のため先に頭部CTを撮影してから，薬物治療するということですね．それでもよいと思います．それでは，頭部CTを撮影して，完全に中枢性疾患は否定できますか？

参加者 いいえ，頭部CTでは脳出血は否定できますが，脳梗塞は否定できません．

司　会 そうですね．頭部CTが正常の場合，実際に脳MRIを撮影するかどうかというのは難しい問題です．それでは，この患者さんは実際に先に頭部CTを撮影するか，先に末梢性めまいとして薬物治療するか，どうしましたか？

研修医 気持ち急ぎ目に点滴ラインをとりながら，こう考えました．「バイタルは安定している．症状としては，回転性めまいと嘔気がメイン．耳鳴はあったが消失．浮遊感はないし，頭痛はほとんどないし，明らかな四肢感覚・運動障害もない．症状としては末梢性だな…メイロン®＋アタラックスP®，プリンペラン®（metoclopramide）投与で様子をみてもいいかな…でも少し構音障害があるのと，若干血圧が高いのが気になる．…まずは頭部CTだな！」

司　会 それでは，撮影した頭部CT（図2）を見てみましょう．読んでください．

参加者 脳幹出血です．

表1　神経系めまいの鑑別診断

中枢性	脳幹 / 小脳
末梢性	前庭 / 内耳

表2　中枢性と末梢性めまいの鑑別

	末梢性めまい	中枢性めまい
めまいの性質	回転性	浮遊性
めまいの程度	重度	軽度
めまいの時間性	突発性・周期性	持続性
めまいと頭位・体位との関係	あり	なし（椎骨脳底動脈循環不全以外）
耳鳴り・難聴	あり（内耳性のとき）	なし
脳神経障害	なし	あり
眼振	一側方注視眼振 回旋性・水平性 眼振誘発を繰り返すと，減衰．注視抑制あり	両側方注視眼振 垂直眼振 眼振誘発を繰り返しても減衰しない．注視抑制なし，あるいは注視性眼振

Ⅱ. 症例　5. めまい

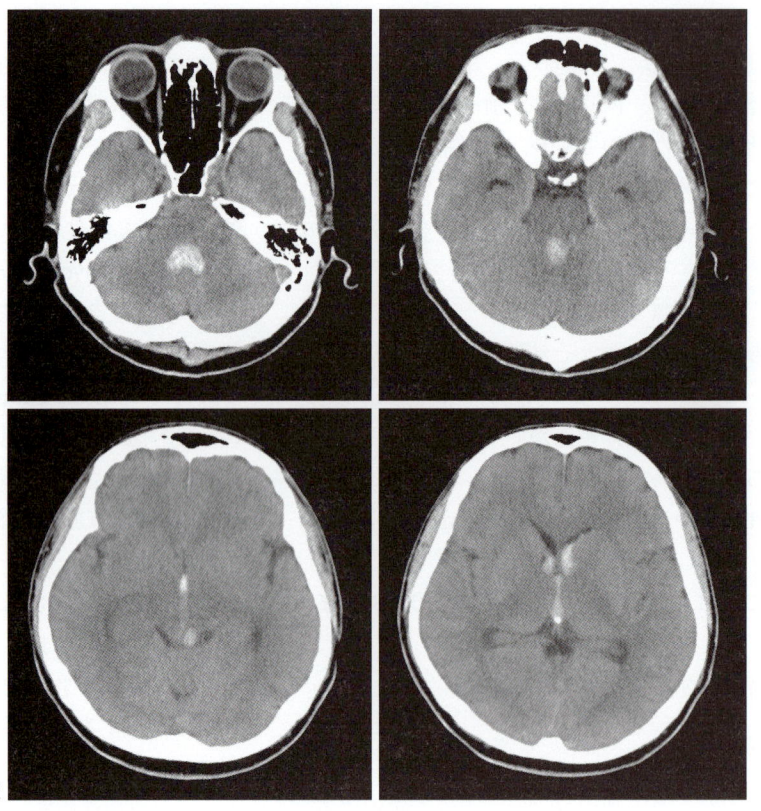

図2　頭部 CT
脳幹出血の脳室穿破

司　会　そうですね．このCTを見たとき実際にどう思いましたか？

研修医　「げ，脳幹出血やないか！　脳神経外科コンサルトだな．でも，何かの本で末梢性めまいの中にまれに中枢性の疾患が隠れていることがあるって書いてあったけど，本当やったんや…お〜怖い怖い」と思いました．

◆**頭部 CT 撮影のタイミングは？**

司　会　そうですね．この症例を振り返るとどうですか？　どんなめまいの症例で頭部CTを撮影したらよいと思いますか？

参加者　（無言）

司　会　頭痛がある症例，少しでも中枢性が疑われる症例，末梢性めまいとして診断・治療し治療に反応しないめまいなどは少なくとも頭部CTの撮影は必要だと思います．ここで，この症例は脳幹出血でしたが，治療はどうしますか？

参加者　保存的治療です．

司　会　そうです．めまいを呈する脳出血で絶対に診断が遅れてはならないのは，緊急手術適応になる脳出血です．小脳出血の緊急手術適応は何ですか？

参加者　直径3cm以上で神経学的症候が増悪している場合です．

司　会　そうですね．ですからこの患者さんはもしも末梢性めまいとして治療して，治療に反応しなかった時点

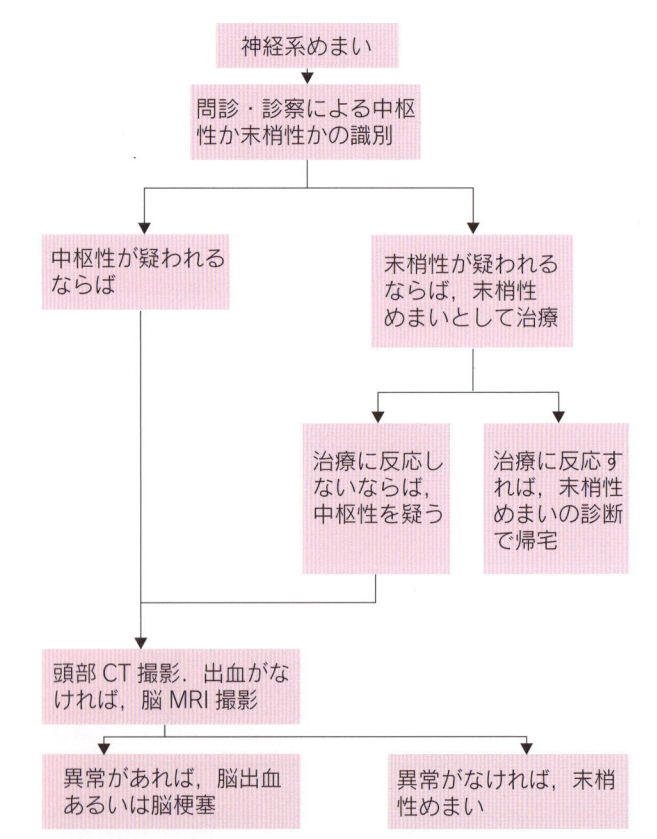

鉄則：中枢性か末梢性か迷った場合には，中枢性として扱え！
MRIが緊急で施行できない場合は，原則として中枢性（脳梗塞）として治療する．

図3　神経系めまいのマネジメントのフロー・チャート
（参考文献1）より引用）

で頭部CTを撮影したとしても，予後にあまり影響はなかったでしょう．末梢性めまいの治療の評価は，治療後30分で改善しないときには，頭部CTを撮影してください．実際，末梢性めまいで治療に反応した患者さんは，どんな状態になりますか？

参加者 ぐっすり眠ります．

司 会 そうです．末梢性めまいの発作は突然起こるので，患者さんは結構パニックになるようです．心理的要因がかなり強いので，治療のポイントはぐっすり眠らせることです．頭部CTが正常で末梢性めまいの治療に反応しないめまいの患者さんにMRIを撮るか撮らないかの判断は難しい問題です．私は，問診・身体所見は完全ではないので，やはりMRIも撮るべきだと思います．それに，マネジメントも異なるからです．マネジメントは，MRIで脳梗塞ならば神経内科になりますし，CTもMRIも正常ならば，耳鼻咽喉科になるからです．神経系のめまいのマネジメントのフロー・チャートを図3に示します．

■最終診断
＃1　脳幹出血

司 会 今回はめまいの鑑別診断，特に神経系めまいの鑑別診断を学びました．どうもお疲れさまでした．

参考文献
1) 田中和豊：第2部 症状編8. めまい．問題解決型救急初期診療，第2版．医学書院，pp148-159，2011

⑥ 失神

失神へのアプローチのフロー・チャート

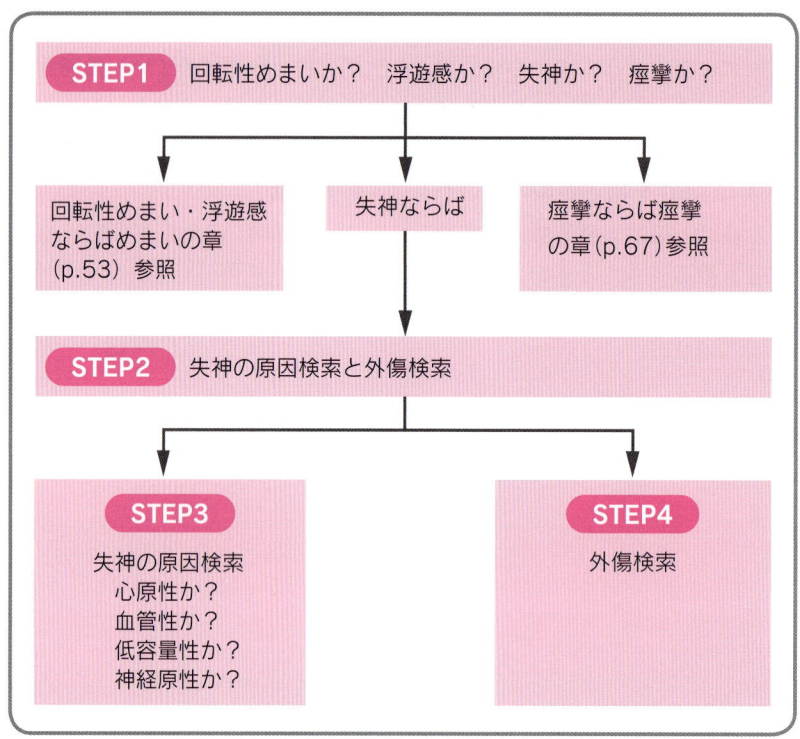

STEP1 回転性めまいか？ 浮遊感か？ 失神か？ 痙攣か？

- 回転性めまい・浮遊感ならばめまいの章（p.53）参照
- 失神ならば
- 痙攣ならば痙攣の章（p.67）参照

STEP2 失神の原因検索と外傷検索

STEP3 失神の原因検索
- 心原性か？
- 血管性か？
- 低容量性か？
- 神経原性か？

STEP4 外傷検索

（「問題解決型救急初期診療 第2版」医学書院，2011，p.160 より引用）

失神の原因検索のフロー・チャート

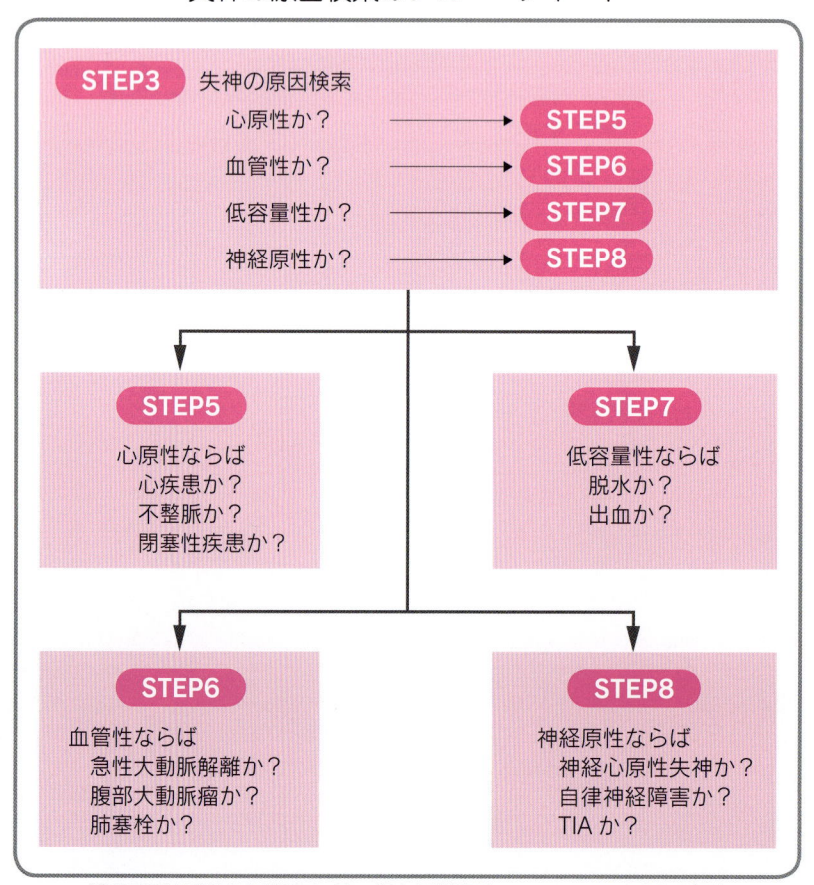

STEP3 失神の原因検索
- 心原性か？ → **STEP5**
- 血管性か？ → **STEP6**
- 低容量性か？ → **STEP7**
- 神経原性か？ → **STEP8**

STEP5 心原性ならば
- 心疾患か？
- 不整脈か？
- 閉塞性疾患か？

STEP7 低容量性ならば
- 脱水か？
- 出血か？

STEP6 血管性ならば
- 急性大動脈解離か？
- 腹部大動脈瘤か？
- 肺塞栓か？

STEP8 神経原性ならば
- 神経心原性失神か？
- 自律神経障害か？
- TIAか？

（「問題解決型救急初期診療 第2版」医学書院，2011，p.162 より引用）

症例 1. 意識消失発作・めまい・嘔吐・胸背部痛を主訴とした84歳の女性

司会 今回の症例は，以下のように救急隊から報告があった症例です．

■ 救急隊の報告
84歳，女性
主訴：意識消失発作，めまい，嘔吐，胸背部痛
バイタル・サイン：意識 JCS 1, 瞳孔 3.0/3.0 対光反射有, 呼吸数：20回/分, 脈拍数：90回/分, 血圧：180/85 mmHg, 体温：36.2℃, SpO$_2$：97%（room air）
心電図モニタ：徐脈，不整（図1）

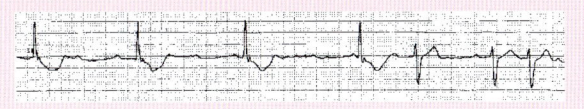

図1 心電図モニタ
P波とQRS波が連結していない完全房室ブロック．

司会 心電図モニタ以外の救急隊の報告を聞いて，どんな疾患を考えますか？
参加者 急性大動脈解離です．
司会 他にありますか？
参加者 メニエール病です．
参加者 急性膵炎です．
司会 そうですね．いろいろ考えられると思いますが，ここで「意識消失発作」とは何ですか？
参加者 脳に血流が行かなくなった状態です．
司会 それではどうして脳に血流が行かなくなるのですか？
参加者 脳に血栓が飛んだりして起きます．
司会 他に原因はありますか？
参加者 Adams-Stokes症候群です．
司会 そうですね．それでは，「意識消失発作」は医学的に他に何と呼ばれますか？
参加者 意識障害です．
司会 確かに「一過性」の意識障害ですが，それを別名何といいますか？
参加者 TIA（一過性脳虚血発作）です．
司会 それは症状名ではなく，病名です．「一過性意識障害」を症状名で別名何と呼ぶかという意味です．
参加者 「失神」です．
司会 そうです．それでは，この患者さんは失神以外にめまい，嘔吐，胸背部痛などの症状がありますが，一般的に「失神」の鑑別診断は何ですか？
参加者 迷走神経反射です．
参加者 脳梗塞です．

表1 失神の鑑別診断

心原性
・心疾患（急性心筋梗塞など）
・不整脈（心室細動など）
・閉塞性疾患（大動脈弁狭窄症や肥大型心筋症など）
血管性
・急性大動脈解離
・腹部大動脈瘤破裂
・肺塞栓
低容量性
・脱水（急性腸炎など）
・出血（消化管出血など）
神経原性
・神経心原性失神（迷走神経反射など）
・自律神経障害（起立性低血圧など）
・TIA など

参加者 脳出血です．
参加者 てんかんです．
司会 そうですね．いろいろありますが，基本的に脳血流が一過性に遮断される病態を考えればいいのです．ここでは，失神の鑑別診断を心原性，血管性，低容量性と神経原性の4つに分類して考えましょう（表1）．先ほどTIAの話が出ましたが，TIAで失神を起こすことは頻度的によくあることでしょうか？
参加者 （無言）
司会 実際は失神の患者さんを診たとき，TIAは鑑別診断にほとんど考えません．その理由は，脳の血流は内頸動脈2本と椎骨動脈2本の合計4本で養われているため，脳血流が一時的に遮断されるためには，これら4本の血流が同時に遮断されなければならず，そのようなことは非常にまれだからです．それ以外に失神を起こすとすれば，一過性に脳底動脈が閉塞する場合です．脳底動脈は意識（覚醒）の座である脳幹を養うので，脳底動脈の閉塞で意識を消失することがありえます．もちろん脳出血で失神を呈することがありますが，その場合には意識回復した後に，通常，頭痛などの他の症状があるはずです．このように考えて，この患者さんの場合，失神の前後にめまい，嘔吐，胸背部痛を呈したと考えると上記の4つの鑑別診断のうちどれが考えられますか？
参加者 急性大動脈解離などの血管性です．
司会 そうですね．他には考えられますか？
参加者 急性心筋梗塞などの心原性です．
司会 そうですね．急性心筋梗塞が起こって不整脈が起こり，失神を起こしたとも考えられます．それでは，

II. 症例 6. 失神

神経原性は考えられますか？
参加者 考えにくいです．
司会 なぜですか？
参加者 胸背部痛があるからです．
司会 そうですね．神経疾患であまり胸背部痛は起こさないと思います．それでは，低容量性はどうですか？
参加者 （無言）
司会 これはまれですが，急性膵炎で脱水になり失神を起こすことがあります．ですから，低容量性も否定できません．したがって鑑別診断として心原性，血管性と低容量性を考え，神経原性はとりあえず否定的です．それでは，この患者さんが搬入されたらどのような検査や処置をしますか？
参加者 まず心臓のエコーをします．
司会 なぜ心臓のエコーをしますか？
参加者 脱水や心臓内の血栓の有無を確認したいからです．
参加者 私は心電図の検査をします．
司会 それでは，心臓のエコーと心電図検査とどちらを先にしますか？
参加者 やっぱり心電図です．
司会 なぜ心電図の検査を先にしますか？
参加者 みんなそうするからです（笑）．
司会 みんながそうするのは理由があって，これは心電図のほうが必要な情報が得られるからです．心電図では，不整脈の型や心筋梗塞が急性か陳旧性かなどの時間経過もわかるからです．ですから，心電図も採らずにいきなり心臓のエコーの検査をする人はいません．実際は心電図の他にモニタ装着，採血と点滴をします．ところで，図1の心電図モニタはどのような不整脈ですか？
参加者 完全房室ブロックです．
司会 どうして完全房室ブロックといえるのですか？
参加者 P波とQRS波が連結していないからです．
司会 そうですね．このモニタの波形はRR間隔が一定ではありませんが，ほぼ完全房室ブロックとしてよいでしょう．それでは，患者さんが搬入されてからどうしましたか？

■**搬入時バイタル・サイン**
意識：JCS 1，GCS14（E3 V5 M6），呼吸数：18回/分，脈拍数：87回/分，血圧：193/70 mmHg，SpO₂：97%（room air），体温：36.4℃
（下線部：異常値）

司会 搬入時のバイタル・サインは，血圧高値以外に大きな異常はないようです．次に病歴がより詳しくわかりました．

■**病歴**
84歳，女性
主訴：嘔気・嘔吐，背部痛
現病歴：起床後背部痛を自覚し，同居している娘を呼んだ．娘が駆けつけたところ，ベッド上で10〜30秒ほどの意識消失があった．すぐに回復したが嘔気と背部痛を訴え，状態がいつもと違うので救急車を要請し来院．救急隊の前でも10〜30秒の意識消失を起こした．その後2回嘔吐．
既往歴：糖尿病，高血圧（内服薬服用中），10年前に脳梗塞，過去3カ月に意識消失発作で2回救急搬送歴あり（診断：迷走神経反射）．
生活歴：ADLは歩行器で歩行可能．食事，睡眠は良好

司会 この患者さんは，過去2回迷走神経反射による失神で救急搬送されていますが，今回も迷走神経反射による失神と考えますか？
参加者 そうは考えにくいです．
司会 なぜですか？
参加者 失神の前に胸背部痛を起こしているからです．
司会 そうですね．通常，迷走神経反射は胸背部痛などの失神以外の症状を伴うことはまれです．それでは，身体所見をお願いします．

■**身体所見**
瞳孔：2.5/2.5　＋/＋
心音：Ⅰ音Ⅱ音，収縮期雑音などの心雑音なし
肺音：清明，異常呼吸音なし
腹部：平坦で筋性防御なし
背部：自発痛を訴えるが圧痛なし
四肢：下腿浮腫なし
神経：中枢神経障害なし，運動麻痺なし，感覚障害なし

司会 この後心電図（図2）を採りましたが，心電図を表2に従って系統的に読んでください．
参加者 心拍数約100回/分，洞調律，PQ間隔正常，QRS幅は開大していて完全右脚ブロック，QT間隔正常，左軸偏位，心房肥大なし，心室肥大なしです．
司会 それでは虚血性変化はありますか？
参加者 V_2からV_6でSTが上がっているような気がします．
司会 それでは，上がっているかどうかはどうやって確認しますか？
参加者 基線と比較します．
参加者 過去の心電図と比較します．
司会 そうですね．過去の心電図（図3）と比較してください．どうですか？

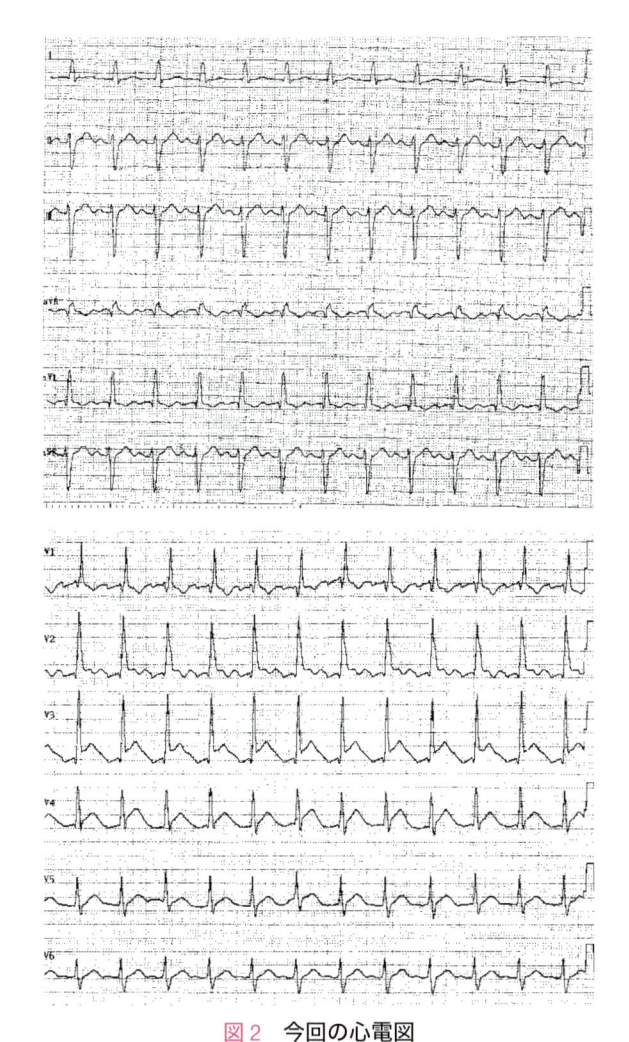

図2 今回の心電図
過去の心電図（図3）と比較してV₂からV₆でST上昇.

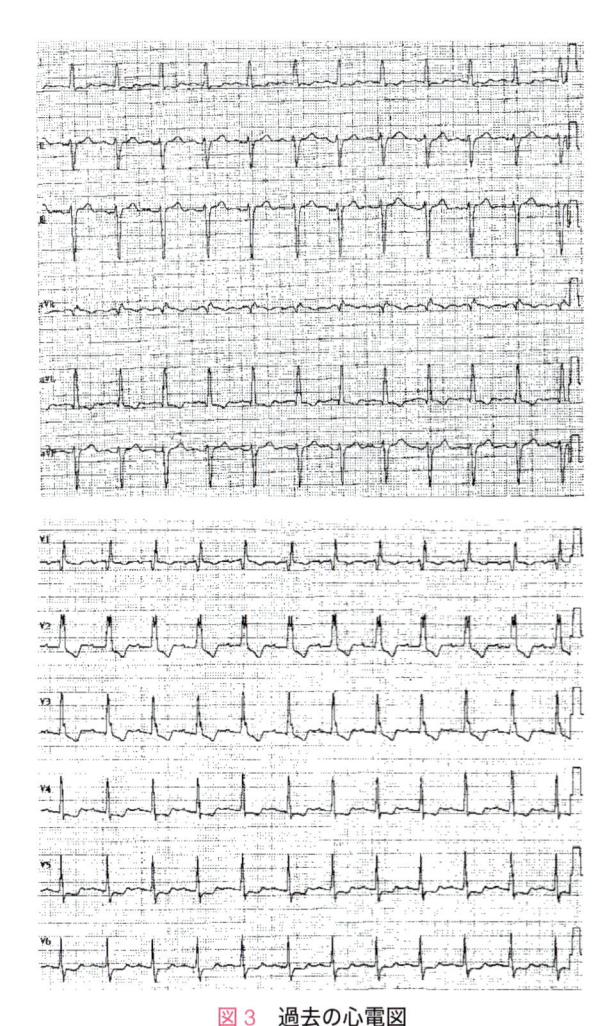

図3 過去の心電図
左軸偏位と完全右脚ブロック, すなわち, 右脚ブロックと左脚前枝ヘミブロックが起こっている.

表2 心電図の系統的読解法（文献2）より引用

①心拍数
②調律
PQ間隔, QRS幅, QT間隔
③軸
電気軸と長軸方向の回転
④肥大
心房肥大, 心室肥大
⑤虚血性変化
逆転T波, ST上昇, 異常Q波
⑥その他
肺性効果（肺塞栓, 肺性心など）, 電解質異常, ペース・メーカー, 薬剤効果など

参加者 上がっているような気がします.

司会 上がっていると判断すれば, 急性心筋梗塞で不整脈による失神が疑われます. それでは, 過去の心電図の所見から何がわかりますか？

参加者 （無言）

司会 過去の心電図には, 左軸偏位と完全右脚ブロックの所見がありますが, これはどういうことが起こっていることですか？

参加者 （無言）

司会 これは完全右脚ブロックと左脚前枝ヘミブロックの所見です. プルキンエ線維の右脚枝と左脚前枝は左冠動脈の前下行枝で養われているので, この患者さんはもともとこの前下行枝に狭窄があることが考えられます. 参考のため, 心臓の刺激伝導系を養う動脈を示しておきます（表3）. ここで, 現在の心電図と過去の心電図を比較してV₂からV₆でST上昇の所見があったとすると, この前下行枝が閉塞して急性心筋梗塞が起こったことが考えられます. もとの心電図には完全右脚ブロックがありますが, 右脚ブロックがあっても本症例のように明らかにST上昇がある場合, 心筋梗塞の存在診断と部位診断は可能です. しかし, 一般的に左脚ブロックの場合にはST上昇による心筋梗塞の存在診断と部位診断は不可能であると言われています. ただし, 左脚ブロックのときの心筋梗塞の診断については, 特別な場合に診断基準としてSgarbossa's criteriaなどが提唱されています. 詳細は文献4）と5）を参照してください. それでは, この患者さんはこれ以後どうなりましたか？

II. 症例 6. 失神

研修医 簡易血液検査でラピチェック®陽性，TroponinT陰性であったことから急性心筋梗塞を疑いました．循環器内科にコンサルテーションして，心臓カテーテル検査を行い，前下行枝#6に99%狭窄を認めたのでこの部分に対してPCIを行いました．

司会 それでは，この患者さんの最終診断をまとめてください．

■最終診断
急性心筋梗塞（前下行枝#6閉塞）による完全房室ブロックに伴う失神

司会 今回は失神の鑑別診断，心電図の系統的読解法，そして，完全右脚ブロックがあるときの急性心筋梗塞の存在・部位診断法を学びました．どうもありがとうございました．

表3 心臓の刺激伝導系の動脈支配

	右冠動脈	左回旋枝	前下行枝
洞房結節	○55%	○45%	
房室結節	○90%	○10%	
右脚枝			○
左脚前枝			○
左脚後枝	○	○	

（注）洞房結節は右冠動脈から55%，左回旋枝から45%の血流で養われ，房室結節は右冠動脈から90%，左回旋枝から10%の血流で養われる．

文献
1) 田中和豊：問題解決型救急初期診療．第2部 症状編，9 失神．医学書院，pp160-170，2011
2) Dubin D，村川裕二訳：Dr. Dubin式はやわかり心電図読解メソッド．文光堂，2007
3) Goldberger AL, Arnsdorf MF：Electrocardiographic diagnosis of myocardial infarction in the presence of bundle branch block or a paced rhythm. UpToDate 13：No. 1, 2005
4) 林寛之：Step beyond resident ECG アップグレード．レジデントノート 4：94-107，2002
5) Sgarbossa EB, et al：Electrocardiographic diagnosis of evolving acute myocardial infarction in the presence of left bundle-branch block. N Engl J Med 334：481-487, 1996

Concordant と Disconcordant

完全脚ブロックの心電図波形ではST部分はQRS波と基線から原則として反対方向に振れるという鉄則がある．この心電図波形のST部分がQRS波と基線から原則として反対方向に振れていることをdisconcordantと言います．Concordantとは英語で「調和した」という意味です．完全脚ブロックの心電図波形のST部分がQRS波と基線から反対方向を向いているので「同調していない disconcordant」という意味合いでこう呼ばれるのかもしれません．この通常「同調していない disconcordant」ST部分が「同調している concordant」であると「ST上昇」と見なされます．つまり，この症例の場合心電図でV_2〜V_6までのSTにconcordantな変化があったのでST上昇と判断したのです．

症例 2. 意識消失発作を主訴とした67歳の男性

司会 今回の症例は，以下のように救急隊から報告があった症例です．

■救急隊の報告
67歳，男性
主訴：意識消失発作
バイタル・サイン：意識：JCS 0，呼吸数：16回/分，脈拍数：56回/分，血圧：127/73 mmHg，SpO₂：100%（room air）

（下線部：異常値）

司会 この救急隊の報告を聴いて，どんな病態を考えますか？

参加者 「失神」です．

司会 そうですね．それでは，もしも意識消失発作が失神ではなかったとしたら何がありえますか？

参加者 （無言）

司会 「痙攣」を起こしたことも考えられます．患者さんは救急隊到着時意識が清明ですので，患者さんの「問題」は「意識障害」ではなく，「失神」か「痙攣」が考えられます．それでは，この患者さんが「失神」を起こしたとすると「失神」の鑑別診断にはどのようなものがありますか？

参加者 大動脈弁狭窄症のような心疾患です．

司会 そうですね．それでは，失神の原因疾患で最も多い疾患の一つは何ですか？

参加者 迷走神経反射です．

司会　そうです．迷走神経反射や起立性低血圧などの神経系疾患が考えられます．一般的に失神の鑑別診断については表1（p.59）のような疾患があります．それでは，これらの失神の鑑別診断にどのようにアプローチしますか？
参加者　まず，最初に致死性不整脈を起こしうる心疾患を否定するために心電図を採ります．
司会　そのとおりです．それでは，この患者さんの問題が実は「痙攣」であったとしたらどうしますか？
参加者　「痙攣」を起こす脳の器質的疾患などの検査をします．
司会　そうです．それでは，この患者さんが「失神」したのか「痙攣」したのかはどうやって区別すればよいですか？　ここで「失神」と「痙攣」を区別する理由は，「失神」ならばまず第一に心疾患を考え，「痙攣」ならばまず第一に神経疾患を考え，どちらを考えるかでその後の方向は大きく変わってしまうからです．
参加者　CKの値をチェックします．
司会　CKは「痙攣」でも上昇しますが，失神の後に打撲などして上昇することもありますので，CKの値で「失神」と「痙攣」の鑑別は困難です．
参加者　意識障害の時間です．
司会　確かに「失神」は瞬間的ですが，瞬間的な「痙攣」もあるので必ずしも区別できません．こういった場合には，患者さんの証言と目撃者の証言を聴くことが大切です．すなわち，患者さんが「目の前が突然暗くなった」と証言し，目撃者が「突然倒れた」と言うならば，「失神」を考えます．しかし，患者さんが「意識消失したことは何も覚えていない」と証言して，目撃者が「突然倒れて眼球が上転して手足を震わせていた」と証言すれば「痙攣」を考えます．このような目撃者の証言（人証）を集めることと同時に，舌を噛んだあるいは失禁したなどの状況証などを総合して実際は判断します．それでは，この患者さんが搬入される前にどのような準備をしますか？
参加者　採血・点滴と心電図です．
司会　そうですね．それでは，どんな採血をしますか？
参加者　血算・生化学と心筋酵素マーカー（心臓型脂肪酸結合蛋白やTroponinT）です．
司会　急性冠症候群も考えて心筋酵素マーカーをチェックするということですね．いいことだと思います．

■搬入時バイタル・サイン
意識：JCS 0，GCS15（E4 V5 M6），呼吸数：12回/分，脈拍数：54回/分，血圧：138/92 mmHg，SpO$_2$：100%（room air）
（下線部：異常値）

司会　搬入時のバイタル・サインは大きな異常はないようです．次に病歴がより詳しくわかりました．

■病歴
67歳，男性
主訴：意識消失発作
現病歴：運送業で作業中，気分不良と動悸・冷汗を覚えて倒れた．目撃者が119番に通報した．救急隊到着時意識清明であったが，心窩部痛を訴えていた．腹痛・背部痛なし．
既往歴：60歳　高血圧，66歳　出血性胃潰瘍，大腸ポリープをポリペクトミー
生活歴：飲酒　なし，喫煙　なし
薬物歴：なし
アレルギー：なし

司会　この患者さんの病歴から，この患者さんは「失神」を起こしたと考えますか？　それとも「痙攣」を起こしたと考えられますか？
参加者　どちらかというと「失神」ではないでしょうか？
司会　病歴に患者さんの証言や目撃者の情報が入っていませんが，この患者さんは状況などからどうやら「失神」を起こしたようです．それでは，この患者さんが「失神」を起こしたとすると，この病歴から表1の「失神」の鑑別診断のうちどの疾患が最も考えられますか？
参加者　心疾患です．
司会　そうです．それでは，血管性はどうですか？
参加者　急性大動脈解離などの血管疾患も考えられます．
司会　そうです．それでは，それ以外の低容量性はどうですか？
参加者　否定できません．
司会　そうですね．それでは，神経性はどうですか？
参加者　心窩部痛を訴えているので否定的だと思います．
司会　そうですね．神経系疾患ではあまり心窩部痛は起こしません．それでは，身体所見を見てみましょう．

■身体所見
瞳孔：3.0/3.0　＋/＋
心音：Ⅰ音Ⅱ音のみ．収縮期雑音などの心雑音なし
肺音：清明，異常呼吸音なし
腹部：平坦で圧痛・筋性防御・反跳痛なし
四肢：下腿浮腫なし
神経：中枢神経障害なし，運動麻痺なし，感覚障害なし，舌を噛むなどの外傷なし，失禁なし

司会　身体所見には大きな異常はなかったようです．そして，身体所見上「痙攣」を積極的に支持する所見もなかったようです．それでは，この後心電図（図4）を

Ⅱ. 症例　6. 失神

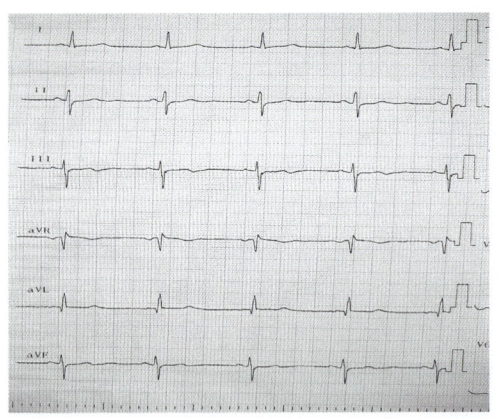

図4　心電図　V₁〜V₄のST上昇

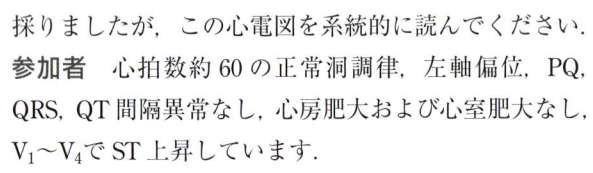

採りましたが，この心電図を系統的に読んでください．
参加者　心拍数約60の正常洞調律，左軸偏位，PQ, QRS, QT間隔異常なし，心房肥大および心室肥大なし，V₁〜V₄でST上昇しています．
司会　そうですね．それではこの心電図所見から何を考え，次に何をしますか？
参加者　急性心筋梗塞を考え，採血と点滴を行い，循環器内科医にコンサルテーションします．
司会　循環器内科にコンサルテーションする前に何かしますか？
参加者　ニトログリセリン舌下です．
司会　そうですね．心窩部痛という症状があるので治療しましょう．それでは，この患者さんがニトログリセリン舌下によって症状も心電図のST上昇も消失した場合どんな疾患が考えられますか？
参加者　異型狭心症です．
司会　そうです．それでは，この患者さんが急性心筋梗塞であったとしたら，どのような治療をしますか？
参加者　（無言）
司会　"MONA"という言葉は聴いたことがありますか？
参加者　モルヒネ（Morphine），酸素（Oxygen），ニトログリセリン（Nitroglycerin），アスピリン（Aspirin）です．
司会　そうです．この"MONA"ならば循環器内科医が到着する前にプライマリ・ケア医が治療して構いません．それでは，プライマリ・ケア医が急性心筋梗塞を治療するときの目標は何ですか？
参加者　疼痛コントロールです．
司会　そうです．疼痛が残っていたらニトログリセリンやモルヒネを追加してください．もう一つの目標はバイタル・サインの安定化です．この患者さんはバイタル・サインは安定していますが，Ⅲ度房室ブロックがある患者さんの場合には体外ペースメーカを装着します．

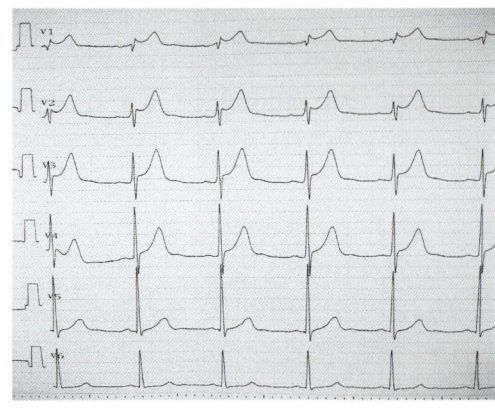

表4　心電図上のST上昇の鑑別診断

・早期再分極	・心筋挫傷
・LVH with strainのreciprocal change	・急性大動脈解離
	・心室瘤
・肥大型心筋症	・Brugada症候群（V₁, V₂）
・たこつぼ（カテコラミン）心筋症	・クモ膜下出血
・異型狭心症	・高K血症
・心外膜炎	・肺塞栓
・急性心筋梗塞	・Cardioversion後
・陳旧性心筋梗塞	・完全左脚ブロック　など

それでは，この患者さんがもしも急性心筋梗塞でないとするとどのような診断がありえますか？　言い換えると心電図でST上昇を起こす疾患は，他にどのようなものがありますか？
参加者　心内膜炎，心室瘤などです．
司会　まだあります．
参加者　クモ膜下出血でも起こります．
司会　そうですね．クモ膜下出血では出血によってカテコラミンが大量に分泌されて心筋が障害されてST上昇が起こるようです．だから，心肺停止で蘇生された患者さんは蘇生後の心電図でSTが上昇していても頭部CTを撮影して心肺停止の原因疾患としてクモ膜下出血の検索を行います．通常内因性の心肺停止の患者さんの原因疾患は，急性心筋梗塞，クモ膜下出血，急性大動脈解離や肺塞栓などを考えます．それでは，心電図上のST上昇で最も多いものは何ですか？
参加者　早期再分極です．
司会　そうです．早期再分極はあまり書籍に記載はありませんが，日常診療でよく見かけられます．一般的な心電図上のST上昇の鑑別診断を**表4**に示しておきます．ここで覚えておいてほしいのは，「『心電図でST上昇＝急性心筋梗塞』ではない！」ということです．それで次にどうしました？
研修医　ここで受診日の朝の患者さんの便は，タール便

であったという新たな事実が判明しました．

司会 この新しい情報から何を考えますか？

参加者 上部消化管出血です．

司会 そうです．このことから他の診断が考えられますか？

参加者 上部消化管出血による脱水に伴う「失神」を起こしたことも考えられます．

司会 そのとおりです．それでは，もしもそうだとすると心窩部痛はどうして起こっているのですか？

参加者 消化性潰瘍による心窩部痛です．

司会 そうです．そうすると，この患者さんはいったい「急性心筋梗塞」を起こしているのか？「上部消化管出血」を起こしているのか？ それとも「急性心筋梗塞と上部消化管出血の両方」を起こしているのか？ どうでしょうか？ ここでどちらの病態が主でどちらの専門医にコンサルテーションするかが救急医としての腕の見せ所です．もしも上部消化管出血の患者を急性心筋梗塞だと思って治療するとどのような不都合なことがありますか？

参加者 アスピリンは消化管出血に禁忌です．

司会 そのとおりです．また，ヘパリンなどの抗凝固薬も消化管出血を増悪させます．それでは，逆に急性心筋梗塞の患者を上部消化管出血だと思って上部内視鏡検査を行うとどのような不都合なことがありますか？

参加者 上部内視鏡検査のストレスで急性心筋梗塞を増悪させます．

司会 そうです．それでは，この患者さんは急性心筋梗塞と上部消化管出血のどちらが起こっているかを鑑別するためにはどうすればよいでしょうか？

参加者 BUN/CRE比を見ます．

司会 それも参考になります．他に何かありますか？

参加者 reciprocal changeを見ます．この患者さんの心電図にはreciprocal changeがないので急性心筋梗塞は否定的です．

司会 そうですね．それも参考になります．他に何か方法はありますか？

参加者 （無言）

司会 この患者さんの場合，過去の心電図がないので，ニトログリセリンを舌下して症状の変化と心電図変化を観察するという方法もあります．それでは，消化管出血が本当にあるかどうか調べたいときにはどうしますか？

参加者 便潜血です．

司会 そうです．直腸診して便潜血を調べましょう．それでは，検査結果を見てみましょう．

■ **便潜血** 陽性
■ **心電図** 心窩部痛は自然消失．合計3回の心電図ともV₁〜V₄のST上昇は変化なし

■ **血液検査値**
WBC 7,300/μL, Hb 11.1 g/dL, Plt 183,000/μL, Na 145 mEq/L, K 4.1 mEq/L, Cl 111 mEq/L, BUN 56.8 mg/dL, CRE 0.9 mg/dL, Alb 3.6 g/dL, AST 14 IU/L, ALT 11 IU/L, LD 271 IU/L, γ-GT 25 IU/L, T-Bil 0.6 mg/dL, AMY 108 IU/L, CK 53 IU/L, CRP 0.1 mg/dL
ラピチェック（心臓型脂肪酸結合蛋白）（−），TroponinT（−）

■ **画像検査**
胸部単純X線：心拡大・縦隔拡大なし，肺野異常なし
腹部単純X線：異常ガス像なし，ニボーなし
腹部エコー：胆石なし
心臓エコー：壁運動不整なし

（下線部：異常値）

司会 これらの検査結果を総合して，診断はどうなりますか？

参加者 上部消化管出血です．

司会 なぜそういえますか？

参加者 便潜血陽性であることとBUN/CRE比が20以上あることからです．

司会 そうです．BUN/CRE比はBUN値とCRE値がそれぞれ正常の場合には意識してみないと異常と認識されませんので注意してください．それではこの患者さんは上部消化管出血は起こしているようですが，急性心筋梗塞は同時に起こしているでしょうか？

参加者 どちらかというと考えにくいです．

司会 そうですね．症状が消失しても心電図変化がないこと，心電図にreciprocal changeがないこと，ラピチェックとTroponinTが陰性であること，そして，心臓エコーで壁運動に不整がないことなどから，急性心筋梗塞は否定的です．それでは，心電図のST上昇はいったい何なのですか？

参加者 早期再分極です．

司会 自信を持って早期再分極といえる理由は何ですか？

参加者 （無言）

司会 実はJ点の上昇，J点にノッチがあること，そして，凹型のST上昇は早期再分極の特徴といわれています（図5）．早期再分極の心電図波形上の特徴を表5にまとめておきます．早期再分極とは，文字どおり再分極が

II. 症例 6. 失神

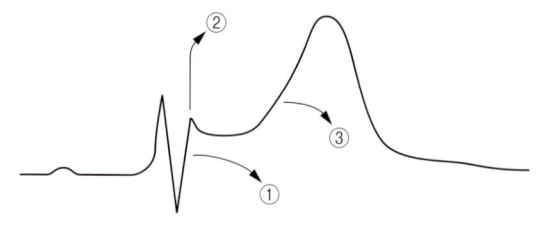

図5　早期再分極
J点上昇①，J点のノッチ②と凹型のST上昇③

表5　早期再分極を示唆する心電図の波形基準
（参考文献8）から引用，著者翻訳）

- 広範囲（多くの誘導）でのST上昇
  （四肢誘導よりも前胸部誘導に多くみられる）
- J点上昇
- ST部分の最初の上向き部分が凹型（下に凸）
- J点のノッチあるいは不整な波形
- 著明でR波と同じ向きのT波（大電位）
- 比較的固定したあるいは一定の波形
- 交感神経刺激様因子によるST上昇の低下

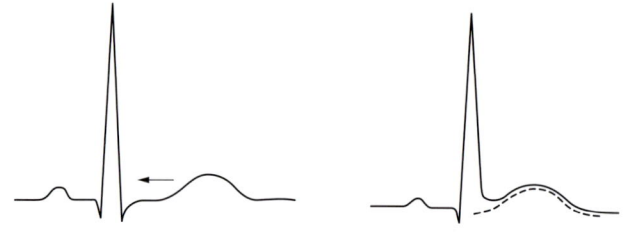

図6　早期再分極波形の生成メカニズム
左図の正常心電図波形でT波がより早期に出現する，つまり，左方に移動すると，QRS波とT波が合成され，右図のような早期再分極の波形となる．

通常よりも早期に起こるもので，図6の左図のように正常心電図波形でT波がより早期に出現する，つまり，通常より早期に心筋が再分極すると，QRS波とT波が合成されて図6右図のような早期再分極の波形となります．実際この患者さんはこの後どうしましたか？

研修医　上部消化管出血に対してガスター®（famotidine）を投与した後，上部内視鏡検査を施行しました．その結果，胃体小弯前壁に露出血管を伴う潰瘍（ステージA2）（図7）を認め，止血を行いました．心電図のST上昇はその後も変わらなかったため，早期再分極と判断し，アスピリンもヘパリンも投与せず心臓カテーテル検査も行いませんでした．

■最終診断
＃1　出血性胃潰瘍による上部消化管出血
＃2　＃1による脱水による失神
＃3　心電図上早期再分極

司　会　今回は失神の鑑別診断，心電図上のST上昇の

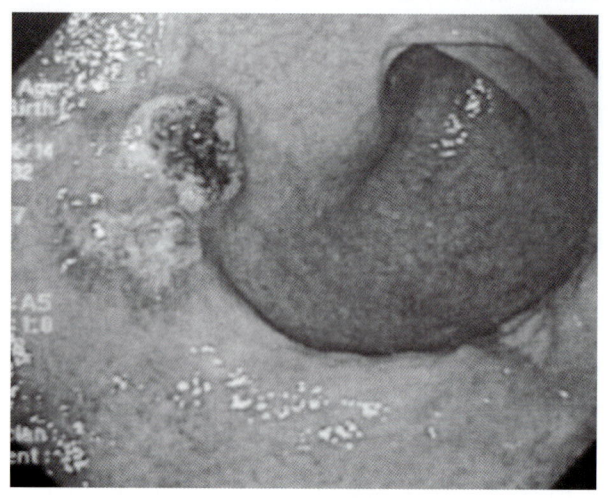

図7　上部内視鏡所見
胃体小弯前壁の露出血管を伴う潰瘍（ステージA2）

鑑別診断，早期再分極の波形の特徴を学びました．どうもありがとうございました．

文献

6) 田中和豊：第2部　症状編　4　胸痛，9　失神．問題解決型救急初期診療，第2版．医学書院，pp.76-101, 160-170, 2011
7) 林寛之：3章　ECGアップグレード．Step beyond resident 1，羊土社，pp.72-89, 2006
8) Brady WJ, Chan TC：Electrocardiographic manifestations：Benign early repolarization. J Emerg Med 17：473-478, 1999

Ⅱ．症例　7．痙攣

7 痙攣

痙攣へのアプローチのフロー・チャート

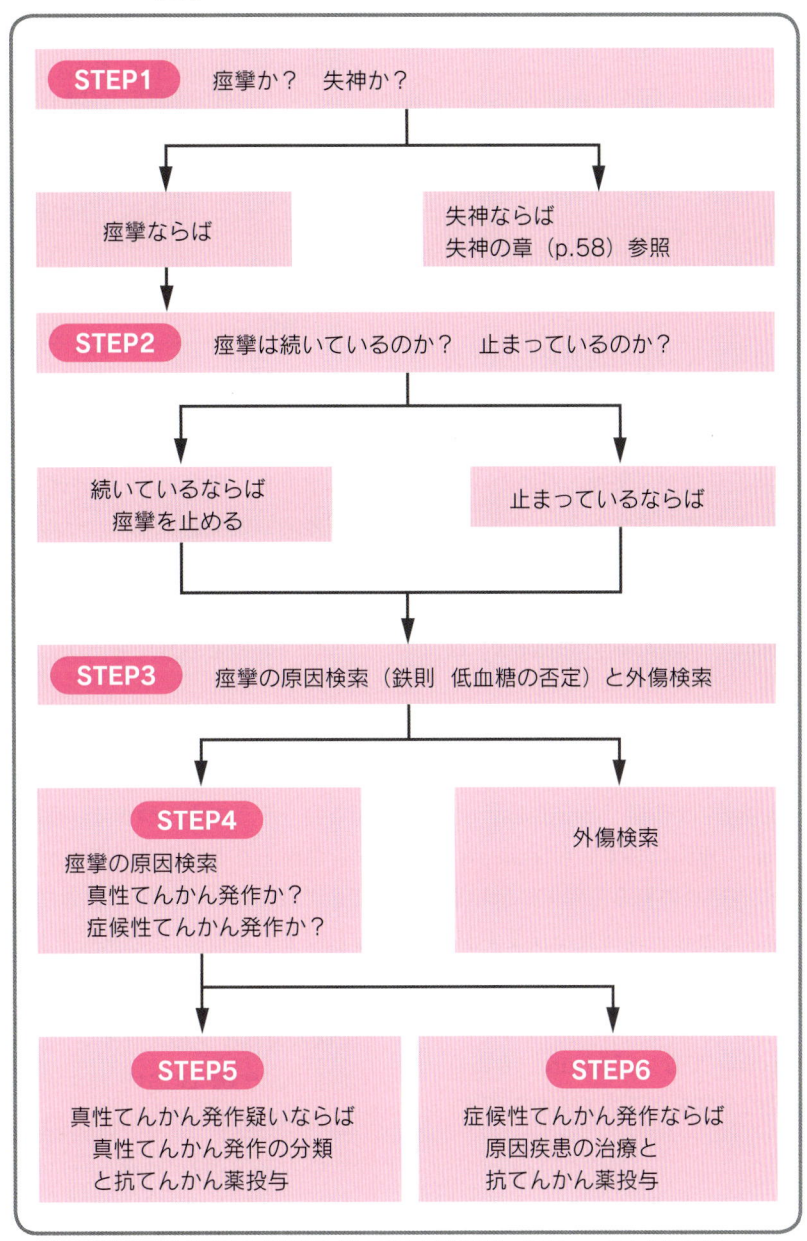

```
STEP1  痙攣か？ 失神か？
         ├─────────────────┐
      痙攣ならば         失神ならば
                       失神の章（p.58）参照
         │
STEP2  痙攣は続いているのか？ 止まっているのか？
         ├─────────────────┐
    続いているならば      止まっているならば
    痙攣を止める
         ├─────────────────┘
         │
STEP3  痙攣の原因検索（鉄則 低血糖の否定）と外傷検索
         ├─────────────────┐
STEP4                      外傷検索
痙攣の原因検索
真性てんかん発作か？
症候性てんかん発作か？
         ├─────────────────┐
STEP5                   STEP6
真性てんかん発作疑いならば   症候性てんかん発作ならば
真性てんかん発作の分類     原因疾患の治療と
と抗てんかん薬投与        抗てんかん薬投与
```

（「問題解決型救急初期診療 第 2 版」医学書院，2011，p.171 より引用）

症例　意識消失発作を主訴とした 56 歳の女性

司　会　今回の症例は以下のように救急隊から報告があった症例です．

■救急隊の報告
56 歳，女性
主訴：意識消失発作

バイタル・サイン：意識；JCS 1，呼吸数；15 回/分，脈拍；87 回/分，血圧；185/100 mmHg，SpO₂；97%（room air），体温；37.4℃

（下線部：異常値）

司　会　この救急隊の報告をきいて，どんな病態を考え

67

II．症例　7．痙攣

表1　痙攣，発作とてんかんの相違

痙攣	convulsion＝症候名 全身または一部の筋肉の不随意かつ発作的収縮
発作	seizure＝症候名 てんかんや精神科疾患の1回ごとの臨床症状
てんかん	epilepsy＝病名 大脳の神経細胞の過剰な同期的発射活動により臨床発作を繰り返す疾患

表2　痙攣の鑑別診断

神経系疾患
血管疾患：脳出血，脳梗塞など 腫瘍：原発性脳腫瘍，転移性脳腫瘍など 感染症：脳炎，髄膜炎など 外傷：脳挫傷，頭部外傷後痙攣など てんかん

全身性疾患
心疾患：心室細動など 代謝疾患：高 Na 血症，低 Na 血症，低 Ca 血症，低 Mg 血症，肝性脳症など 内分泌疾患：甲状腺機能亢進症，甲状腺機能低下症，低血糖など 血液疾患：TTP/HUS など 中毒：アルコール中毒，自然毒（ぎんなんなど）など 禁断症状：アルコール離脱，ベンゾジアゼピン離脱など 低酸素血症 注　TTP/HUS：血栓性血小板減少性紫斑病/溶血性尿毒症症候群

ますか？
参加者「失神」です．
司会　そうです．それではもうわかっていると思いますが，「失神」の鑑別診断は何ですか？
参加者　心原性，血管性，低容量性，神経原性の4つです．
司会　それでは，この患者さんの意識消失発作が「失神」でなければ，何が考えられますか？
参加者「痙攣」です．
司会　それでは，意識消失発作が「失神」なのか「痙攣」なのかはどのようにして判別しますか？
参加者　目撃者や本人の証言です．
司会　そうです．それでは，「痙攣」とはいったい何ですか？　英語で，"convulsion"，"seizure"，"epilepsy" はどう異なりますか？
参加者　"convulsion" は「症候名」で，"epilepsy" は「病名」です．
司会　そうです．"epilepsy" は普通 "convulsion" を起こしますが，"convulsion" の原因が必ずしも "epilepsy" ではありません．この3つの用語の相違を**表1**に示しました．この3つの用語はもともとの定義は異なりますが，互いに重なり合うためにしばしば混同されて用いられます．つまり，"epilepsy" の "seizure" はほとんどが "convulsion" ですが，"convulsion" でない "seizure" もあるのです．つまり，非痙攣性の発作を起こすてんかんです．それは何ですか？
参加者　欠神発作です．
司会　そうです．欠神発作　absence seizure は非痙攣性のてんかんです．これを「失神発作」という人がたまにいますが全く違います．また，「欠神発作（けっしんほっさ）」を「欠伸発作（あくびほっさ）」と読む人がいます．「あくび」は漢字で確かに「欠伸（あくび）」と書きますが，てんかんの「欠神発作」は一見「欠伸（あくび）」と同じ漢字に見えますが実は異なる漢字で医学用語で「けっしんほっさ」と読みます．知らないととんでもないところで恥をかきます．それでは，「てんかん」はどのようにして確定診断しますか？
参加者　脳波です．

司会　そうです．「てんかん」の確定診断には通常脳波は必須です．ですから，脳波検査なしで通常「てんかん」とは確定診断できません．それでは，ここで「痙攣」の鑑別診断は何ですか？
参加者「てんかん」です．
司会　そのとおりです（笑）．その他に何がありますか？
参加者　電解質異常です．
参加者　頭部外傷です．
司会　そうです．つまり，**表2**のように神経系疾患と全身性疾患を考えます．ですから，主訴が「失神」ならばまず最初に「心原性」を考えますが，主訴が「痙攣」ならばまず最初に「神経系疾患」を考えます．それでは，続きをお願いします．

■搬入時バイタル・サイン

意識：JCS 0，GCS15（E4 V5 M6），<u>呼吸数：22 回/分</u>，脈拍数：88 回/分，<u>血圧：155/104 mmHg</u>，SpO$_2$：96%（room air），体温：37.3℃

（下線部：異常値）

司会　搬入時のバイタル・サインは大きな異常はないようです．次に病歴がより詳しくわかりました．

■病歴

56歳，女性
主訴：意識消失発作
現病歴：仕事中（清掃業）に突然意識消失発作．同僚によると意識消失の時間は1～2分で硬直するような痙攣があったとのことである．1時間ほど休んで帰宅した後再度同様の痙攣があったため救急車で搬入された．

既往歴：高血圧症
生活歴：飲酒　なし，喫煙　15本/日
薬物歴：なし
アレルギー：なし

司会 この病歴からこの患者さんの主訴は何ですか？
参加者一同 「痙攣」です．
司会 そうです．それでは，身体所見を見てみましょう．

■**身体所見**
瞳孔：2.0/2.0 正円　＋/＋
心音：Ⅰ音Ⅱ音のみ　収縮期雑音などの心雑音なし
肺音：清明，異常呼吸音なし
腹部：平坦で圧痛・筋性防御・反跳痛なし
四肢：下腿浮腫なし
神経：中枢神経障害なし，運動麻痺なし，感覚障害なし，髄膜刺激症状なし

司会 それでは，「痙攣」を主訴とする患者さんの身体所見をとるときに重視することは何ですか？
参加者 神経学的所見です．
司会 もう一つあります．もしも主訴が「失神」ならば，原因疾患として最も重要な「循環器的身体所見」とそしてもう一つすることがあります．
参加者 （無言）
司会 外傷検索です．「痙攣」や「失神」の患者さんは往々にして「外傷」を負っています．ですから，必要があればJATEC™のプロトコールに従って外傷検索します．この患者には幸い大きな外傷はなかったようですが，外傷がある「痙攣」や「失神」の患者さんを内科医は外傷検索を忘れて原因検索ばかりします．一方，同様の患者さんを外科医が診察すると，外傷検索ばかりして原因検索を忘れてしまいます．<u>内因性疾患の原因検索をしながら外傷検索するのが，救急医としての腕の見せ所です</u>．それでは，大きな外傷のない「痙攣」の患者さんではどのようなところに注目して身体所見をとりますか？
参加者 舌を噛んでいるかなどです．
司会 そうです．ですから，「失神」という触れ込みで来た患者さんが舌を噛んでいたら「失神」は否定的で「痙攣」を考えます．このほか，失禁や失便していないかも観察します．
研修医 あっ，この患者さん失禁してました．
司会 それも重要な情報ですので，身体所見に含めてください．この患者さんをまとめると初発の「痙攣」ということになります．それでは，ここでこの患者さんは

表3　痙攣の初期治療方法（絶対暗記！）
- 酸素投与あるいはバッグバルブマスク換気（蘇生法のABCDで対処）
- <u>低血糖があれば低血糖の治療</u>
- ホリゾン®（diazepam）（10 mg/2 mL/A）1A　筋注　あるいは　1/2A（5 mg）静注
- 痙攣が止まらない場合には，3〜5分ごとに5 mgごと最大20 mg（2A）まで投与
- それでも痙攣が止まらない，あるいは，止まった後の痙攣の再発予防のために，アレビアチン®（phenytoin）（250 mg）500 mg（2A）＋生理食塩水100 mL　点滴静注

ポイント
痙攣発作のときには無理に点滴ラインをとらない．通常ホリゾン®の筋注で発作は止まる．
アレビアチン®はブドウ糖液に溶解すると沈殿することがあるので生理食塩水に溶解する．また，アレビアチン®は点滴時血管痛を起こすので，ゆっくり点滴静注を開始する．

診察時に痙攣発作は止まっていましたが，もしも痙攣発作が続いていたらどうしましょうか？
研修医 ホリゾン®を5 mgか10 mg打ちます．
司会 どちらの容量をどのように打ちますか？
研修医 IVかIMです．
司会 どちらですか？　<u>痙攣の対処方法は研修医1年目で必ず身につけておく項目です</u>．もしも痙攣している患者さんの痙攣が止まらなかった場合どうなることが予想できますか？
研修医 低酸素脳症です．
司会 そうです．呼吸できなくなって低酸素脳症による永続的な意識障害が起こる可能性があります．痙攣の初期治療方法を**表3**にまとめておきます．「痙攣にはホリゾン®」だけでは看護師レベルです．必ずその後のアレビアチン®まで覚えましょう．それでは，いま患者さんの痙攣は止まっています．次に痙攣の鑑別診断を考えて何の検査をしますか？
参加者 血算・生化学の採血と点滴ラインをとり，頭部CTを撮影します．
司会 その他何か検査しますか？
参加者 血液ガスをとります．
司会 いいです．他に何か検査しますか？
参加者 心電図や胸部X線写真です．
司会 それらは入院するのが決定してからでも遅くはないです．他に何かありますか？
一同 （無言）
司会 急性薬物中毒による痙攣を考えるのならば，尿薬物反応などの検査をしてもいいです．それでは検査結果をお願いします．

II. 症例　7. 痙攣

■血液検査値
WBC 9,600/μL，Hb 14.2 g/dL，Plt 232,000/μL，Na 145 mEq/L，K 3.4 mEq/L，Cl 109 mEq/L，BUN 21.4 mg/dL，CRE 0.7 mg/dL，AST 33 IU/L，ALT 26 IU/L，LD 497 IU/L，γ-GT 13 IU/L，T-Bil 0.6 mg/dL，AMY 80 IU/L，<u>CK 686 IU/L</u>，CRP 0.1 mg/dL

（下線部：異常値）

■血液ガス（room air）
pH 7.435，PaCO$_2$ 33.4 mmHg，PaO$_2$ 92.8 mmHg，HCO$_3^-$ 21.9 mmol/L，BE －1.6 mmol/L

■心電図
洞調律，正常軸，ST-T 変化なし

■画像検査
胸部単純 X 線：心拡大・縦隔拡大なし，肺野異常なし

表4　血液ガスの評価

AG＝Na−(Cl＋HCO$_3^-$)
　　＝14.1＞12
AG が開大しているので，AG 開大性代謝性アシドーシスが存在する．
次に，「補正 HCO$_3^-$」を計算する．
補正 HCO$_3^-$＝HCO$_3^-$ 実測値＋(AG−12)
　　　　　＝21.9＋(14.1−12)
　　　　　＝24.0：基準値以内
したがって，同時に他の代謝性障害は存在しない．
AG 開大性代謝性アシドーシスが存在するので，Winter の公式に従って PaCO$_2$ 予測値を計算する．
PaCO$_2$ 予測値＝1.5×HCO$_3^-$＋8±2
　　　　　　＝38.85～42.85
実際の PaCO$_2$ 値はこれよりも低いので，同時に呼吸性アルカローシスが存在する．
評価：AG 開大性代謝性アシドーシス＋呼吸性アルカローシス
注：「補正 HCO$_3^-$」については，「嘔気・嘔吐の症例2」(p.124) 参照のこと

司会　検査結果をどう解釈しますか？
参加者　大きな異常はありません．
司会　血液ガス検査はどうですか？
参加者　呼吸性アルカローシスがあると思います．
司会　それだけですか？ この血液ガス結果を評価すると表4 のようになります．つまり，この患者さんには AG 開大性代謝性アシドーシスと呼吸性アルカローシスが同時に存在していて，結果として acidemia も alkalemia もなく pH が基準値以内になっています．このように酸塩基平衡障害が正確に把握できれば，この患者さんが「痙攣」を起こしたことの状況証拠として理解することができます．「失神」ではこのような酸塩基平衡障害は通常起こりません．それでは，この患者さんが，もしも頭部 CT も含めて検査結果すべてに異常がなかったとしたら，診断は何が考えられますか？
参加者　「てんかん」です．
司会　てんかんの分類でそれを何と呼びますか？
参加者　本当のてんかんです．
司会　それを医学的に何と呼びますか？ 言い換えると脳挫傷によるてんかんなどは何と呼びますか？
参加者　器質的てんかんです．
司会　そうです．一般には「症候性てんかん」と呼ぶことが多いです．この「症候性てんかん」に対していわゆる本当のてんかんを「真性てんかん」と呼びます．だから，「痙攣」のアプローチとして「痙攣」を起こす原因疾患を検索して，原因があればそれによる「痙攣」を考え，原因が不明ならば脳波検査で「真性てんかん」を確定診断することを考えます．それでは，検査所見に異常がない「真性てんかん」はどのようにして起こるのですか？

研修医　脳細胞の異常電気活動の閾値が低いのではないでしょうか？
司会　それではなぜ「真性てんかん」を起こす人は閾値が低いのですか？
研修医　遺伝的なものではないでしょうか？
司会　そうです．ある種の「真性てんかん」は遺伝性があります．そして，この遺伝的な「真性てんかん」の原因には脳細胞の Na チャンネルや K チャンネルをコードする遺伝子異常であるということが判明しています．このように細胞のチャンネルをコードする遺伝子異常によって引き起こされる疾患を一般に「チャンネル病」と言います．
研修医　この「チャンネル病」の患者さんは全身の Na チャンネルが異常になるのですか？
司会　そうではなく，脳だけに限局しているようです．それでは，脳細胞ではなく心筋細胞の Na チャンネルが異常になればどのような疾患になりますか？
研修医　不整脈です．
司会　そうです．それでは，心筋の Na チャンネルの異常で起こる疾患は何でしょうか？
参加者　torsade de pointes や QT 延長症候群ですか？
司会　Brugada 症候群です．参考のために「チャンネル病」の例を表5 に挙げておきます．つまり，てんかんも不整脈も「チャンネル病」という一つのカテゴリーで説明されるようになっています．ここで大切なのは，「チャンネル病　channel disease」とは，Chanel（シャネル）を全身にまとっているブランド好きの人のことを言うのではないということです．
一　同（唖然）
司会　それではこの患者さんの頭部 CT（図1）を見て

表5 チャンネル病の例

	疾患	遺伝子
てんかん	Generalized epilepsy with febrile seizures plus	SCN1A
不整脈	Brugada 症候群	SCN5A
筋疾患	高カリウム性周期性四肢麻痺	SCN4A

表6 脳の石灰化する部位と脳腫瘍

脳の生理的石灰化部位
脈絡叢，松果体，大脳基底核など
石灰化を伴う脳腫瘍
頭蓋咽頭腫，乏突起膠腫，髄膜腫，星細胞腫，脳室上衣腫など

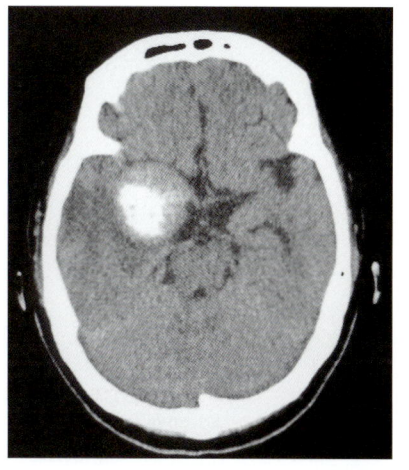

図1 頭部CT 右側頭葉の石灰化を伴う mass

みましょう．この頭部 CT を読んでください．
参加者 出血か石灰化です．
司会 どちらですか？
参加者 石灰化だと思います．
司会 固い均一な high density area ですので石灰化でいいと思います．石灰化だとすると，これは何ですか？ 生理的石灰化ですか？ ところで脳で生理的に石灰化するのはどこでしょうか？
参加者 脈絡叢です．
司会 そうです．他に松果体や大脳基底核などが生理的に石灰化します．この頭部 CT の石灰化は明らかに異常です．それではこれはいったい何ですか？
参加者 腫瘍です．
司会 それでは石灰化する脳腫瘍はどのようなものがありますか？
参加者 頭蓋咽頭腫などです．
司会 そうです．その他，表6に示したような脳腫瘍があります．これらの脳腫瘍に共通する特徴は何ですか？
参加者 （無言）
司会 石灰化する脳腫瘍は通常良性腫瘍です．それでは，この頭部 CT の次にどうしますか？
参加者 造影頭部 CT です．
司会 そうですね．脳腫瘍，とくに原発性か転移性かをはっきりさせたい場合などは造影頭部 CT が有効です．この患者さんの場合は石灰化があるので原発性脳腫瘍であることにはほぼ間違いはないので，造影 CT を行わなくてもいいです．実際はどうしましたか？
研修医 その日たまたま脳神経外科の先生が当直だったので，脳神経外科医にコンサルテーションして入院となりました．痙攣に対してアレビアチン®を，脳浮腫に対してマンニトール®とステロイドを投与し，脳 MRI（図2）と脳血管造影検査を行いました．その結果右側頭葉

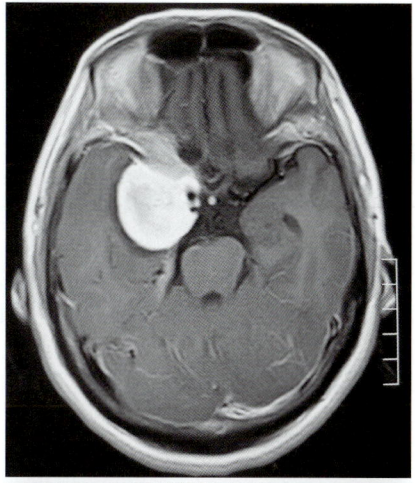

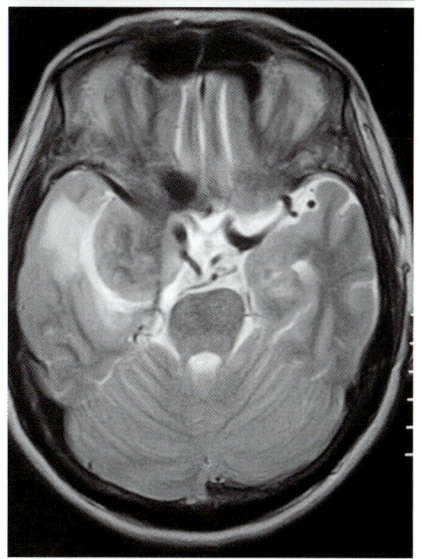

図2 脳 MRI
上：T1 強調画像，下：T2 強調画像
T1 強調画像で造影される辺縁整な腫瘍．

71

Ⅱ．症例　7．痙攣

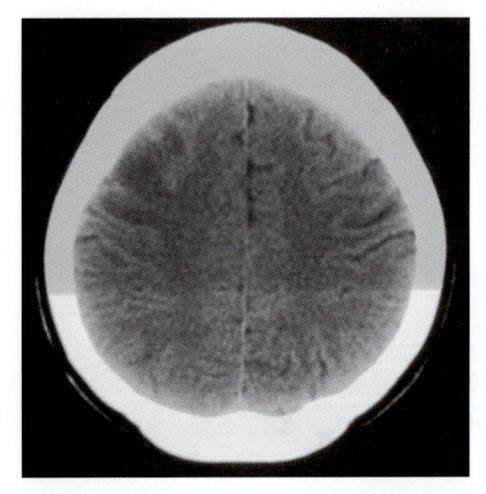

図3　頭部CT　29歳女性　初発の痙攣
右前頭葉にlow density area．

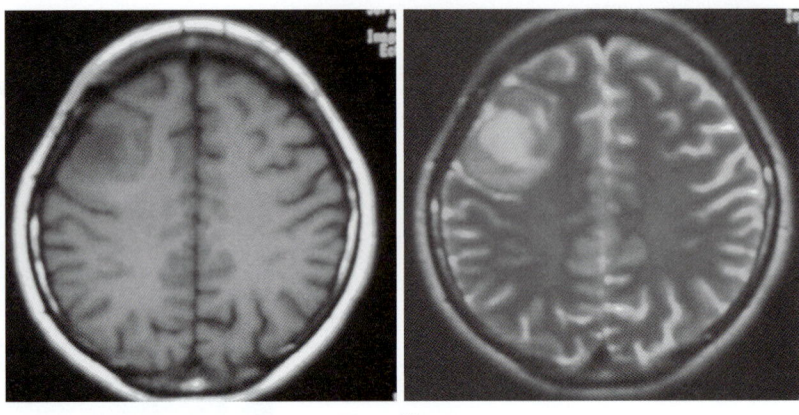

図4　脳MRI
左：T1強調画像，右：T2強調画像
右前頭葉にT1強調画像でlow intensityでT2強調画像でhigh intensityの脳腫瘍が確認できる．

髄膜腫の臨床診断で後日手術になりました．

司　会　それでは，最終診断をまとめてください．

■最終診断
#1　症候性てんかん（#2による）
#2　右側頭葉髄膜腫
臨床診断：Sphenoid ridge meningioma
病理診断：Meningothelial meningioma
　　　　　WHO grade Ⅰ

司　会　参考のため私が他の病院で経験した症例の頭部CT（図3）を見てください．これは初発の痙攣で搬入された29歳の女性の頭部CTです．これを読んでください．

参加者　右の前頭葉にしわがないです．

司　会　そのとおりです．この患者さんは私が診て患者さんを帰宅させた後，翌日放射線科の先生からこの頭部CTの患者さんはastrocytomaだから連絡してくださいと言われた症例です．脳MRI（図4）で見事に腫瘍が浮き出てきました．この患者さんも手術を受けて無事退院し，幸い事なきを得ました．後から考えると，脳腫瘍を検索するために造影頭部CTを撮影してもよかったと思います．今回は，痙攣の定義・鑑別診断・診断アプローチと治療，真性てんかんの病因，そして，石灰化を伴う脳腫瘍について学びました．どうもありがとうございました．

参考文献

1) 田中和豊：第2部　症状編　10　痙攣．問題解決型救急初期診療，第2版．医学書院，pp.171-180，2011
2) Chang BS, Lowenstein DH：Epilepsy. N Engl J Med 349：1257-1266, 2003

Ⅱ．症例　8．意識障害

8 意識障害

意識障害へのアプローチのフロー・チャート

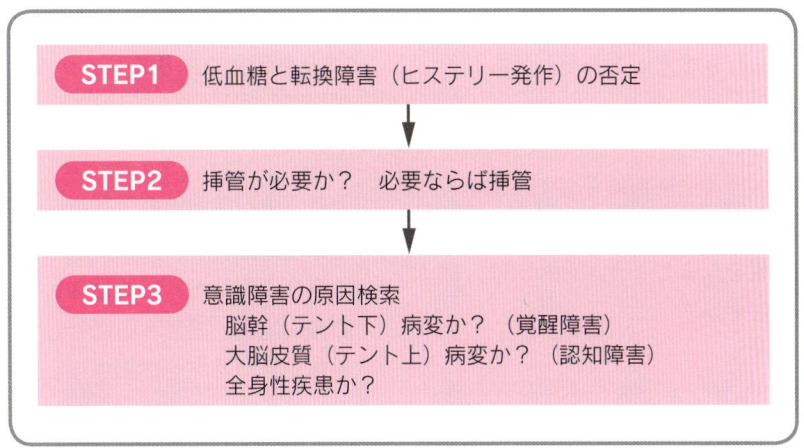

STEP1 低血糖と転換障害（ヒステリー発作）の否定

STEP2 挿管が必要か？　必要ならば挿管

STEP3 意識障害の原因検索
脳幹（テント下）病変か？（覚醒障害）
大脳皮質（テント上）病変か？（認知障害）
全身性疾患か？

（「問題解決型救急初期診療 第2版」医学書院，2011，p.181 より引用）

症例　1．意識障害で搬入された60歳代の男性

司会　今回の症例は以下のように救急隊から報告があった症例です．

■救急隊の報告
60歳代，男性
主訴：意識障害
通達内容：玄関に仰臥位で倒れているのを発見された．顔面に挫創あり．
バイタル・サイン：意識；JCS 200，呼吸数；16回/分，脈拍数；103回/分，血圧；146/69 mmHg，体温；38.3℃，SpO₂；98%（10 L/分マスク）
（下線部：異常値）

司会　この患者さんの疾患を考える前に，一般に「意識障害」の鑑別診断にはどのようなものがありますか？
参加者　脳出血，脳梗塞，脳浮腫などです．
司会　他にどのようなものがありますか？
参加者　薬物中毒です．
司会　そうです．意識障害を起こす最も多い薬物中毒は何ですか？
参加者　お酒です．
司会　そうですね．皆さんもなったことありますね（笑）．まだこの他にも意識障害を起こす原因がありますが，意識障害の原因疾患の記憶法を知っていますか？
参加者　「AIUEOTIPS」です．
司会　そうですね．それではそれぞれ何か言えます

表1　意識障害の鑑別診断

A：alcohol
I：insulin
U：uremia
E：encephalopathy, endocrinopathy, electrolytes
O：opiate, O₂
T：trauma, temperature
I：infection
P：porphyria, psychogenic
S：seizure, stroke, shock, syncope

か？
参加者　Aはアルコールで，Iはインスリンで，Uは uremia（尿毒症）で，それからはわかりません．
司会　それでは，それぞれを表1に示しておきます．しかし，実際救急室でこの9つの項目を全部言えた研修医を私は見たことありません．このように9つも鑑別診断を覚えるのは大変です．そこでここではもっと簡単に考えましょう．それでは，「意識」とは何ですか？
参加者　脳幹網様体調節系にあるものです．
司会　「意識とは何か」は古来から哲学や心理学上の問題でしたが，医学的には意識は「覚醒」と「認識」に分類します．この「覚醒」の座が脳幹の「脳幹網様体調節系」で，「認識」の座が「大脳皮質」です．この2つは一般に「テント上」あるいは「テント下」とも分類されます．脳幹病変の場合には，眼球頭反射の消失などの他の脳幹症状を伴います．だから，解剖学的に意識が障害さ

II．症例　8．意識障害

れるためには，脳幹網様体調節系が障害されるか，大脳皮質が障害されるか，あるいは，全身疾患かの3つしかありません（表2）．それでは，この意識障害の患者さんが搬入されてくるとして，どのようなことを考えてどのような準備をしますか？

参加者　頭部 CT です．

司会　それなら搬入されたら，そのまま救急室を素通りして頭部 CT を撮影しに行きますか？　それとも，その前に何かしますか？

参加者　血糖です．

司会　そうですね．意識障害で低血糖を必ず否定するのは鉄則です．ですから簡易血糖測定器を準備します．その他に採血と点滴の準備をしましょう．それでは，採血はどのような採血をしますか？

参加者　血算と生化学です．

司会　その他凝固とアルコール濃度もチェックしましょう．患者さんはワーファリン®などの薬物を服用している可能性も考慮して凝固検査もします．アルコール濃度も忘れずにチェックしましょう．

■ 搬入時バイタル・サイン

意識：JCS 100，GCS 7（E1 V1 M5），呼吸数：24回/分，脈拍数：104回/分，血圧：136/66 mmHg，SpO₂：99%（10 L/分マスク），体温：38.9℃

（下線部：異常値）

司会　搬入時のバイタル・サインはあまり変化がないようです．次に病歴がより詳しくわかりました．

■ 病歴

64歳，男性
主訴：意識障害
現病歴：妻が帰宅すると，いびきをかいて仰向けに倒れていた．呼びかけても返事がなかったので，救急車を要請した．
既往歴：62歳，右下肢痛に対して腰椎手術
　　　　62～63歳，自殺未遂後うつ病で入院
薬物：睡眠薬内服中

司会　この病歴から先ほどの鑑別診断のうちどれが考えやすいですか？

参加者　脳卒中です．

司会　どうしてですか？

参加者　いびきをかいているからです．

司会　いびきを普通にかく人がいますが，この場合は深昏睡による舌根沈下によっていびきをかいていることが考えられます．脳卒中以外に何か他の疾患も考えられますか？

表2　意識障害の3つの鑑別診断

・脳幹（脳幹網様体調節系）（テント下）病変＝覚醒障害
・大脳皮質（テント上）病変＝認識障害
・全身性疾患

参加者　薬物中毒です．

司会　そうですね．それでは，これらの鑑別診断を考えて身体所見を採りましょう．

■ 身体所見

瞳孔：5.0/5.0　＋/＋　左共同偏視
眼瞼・眼球結膜：異常なし
口腔内出血あり　前歯牙欠損　下顎挫創あり
心音：I音II音，心雑音なし
肺音：清明，異常呼吸音なし
腹部：平坦で筋性防御なし
四肢：上肢　屈曲位，下肢　伸展位
　　　両上腕に擦過傷，下腿浮腫なし
神経：項部硬直　ネック・カラー装着のため評価不能
　　　明らかな麻痺なし
　　　腱反射　左下肢軽度亢進
　　　Babinski 反射　－/＋

（下線部：異常所見）

司会　身体所見の後採血と点滴をする際に血糖をチェックしましょう．血糖はいくつでしたか？

研修医　96 mg/dL でした．

司会　低血糖は否定できました．最初に低血糖を否定しないと「原因不明の意識障害」として扱われてしまうことがあります．それでは，次に何をしますか？　採血と点滴の後すぐ頭部 CT に行きますか？

参加者　（無言）

司会　これは1年目の先生には少し難しいですが，持続的意識障害の患者さんには気道確保します．これは，頭部 CT 撮影中などに患者さんが嘔吐を起こすと窒息の可能性があるからです．それでは，意識障害でどのようなときに挿管の適応があって，どのようなときに挿管の適応がないのですか？

参加者　GCS 8以下で挿管です．

司会　そうです．この患者さんの GCS は7ですので挿管の適応になりますので挿管しました．その後どうしましたか？

研修医　外傷もあったので，JATEC のプロトコールにしたがって胸部と骨盤単純 X 線写真を撮影して，大きな外傷はなかったので，頭部 CT を撮影しました（図1）．

司会　それでは，頭部 CT を読んでください．

参加者　出血あるいは石灰化があります．

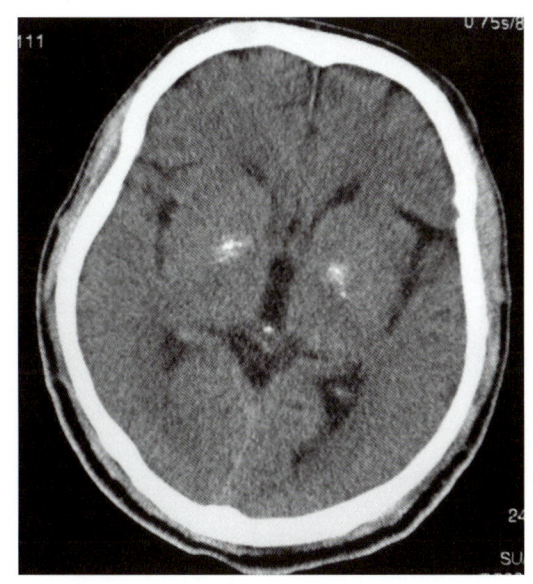

図1 頭部CT
両側大脳基底核と松果体の石灰化がみられる．

司　会　どこにありますか？
参加者　松果体と大脳基底核です．
司　会　それでは，これは出血ですか石灰化ですか？
参加者　石灰化です．
司　会　どうしてこの病変は石灰化で出血ではないのですか？
参加者　（無言）
司　会　頭部CTのhigh density areaが出血ではなく石灰化であるというのは，場所が石灰化の好発部位であることとhigh density areaの形状からそう言えます．石灰化は固体であるのでこの頭部CT所見のように不均一な斑状を呈しますが，出血は液体であるので同心円上に均一なhigh density areaになります．それでは，今までの検査でこの患者さんの意識障害の鑑別診断は低血糖と脳出血は否定されましたが，脳梗塞はありえますか？
参加者　麻痺がないので考えにくいです．
司　会　そうですね．もしもこの患者さんが脳梗塞であるとすると意識障害を呈しているので梗塞部位は脳幹が最も疑われます．そうすると同時に四肢麻痺や他の脳神経麻痺などの症状があってもいいはずです．それでは，意識障害の原因として他の疾患を考えます．次に検査データを見てみましょう．

■血液検査値
Glu：96 mg/dL
WBC 21,800/μL，Hb 14.2 g/dL，Plt 235,000/μL，Na 117 mEq/L，K 5.4 mEq/L，Cl 81 mEq/L，BUN 12.7 mg/dL，CRE 0.5 mg/dL，Alb 3.9 g/dL，AST 50 IU/L，ALT 24 IU/L，LD 1,345 IU/L，γ-GT 28 IU/L，T-Bil 1.1 mg/dL，AMY 108 IU/L，CK 2,086 IU/L，CRP 2.9 mg/dL

■動脈血ガス（10 L/分マスク）
pH 7.508，PaCO$_2$ 30.1 mmHg，PaO$_2$ 134 mmHg，HCO$_3$⁻ 23.9 mEq/L，BE －1.0 mEq/L

（下線部：異常値）

司　会　この検査データから意識障害の鑑別診断として何を考えますか？
参加者　低ナトリウム血症です．
司　会　そうです．他に何がありますか？
参加者　心筋梗塞です．
司　会　CKが高いから心筋梗塞を疑ったのでしょうか？　この場合，高CK血症は臥床による横紋筋融解症によるものが考えられます．心筋梗塞で意識障害を起こすためにはショックや不整脈で脳循環の障害がなければなりません．他に鑑別診断はありますか？
参加者　脳炎や髄膜炎です．
司　会　そうですね．それでは次にどうしますか？
参加者　腰椎穿刺します．
司　会　そうですね．それでは髄液検査の結果を見ましょう．このデータは異常ですか？

■髄液検査
細胞数　39/μL（多核球：0%，単球：100%）
糖　64 mg/dL
蛋白　43 mg/dL

（下線部：異常値）

参加者　異常です．
司　会　そうです．髄液で細胞数が10/μL以上は髄膜炎と考えます．それではどのような髄膜炎ですか？
参加者　ウイルス性髄膜炎が疑われます．
司　会　どうしてウイルス性が疑われるのですか？
参加者　単球優位で糖が低値でないからです．
司　会　そうですね．それでは細菌性ならばどのような所見となりますか？
参加者　学生さんがいますので，学生さんにお願いします．
司　会　失礼しました．研修医レベルではなく学生レベルの当たり前の質問でした．皆さんこういう振り方も覚えておいてください（笑）．では，学生さんどうですか？
学　生　細菌性髄膜炎の場合には，多核球優位で細菌が糖を代謝するので髄液中の糖が低下します．
司　会　そうですね．それではどう治療しますか？
参加者　ウイルス性ですので抗菌薬を投与しません．
司　会　他に意見はありますか？

II．症例　8．意識障害

| STEP1 | 偽性低ナトリウム血症の否定 |
| STEP2 | 偽性低ナトリウム血症でなければ，細胞外液量の評価 |

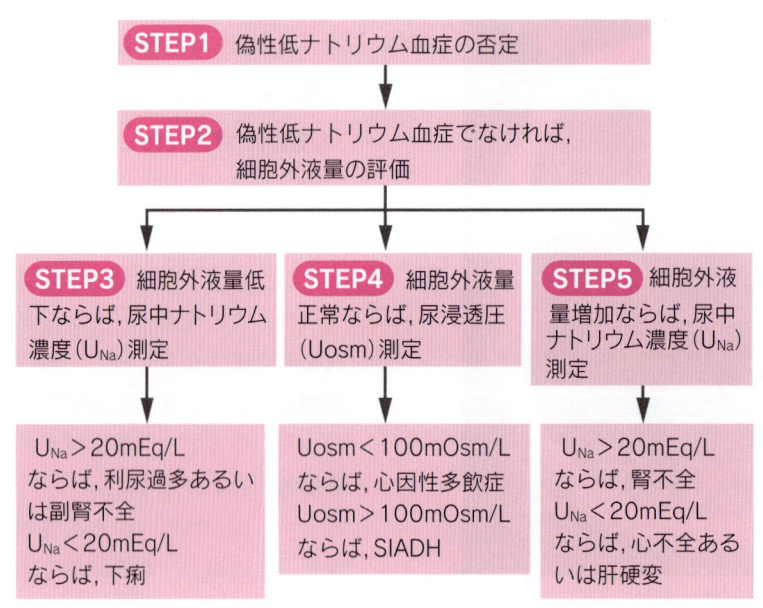

- **STEP3** 細胞外液量低下ならば，尿中ナトリウム濃度（U_Na）測定
  - $U_{Na} > 20\,mEq/L$ ならば，利尿過多あるいは副腎不全
  - $U_{Na} < 20\,mEq/L$ ならば，下痢
- **STEP4** 細胞外液量正常ならば，尿浸透圧（Uosm）測定
  - $Uosm < 100\,mOsm/L$ ならば，心因性多飲症
  - $Uosm > 100\,mOsm/L$ ならば，SIADH
- **STEP5** 細胞外液量増加ならば，尿中ナトリウム濃度（U_Na）測定
  - $U_{Na} > 20\,mEq/L$ ならば，腎不全
  - $U_{Na} < 20\,mEq/L$ ならば，心不全あるいは肝硬変

図2　低ナトリウム血症の鑑別診断のフロー・チャート
（参考文献2）の図を著者改変）

参加者　ヘルペス脳炎も考えてaciclovirを投与します．
司会　細菌性髄膜炎に対する抗菌薬はどうしますか？
参加者　いらないと思います．
司会　いろいろな考え方があります．髄膜炎は抗菌薬が効かないと後遺症を残すことがありますので，考えられる起因微生物すべてをカバーする抗菌薬を開始して，髄液培養で確定診断してから抗菌薬を絞るという考え方もあります．実際この場合，ウイルス性と細菌性の両方をカバーするため，aciclovirとceftriaxoneの2つの抗菌薬を投与しました．それでは，低ナトリウム血症はどう考えましたか？ もしも，低ナトリウム血症が髄膜炎と関係するとするとどのような病態が考えられますか？
参加者　SIADHです．
司会　そうですね．それでは次にどうしましたか？

■薬物歴
ベゲタミンA®（クロルプロマジン塩酸塩25 mg，プロメタジン塩酸塩12.5 mg，フェノバルビタール40 mg）
ベゲタミンB®（クロルプロマジン塩酸塩12.5 mg，プロメタジン塩酸塩12.5 mg，フェノバルビタール30 mg）
ロヒプノール®（flunitrazepam）
ワイパックス®（lorazepam）
デパケン®（sodium valproate）
オパルモン®（limaprost alfadex）
センナリド®（sennoside）
ボルタレン®（diclofenac sodium）
ムコスタ®（rebamipide）
など多数

研修医　患者さんの薬物歴から，低ナトリウム血症の原因は向精神薬内服による低ナトリウム血症も考えました．
司会　そのような病態を何と言いますか？
参加者　水中毒です．
司会　そうですね．別名「心因性多飲症」とも言います．どうしてこのような病態が起こるのですか？
参加者　（無言）
司会　向精神薬の抗コリン作用によって口渇が亢進して大量に水分を摂取する結果として，低ナトリウム血症が起こるようです．それでは，この水中毒の治療はどうしますか？
参加者　水制限です．
司会　そうですね．一般的な低ナトリウム血症の鑑別診断のフロー・チャートを参考のため掲げておきます（図2）．この場合，STEP1での高血糖，脂質異常症と高蛋白血症による偽性低ナトリウム血症はないので，次のSTEP2の細胞外液量の評価へ進みます．細胞外液量は身体所見などから正常と考えられるので，STEP4に進みます．厳密には心因性多飲症とSIADHを鑑別するために尿浸透圧（Uosm）を測定しなければなりません．しかし，急性ウイルス性髄膜炎の診断を考えると，それによるSIADHが最も考えやすいです．ですが，心因性多飲症もSIADHも治療は同じなので必ずしも鑑別の必要はありません．それでは，実際この患者さんはそれ以後どうなりましたか？
研修医　低ナトリウム血症は，水制限をしながら生理食塩水を点滴したのち改善し意識障害も改善しました．髄膜炎は髄液培養が陰性であったので，ウイルス性髄膜炎と考え抗菌薬を中止しました．

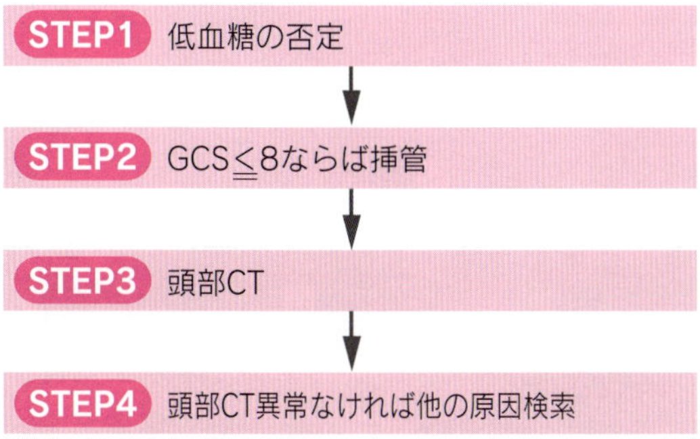

STEP1	低血糖の否定
STEP2	GCS≦8ならば挿管
STEP3	頭部CT
STEP4	頭部CT異常なければ他の原因検索

図3 意識障害のマネジメントのフロー・チャート

司会 それではこの患者さんの最終診断をまとめてください．

■**最終診断**
#1 急性ウイルス性髄膜炎

#2 SIADHあるいは水中毒

司会 今日は意識障害の鑑別診断，髄膜炎の診断とマネジメントそして低ナトリウム血症の鑑別診断について学びました．最後に意識障害のマネジメントをまとめておきます（図3）．どうもありがとうございました．

文献
1) 田中和豊：第2部 症状編 11意識障害 問題解決型救急初期診療，第2版．医学書院，pp.181-195, 2011
2) Marino PL: 32. Hypertonic and hypotonic syndrome. The ICU Book 3rd ed. Lippincott Williams & Wilkins, Philadelphia, pp.595-610, 2007

症例 2. 転倒・意識障害で搬入された81歳の女性

司会 今回の症例は以下のように救急隊から報告があった症例です．

■**救急隊の報告**
81歳，女性
M (mechanism)：ビル1階の階段の前のエントランスに仰臥位で倒れていた．
I (injury site)：前額部打撲・血腫
S (sign)：意識：<u>JCS 10</u>，呼吸数；20回/分，<u>血圧；82/37 mmHg</u>，脈拍数；60回/分，SpO₂；100%（10 L/分リザーバ・マスク）
T (treatment)：酸素マスク10 L/分リザーバ・マスク，ネック・カラーおよびバック・ボード固定
（下線部：異常値）

司会 この報告を聞いて救急車が到着するまでにどのようなことを考えて，どのような準備をしましたか？
研修医 救急隊の報告から外傷を考え，血圧が低いショック状態であるので，生理食塩水2Lを温めました．
司会 そうですね．患者さんはショック状態と考えてよいと思います．それでは，患者さんはショック状態だとするとどのような種類のショックでしょうか？
研修医 出血性ショックを考えます．
司会 このバイタル・サインは出血性ショックとしておかしくはないでしょうか？
研修医 出血性ショックにしては脈拍が遅いと思います．
司会 そうですね．出血性ショックに合わないとする

表3 ショックの分類

外傷性（外因性）ショック
出血性ショック
・3大出血部位（血胸，腹腔内出血，後腹膜出血）
非出血性ショック
・閉塞性ショック（緊張性気胸と心タンポナーデ）
・心原性ショック
・神経原性ショック
内因性ショック
・心原性ショック
・低容量性ショック
・不適切分配性ショック
・閉塞性ショック

とどのような種類のショックを考えますか？
研修医 神経原性ショックです．
司会 そうですね．それならば，この患者さんが神経原性ショックを起こしているとすると，どのような病態を考えますか？
研修医 脊髄損傷による神経原性ショックを疑います．
司会 そうですね．転倒・頭部打撲に合併する脊髄損傷を考えなければなりません．一般的にショックは外因性と内因性に大きく分類され，それぞれ表3のように細かく分類されます．それでは，この患者さんの搬入時のバイタル・サインは以下のとおりでした．これを見て次にどうしましたか？

■**搬入時バイタル・サイン**
意識：JCS 1，GCS 15（E4 V5 M6），瞳孔：左右2.5

II．症例　8．意識障害

mm，対光反射あり，呼吸数：18回/分，脈拍数：94回/分，血圧：136/97 mmHg，SpO_2：96%（酸素マスク10 L/分），体温：34.6℃

研修医　バイタル・サイン上大きな異常はなかったので，ABCDEを確認しました．

司会　そうですね．JATEC™のprimary surveyを行います．primary surveyの結果は以下のとおりです．

■ primary survey
A：open
B：呼吸音両側清明，皮下気腫なし
C：左腕20 Gで点滴確保
　　胸部・骨盤X線オーダー，FAST陰性
D：切迫するDなし
E：明らかな外出血なし，低体温あり

研修医　primary surveyを施行している途中に詳しい病歴が明らかになりました．

■ 病歴
（現病歴）近くの歯科受診した帰りに急に腰痛が出現し，意識消失．その後階段から転倒した．

司会　この新たな病歴を聞いて何を考えましたか？
研修医　患者さんは何か内因性疾患が起こって外傷を起こしたと考えました．
司会　そうですね．それでは，腰痛を主訴として意識消失を起こす疾患にはどのようなものがありますか？
研修医　腹部大動脈瘤破裂，尿管結石の疼痛による迷走神経反射などがあると思います．
司会　そうですね．他に広く「腰背部痛」を主訴と考えれば，急性膵炎や急性大動脈解離もありえます．このような内因性疾患を鑑別しながら，JATEC™のsecondary surveyを行いましょう．

■ secondary survey
AMPL（E）：アレルギーなし，服薬なし，既往歴　40歳　虫垂炎，最後の食事　当日朝食，受傷機転（前述）
頭部：前額部打撲・血腫，瞳孔径2.5 mm/2.5 mm　対光反射＋/＋，眼瞼結膜貧血あり，眼球結膜黄疸なし
頸部：気管の偏位，頸静脈怒張などなし
胸部：皮下気腫なし，両側肺音清明
腹部：下腹部に拍動性腫瘤あり，圧痛あり，筋性防御なし，反跳痛なし
四肢：外傷や麻痺なし
背部：明らかな外傷なし

（下線部：異常値）

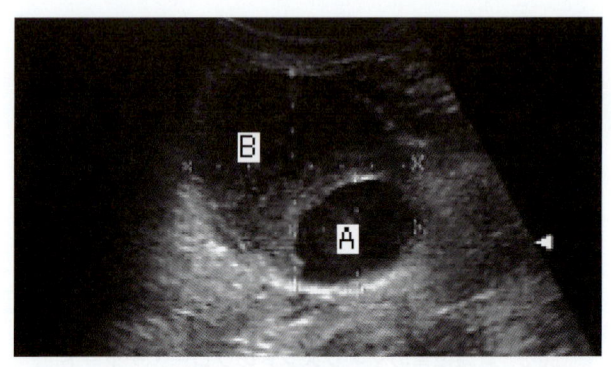

図4　腹部エコー
腹部大動脈内に拍動性の低エコー領域（A）と無拍動性の低エコー領域（B）が存在する．

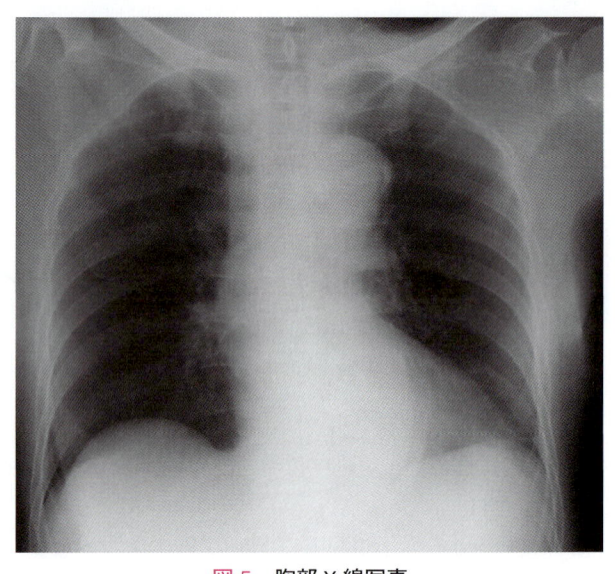

図5　胸部X線写真
血気胸，心陰影拡大，縦隔拡大，大動脈内膜の石灰化の偏位なし

司会　身体所見上腹部に腫瘤が触知されました．それでは，腹部腫瘤の鑑別診断にはどのようなものがありますか？
研修医　この患者さんの腹部腫瘤は拍動性でしたので，まず腹部大動脈瘤を考えました．しかし，この患者さんは女性ですから，子宮や卵巣などの婦人科疾患も考えられました．
司会　そうですね．それでは，次に何をしましたか？
研修医　腹部エコー（図4）を行いました．
司会　どのような所見ですか？
研修医　腹部大動脈内に拍動性の低エコー領域と無拍動性の低エコー領域を認め，腹部大動脈瘤破裂を考えました．
司会　このあとprimary surveyのポータブルX線の撮影を行いました．腹部大動脈瘤破裂を疑ったので骨盤X線は腹部骨盤X線撮影に変更してもらいました．所見をお願いします．
研修医　胸部X線写真（図5）は血気胸，心陰影の拡大

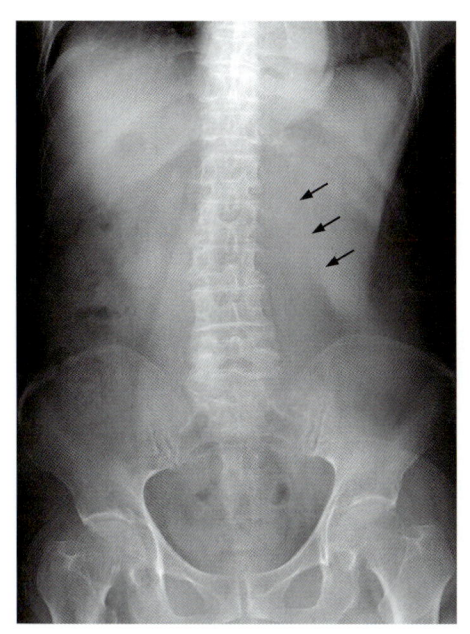

図6 腹部骨盤X線写真
左腸腰筋ライン消失（矢印）と腸管の右下方への圧排を認める．

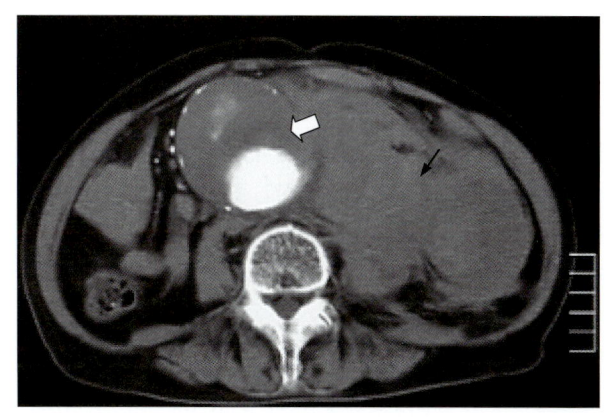

図7 腹部造影CT
腹部大動脈瘤破裂（⇦）と左後腹膜血腫（←）

や急性大動脈解離を疑わせる縦隔の拡大や大動脈内膜の石灰化の偏位などがありません．

参加者 縦隔の拡大や大動脈内膜石灰化の偏位は，急性大動脈解離の診断のためどれくらい信頼できるのですか？

司会 2002年の『JAMA』の論文によると，急性大動脈解離の診断のために胸部X線写真で縦隔の拡大は感度64％，大動脈内膜の石灰化の偏位は感度9％だそうです．ですから，あまり感度は高くありません．それでは，腹部骨盤X線写真（図6）はどうですか？

研修医 左の腸腰筋ラインが消失しているので，後腹膜出血があると思います．

司会 そうです．ところで，この患者さんが腰痛ではなく腹痛で同様の経過でショック状態で搬入され，腹部エコーで腹腔内液体貯留を認めた場合，どのような疾患を考えますか？

研修医 腹痛ですか？

司会 これは非常に珍しいですが，"abdominal apoplexy"という疾患があります．これは腹腔内の大動脈以外の腹腔動脈の枝などの動脈瘤が突然破裂して出血性ショックとなる疾患です．それでは，この"abdominal apoplexy"はどのように治療しますか？

研修医 緊急手術です．

司会 そうです．開腹して止血します．

参加者 TAE（経カテーテル的動脈塞栓術）は行わないのでしょうか？

司会 通常，開腹手術します．おそらくTAEは手技に時間がかかるので第1選択にはならないのだと思います．それでは，次にこの患者さんをどうしましたか？

研修医 腹部造影CTを撮影しました．

司会 そうですね．それでは，この患者さんが出血性ショックを救急室で離脱できない状態であったらどうしましたか？

研修医 緊急手術です．

司会 そうです．"abdominal apoplexy"と同様の理由で，バイタル・サインが不安定ならば緊急手術を行い，バイタル・サインが安定していればそれ以後の腹部造影CTなどの検査を行います．この患者さんの場合後腹膜血腫だけで腹腔内出血がなかったので，バイタル・サインが安定していたのだと思います．ところで，それ以外に追加する検査はありますか？

研修医 その他頭部・頸部・胸腹部造影CTを撮影しました．

司会 なぜそれらの検査を追加したのですか？

研修医 頭部打撲と意識障害があったので頭部CTの適応です．頸部CTは頸椎を評価するために，頸椎X線（3方向）の代わりに撮影しました．胸腹部造影CTは急性大動脈解離を否定し，腹部大動脈瘤を確定診断するために撮影しました．

司会 そのとおりです．それでは，腹部造影CT（図7）所見を説明してください．

研修医 腹部大動脈瘤破裂とそれに伴う左後腹膜血腫が認められます．

司会 そうです．その左後腹膜血腫が腹部単純X線の左腸腰筋ラインを消失させているのです．ところで，この患者さんは救急隊報告時なぜ神経原性ショックだったのでしょうか？

研修医 迷走神経反射ですか？

司会 そうですね．突然の大量後腹膜血腫によって腸管などに分布する迷走神経が刺激され，迷走神経反射が

II. 症例　8. 意識障害

起こったと考えられます．それでは，CTの撮影が終わって集中治療室に入室して，血管外科の先生を呼ぶ間に何を予想して何をしましたか？
研修医　出血性ショックに陥る可能性があったので，18Gでもう1本点滴ラインを確保しました．
司　会　その他に何をしましたか？
研修医　フォレー・カテーテルを挿入して尿量をモニタしました．
司　会　その他に何をしましたか？
研修医　手術の準備をしました．具体的には，手術用採血（血算，生化学，凝固，血型，クロスマッチなど）が提出されているか確認しました．
参加者　抗凝固薬，アスピリンやステロイドなどの服薬歴を聞くことも大切だと思います．
司　会　そうですね．その他に何をしましたか？
研修医　JATEC™プロトコールの最後に"FIXES"を確認します．
司　会　そうですね．この患者さんの場合，心電図を追加しました．その他に何をしましたか？
研修医　頸椎固定解除です．
司　会　そうです．なぜ頸椎固定解除が必要なのですか？
研修医　手術室で挿管時にネック・カラーが邪魔になるからです．
司　会　そうです．患者さんは意識があるので，JATEC™のプロトコールに従って頸椎固定を解除しました．それでは，この患者さんの最終診断をまとめてください．
研修医　最終診断は以下のとおりです．

■**最終診断**
腹部大動脈瘤破裂とそれに伴う後腹膜血腫（腹腔内出血の合併なし）
→後腹膜血腫の圧迫による迷走神経反射（神経原性ショック）
→神経原性ショックあるいは出血性ショックによる失神・転倒
→転倒による前額部打撲・血腫（頭蓋内出血，頸椎・頸髄損傷および他の外傷の合併なし）

司　会　この患者さんは，術後第11病日に退院されました．大動脈瘤破裂は生存率は約25％ですが，的確に診断して治療に結びつければ，この患者さんのように救命可能です．この患者さんのように外因性疾患の触れ込みで搬入された患者さんでも，それを引き起こした内因性疾患も同時に診断するようにしましょう．どうもありがとうございました．

文献
3) 日本外傷学会・日本救急医学会監修：改訂第3版　外傷初期診療ガイドライン．へるす出版，2008
4) 田中和豊：第2部　症状編　6. 腰背部痛，第3部　外傷編　3. 外傷患者の診かた　4. 頭頸部外傷，第4部　救命・救急編　2. ショック．問題解決型救急初期診療．第2版．医学書院，pp129-138, pp379-389, pp390-415, 2011
5) Klompas M：Does this patient have an acute thoracic aortic dissection? JAMA 287：2262-2272, 2002
6) 辻井厚子，ほか：Abdominal apoplexyの2症例．日救関東誌　8：160-162, 1987
7) MohlerⅢ ER, et al：Epidemiology, clinical features and diagnosis of abdominal aortic aneurysm. UpToDate 19：2, 2011

症例　3. 意識障害を主訴とした61歳の女性

司　会　今回の症例は救急車で搬入された患者さんです．

■**病歴**
61歳，女性
主訴：意識障害
現病歴：来院日19時40分頃，自宅でテレビを見ている際，突然「きつい」とテーブルにうつ伏せになり，そのまま意識消失したため家族により119 callとなり救急車で搬入された．意識消失前に頭痛，胸痛などの訴えはなかったとのこと．
既往歴：腰椎椎間板ヘルニア

アレルギー：なし
薬物歴：なし

■**バイタル・サイン**
意識：JCS 100，呼吸数：12/分，心拍：83回/分，血圧：103/78 mmHg，体温：36.4℃，SpO$_2$：99％（room air）

■**身体所見**
頭頸部：瞳孔1.5（-）/1.5（-），縮瞳，顔面蒼白，眼瞼/眼球結膜　貧血（-）黄疸（-）
胸部：心音/呼吸音　異常なし

腹部：異常なし
四肢：異常なし
神経学的所見　意識障害のため判断できず
　　　　　　　（明らかな異常なし）

（下線部：異常）

◆意識障害で最も緊急度の高いものは？
　―鑑別診断の手順と処置―

司会　それでは，この症例についてどのような鑑別診断を考えますか？
参加者　アルコール中毒，低血糖，薬物，髄膜炎などです．
司会　そうですね．この患者さんは突然意識障害になっています．そうすると他にどのような疾患を考えますか？
参加者　脳出血です．
司会　そうです．脳血管疾患です．この患者さんは特に縮瞳しています．ですから，橋出血を考えます．それでは，意識障害の鑑別診断の中で最も緊急度の高いものは何ですか？
参加者　低血糖です．
参加者　脳血管疾患です．
司会　どちらですか？
参加者　低血糖です．
司会　それでは，低血糖はどれくらいの時間の間に治療しなければなりませんか？
参加者　20～30分です．
司会　そうです．文献的にあまり記載されていませんが，低血糖が20～30分以上遷延すると，低血糖性脳症となり意識が回復しなくなります．ですから，意識障害の患者さんは呼吸と循環が安定していて，低血糖がなければそれ自体で死亡する可能性は低いです．それでは，脳血管疾患の患者はどのようにして死亡しますか？
参加者　脳ヘルニアになって脳幹が圧迫されて，呼吸循環が停止して死亡します．
司会　そうですね．そのようになるのはどれくらいの時間がかかりますか？
参加者　通常数時間です．
司会　そうですね．ですから，呼吸と循環が安定している意識障害の患者の中で最も緊急度が高いのは「低血糖」です．ですから，意識障害の患者は必ず「低血糖」を否定してください．もしも意識障害の患者について最初に簡易血糖測定器で血糖を測定せずに「低血糖」を見逃すと，患者はどうなりますか？
参加者　頭部CT検査を受けます．

司会　いきなり頭部CTを撮りますか？　頭部CTの前にどうしますか？
参加者　採血と点滴です．
参加者　心電図です．
司会　採血と点滴はしますが，心電図は要りません．なぜならば，通常循環器系疾患が循環動態が安定している持続的意識障害を起こすことはまれだからです．実際にはこのような意識障害の患者さんは頭部CT検査の前に気管挿管します．それでは，意識障害の患者さんにはなぜ気管挿管するのでしょうか？
参加者　誤嚥予防です．
司会　そうです．誤嚥予防の気道確保目的です．脳血管疾患の患者さんはしばしば嘔吐します．それでは，このような脳血管疾患の患者さんに気道確保せずに頭部CTを撮影して，頭部CT撮影中に患者さんが嘔吐したらどうなりますか？
参加者　窒息します．
司会　そのとおりです．それではどのくらいの意識障害のレベルだったら気管挿管しますか？
参加者　GCS 8点以下です．
司会　そうです．GCS 8点以下の持続的意識障害はまず気管挿管すると覚えてください．ですから，低血糖を見逃された患者さんは，気管挿管されて頭部CTを撮影されることになります．そして，頭部CT撮影の後患者さんはどうなりますか？
参加者　（無言）
司会　頭部CTで脳出血が否定されたら，次に何を疑いますか？
参加者　脳梗塞です．
司会　そうです．ですから，患者さんは脳MRI検査を受けることになります．最悪の場合，そのあとに血液検査結果が出て「低血糖」が判明することがあります．ですから，意識障害の患者さんは最初に必ず「低血糖」を否定してください．ここで，この患者さんは意識障害の他に縮瞳があります．それでは，「意識障害および縮瞳」の鑑別診断は何ですか？
参加者　橋出血，有機リン酸中毒，サリン中毒，麻薬中毒です．
司会　そうです．この中で，有機リン酸中毒は流涙・流涎がないので考えにくく，サリン中毒も家庭で1人だけというのは考えにくいです．麻薬中毒は日本では癌患者で麻薬を過量に使用した人に多いので，これも考えにくいです．だから，この患者さんの場合，最も考えやすいのは橋出血です．それでは，この患者さんはどうしましたか？
研修医　血糖を検査して，111 mg/dLでした．

II．症例　8．意識障害

司　会　もしもここで低血糖だったらどうしますか？
参加者　50％ブドウ糖を40 mL静注します．
司　会　それで意識が回復すればよいですが，もしも意識が回復しなかったらどうしますか？
参加者　ビタミンB₁を静注します．
司　会　それでもいいです．しかし，ここでもう一度血糖を測定してください．まれに持続的低血糖があります．この持続的低血糖はどのようなときに起こりますか？
参加者　インスリノーマです．
司　会　そうです．インスリノーマ，インスリン過量投与や敗血症などで起こりえます．ですから，低血糖が持続したら，血糖が上昇するまでブドウ糖の静注を継続するか，場合によっては高カロリー輸液をすることもあります．それでは，いま低血糖が否定されたので，次にどうしましたか？
研修医　挿管しました．
司　会　ここでこの患者さんを挿管するとき，どのような前処置をして挿管しますか？
参加者　鎮静します．
司　会　鎮静は不要です．なぜならば，この患者さんは意識障害があるからです．一般的に麻酔の3要素は何ですか？
参加者　鎮静・鎮痛・筋弛緩です．
司　会　この患者さんはどのようにして挿管しましたか？
研修医　フェンタニル®（fentanyl citrate）で鎮痛して挿管しました．その後ポータブルの胸部X線写真で気管チューブの位置を確認してから，頭部CTを撮影しました．
司　会　頭部CTの結果はどうでしたか？
研修医　出血はありませんでした．
司　会　ここで脳出血は否定されました．次に何を疑いますか？
参加者　脳梗塞です．
司　会　そうです．それでは，もしもこの患者さんが脳梗塞であったならば，治療はどうしますか？
参加者　血栓溶解療法です．
司　会　そうです．この患者さんは意識障害があり，かつ，四肢麻痺があるので，NIHSS（National Institute of Health Stroke Scale）が4点以上となり，血栓溶解療法の適応となります．それでは，次にどうしますか？
参加者　MRIです．
司　会　そうです．緊急でMRIを撮影します．MRIの結果はどうでしたか？
研修医　MRIもMRAもまったく異常はありませんでした．

司　会　結局，低血糖・脳出血・脳梗塞はありませんでした．それでは，この患者さんの診断は何なのですか？ちょうど採血結果が返ってきたのでその結果を見てみましょう．

■検査結果
WBC 4,500/μL，Hb 10.8 g/dL，PLT 18.3×10⁴/μL，BUN 11.7 mg/dL，CRE 0.5 mg/dL，Na 144 mEq/L，K 3.6 mEq/L，Glu 99 mg/dL，T-Bil 0.6 mg/dL，AST 17 IU/L，ALT 7 IU/L，LD 228 IU/L，CK 189 IU/L，CRP 0.0 mg/dL，エタノール 0 mg/dL，D-Dimer 0.1 μg/dL

◆検査から疾患を絞り込めない：次にどうするか？

司　会　検査値はまったく異常がありません．ここで，持続的意識障害の鑑別診断にまれに急性大動脈解離があります．しかし，D-Dimerも陰性ですので，急性大動脈解離も否定されます．それでは，次にどうしますか？
参加者　動脈血ガスを採ります．
司　会　酸塩基平衡障害を疑うということですね．よいと思います．他に何かしますか？
参加者　尿トライエージをします．
司　会　薬物中毒を疑うということですね．よいと思います．
参加者　詐病を疑います．
司　会　詐病で挿管までされる患者さんはなかなかいません．詐病ではないのですが，転換障害（通称ヒステリー発作）の患者さんも意識障害で搬入されます．しかし，通常人の話が聞こえているタヌキ寝入りのような状態です．こういう患者さんも挿管しようとすると，覚醒します．それでは，転換障害の患者さんはどのようにして診断しますか？
参加者　Hand drop testです．
司　会　そうです．1回だけやってください．何回も繰り返すと患者さんは学習して自分の手を自分の顔に落とすようになります．この他にもう一つ考えられる鑑別診断は非痙攣性てんかんです．しかし，非痙攣性てんかんは通常瞳孔が偏位していたりするので，否定的です．また，ここで意識障害の鑑別診断である「AIUEO TIPS」を1つ1つチェックしてもよいです．それでは，次に実際にはどうしましたか？
研修医　尿トライエージ検査をして，すべて陰性でした．それから，胃管挿入して胃洗浄しましたが，薬物の錠剤などは発見されませんでした．
司　会　ということは，薬物中毒も否定的ということで

す．それでは，この患者さんの診断はいったい何なのですか？　次にどうしますか？　入院させるにも何科に入院させればよいのですか？

参加者　（無言）

◆昏睡カクテルによる診断的治療

司　会　ところで昏睡カクテル Coma cocktail を知ってますか？

参加者　ブドウ糖とかナロキソン®（naloxone hydrochloride）とかビタミンB_1などです．

司　会　そうです．日本ではあまり使用しませんが，アメリカではよく使用します．薬物を投与して，意識が回復したらその薬物を拮抗薬とする薬物の薬物中毒と診断するのです．実際にはどうしましたか？

研修医　この患者さんはフェンタニル®を投与しましたが，搬入時から縮瞳がありました．そこで，ナロキソン®を3アンプル（0.2 mg×3）静注しました．すると少し意識が回復しました．その後昏睡カクテルにはないのですが，ベンゾジアゼピンの拮抗薬であるアネキセート®（flumazenil）0.5 mg を静注すると，意識が回復したので抜管しました．

司　会　ここで昏睡カクテルにはベンゾジアゼピンの拮抗薬であるアネキセート®は入っていません．それはなぜですか？

参加者　（無言）

司　会　これはまず最初にアネキセート®を打ってはいけない患者さんがいるからです．それはてんかんの患者さんです．もしもてんかんの患者さんにアネキセート®を注射しててんかん発作が起こったら，ベンゾジアゼピンが使えなくなってしまいます．もう一つの理由は，急性薬物中毒の患者さんがベンゾジアゼピンだけ服用していればよいのですが，ベンゾジアゼピン以外の薬物を複数服用しているときには，アネキセート®を投与するとてんかん発作を起こすことがあるからです．患者さんは意識回復後どうなりましたか？

研修医　意識回復後，患者さんにどうしたのかと尋ねると，最近不眠症で近医からマイスリー®（zolpidem tartrate）10 mg を処方されて，当日マイスリー®10 mg を1錠内服して，あまり効果がなかったのでそのあと3錠追加して服用したとのことです．

> ■最終診断
> ＃1　急性薬物中毒
> （マイスリー®zolpidem tartrate 10 mg 錠
> 合計4錠服用による）

◆急性薬物中毒による意識障害の治療の要点

司　会　最終診断は結局マイスリー®過量服用による急性薬物中毒でした．マイスリー®は非ベンゾジアゼピン系の睡眠薬です．ここで注意しなければならないのは，尿トライエージ検査が陰性でも完全に薬物中毒は否定できないことです．また，原因薬物が麻薬性やベンゾジアゼピン系でなくても，ナロキソン®やアネキセート®で意識が回復することがあります．なぜそうなるのかはどこにも記載はありません．ただ現象としてそういうことがあるのです．

　この症例のように原因不明の意識障害の中には，かなりの数の「急性薬物中毒」が存在すると思います．このように診断がつかない「急性薬物中毒」の患者を入院させて，数日後に意識が回復してから，本人に事情を聴いて確定診断してもよいのですが，本症例のように昏睡カクテルを効果的に用いれば診断が迅速に行えます．アネキセート®は，患者にてんかん歴がないこと，および複数の薬物を摂取していないことが明白であれば，投与可能だと考えます．そして，アネキセート®を投与してもしもてんかん発作が起こった場合には，ベンゾジアゼピン系以外のフェニトイン®やバルビツール系の薬物で対処すればよいと思います．

　このような原因不明の「急性薬物中毒」疑いの患者さんは臨床的に「脳幹梗塞」に類似しています．ただ，「急性薬物中毒」の患者さんは「脳幹梗塞」に比べて臨床的に穏やかです．つまり，眠っているような感じで，嘔吐もなく，バイタルも Cushing 徴候などありません．このような「急性薬物中毒」疑いの患者さんには，頭部CTが正常であることを確認した後，あるいは，脳MRIが正常であることを確認した後に，昏睡カクテルによる診断的治療が有効であると考えます．

　以前にも同様の症例を2例診たことがあります．1例目は，牛丼屋で牛丼を食べているときに突然意識障害で搬入された患者さんです．「原因不明の意識障害，あるいは，脳幹梗塞疑い」で入院させました．ところが，2日後位に突然起き出しました．事情を聴くと，不眠で眠れないので睡眠薬を飲んだそうです．それでも眠れなかったので，しょうがないから牛丼でも食べに行こうと思って牛丼を食べに行ったら，そこで薬が効き出して意識障害になったそうです．だから，この症例では牛丼に毒物や薬物が混入していたわけではなかったのです．

　もう一つの症例は，喫茶店での突然の意識障害です．この患者さんは頭部CT正常であったので，試しに昏睡カクテルを投与したら，突然起き出しました．事情を聴くと，既往歴で頭部手術後にデパケン®（sodium valpro-

II. 症例 8. 意識障害

ate）を服用していて，その日は頭痛がひどいのでデパケン®を追加して1錠服用したそうです．すると，喫茶店で突然デパケン®が効き出して意識障害になったようです．この患者さんの場合にもデパケン®はベンゾジアゼピンではないのですが，アネキセート®が効きました．

マイスリー®は近年よく処方される睡眠薬です．薬物の本によると，高齢者は1回5 mgから投与開始し，投与量は1日10 mgを超えないこととあります．ですから，この症例は1日量の4倍を1回で服用してしまったことになります．薬理作用は，「ω_1（BZD$_1$）受容体に対して選択的な親和性を示し，GABA$_A$系の抑制機構を増強すると考えられている」とあります．つまり，マイスリー®は薬物の分類上はベンゾジアゼピン系ではないのですが，薬理作用上では結局ベンゾジアゼピン受容体に作用するのです．ベンゾジアゼピン拮抗薬のアネキセート®が効いたのもその理由だと思います．

マイスリー®過量服用による「縮瞳」ですが，製薬会社の説明書にも記載はありませんでした．「縮瞳」は特徴的な身体所見ですが，実際には急性アルコール中毒でも起こります．ですから，「縮瞳」は「縮瞳」を起こす特徴的な薬物でも起こりえますが，実際にはアルコールや睡眠薬でも起こることがあると考えておいたほうが無難です．

今回の症例で何か質問はありますか？

参加者 GCS 8点以下の意識障害では絶対に気管挿管は必要でしょうか？ バッグ・バルブ換気だけで気道確保してもよいのではないでしょうか？

司会 非常によい質問です．GCS 8点以下の意識障害では気道確保が絶対に必要なので，バッグ・バルブ換気で気道確保しても構いません．ただし，嘔吐している，あるいは，嘔吐が予期される場合には，誤嚥予防のために気管挿管したほうがよいでしょう．

今回は意識障害の鑑別診断と昏睡カクテルによる診断的治療を学びました．どうもお疲れさまでした．

参考文献

8）田中和豊：第2部 症状編 11 意識障害．問題解決型救急初期診療，第2版．医学書院，pp181-195，2011

症例 4. 不穏を主訴とした70歳の男性

司会 今回の症例は救急車で搬入された患者さんです．

> ■病歴
> 70歳，男性
> 主訴：不穏
> 現病歴：家族によると，興奮や異常行動を普段から繰り返していたとのこと．受診日，車で家族とお墓参りに行ったとき，具合が悪いと言い，車外へ出て路上で寝そべりわめいていた．帰宅後も状況は変わらず，心配した家族が救急要請，当院搬送となった．
> 来院時嘔気強く，5回の嘔吐を認めた．吐物は少量，唾液様．頭痛（−），胸痛（＋）．
> 既往歴：特記事項なし
> 生活歴：ビール 350 mL×3本/日，タバコ 10本/日
> アレルギー歴：薬剤性アレルギー疑いにて過去に入院歴があったが原因薬物は不明．
>
> ■バイタル・サイン
> cons：Ⅰ-3（不穏），HR：95 bpm，BP：210/109 mmHg，BT：36.9℃，SpO$_2$：95%（room air）
>
> ■身体所見
> 瞳孔：3.0 mm/＋，3.0 mm/＋
> 眼球結膜：黄染，貧血なし
> 心音・呼吸音：正常
> 腹部：soft & flat，BS：normal
> 神経学的所見：明らかな麻痺（−），髄膜刺激症状（−）
> 「東（麻雀のトン）の文字が浮いて見える！」などの意味不明な発言を叫び続ける．
>
> （下線部：異常所見）

司会 今回は「不穏」で救急車搬入された患者さんです．この患者さんを診てどんな鑑別診断を考えますか？

参加者 頭蓋内病変，電解質異常，低血糖，アルコールや薬物中毒，脳炎や髄膜炎などです．

司会 そうですね．それでは，まずどのような検査をしますか？

参加者 血算や生化学などの採血です．D-Dimerも採ります．

司会 D-Dimerは何のために採るのでしょうか？

参加者 念のため胸痛の症状もありますから…．

司会 絶対に必要ではないですが，採ってもよいでしょう．それでは，生化学ではどのような項目をチェックしますか？

参加者 BUN，Na，Kなどです．

司会　他に何かの項目を追加しますか？
参加者　アンモニアです．
司会　いいですね．他に何か追加しますか？
参加者　（無言）
司会　最初に検査でオーダーしないと見逃される疾患があります．それらは何でしょうか？
参加者　（無言）
司会　高Ca血症や甲状腺機能亢進症などです．ですから，Ca，Pおよび甲状腺機能もチェックしましょう．採血以外に何の検査をしますか？
参加者　頭部CTを撮影します．
司会　そうですね．この患者さんは血圧が高く，脈拍が血圧に比較して遅いのでCushing徴候があると考えられます．したがって，頭蓋内病変を疑ってよいと思います．「幻視」もありますので，後頭葉の病変も疑われます．それでは，頭部CTはどうでしたか？
研修医　出血などの異常はありませんでした．
司会　ここで脳出血や脳の占拠性病変は否定されました．それでは，採血結果を見てみましょう．

■採血結果
WBC 8,600/μL，Hb 10.5 g/dL，Ht 31.8%，Plt 34.4万/μL，Na 138 mEq/L，K 4.0 mEq/L，Cl 103 mEq/L，BUN 15.4 mg/dL，<u>CRE 1.8 mg/dL</u>，Alb 3.6 g/dL，<u>T-Bil 0.7 mg/dL</u>，AST 18 IU/L，ALT 9 IU/L，γ-GT 67 IU/L，LD 168 IU/L，AMY 103 IU/L，Glu 104 mg/dL，<u>CRP 1.1 mg/dL</u>，<u>アルコール血中濃度 6 mg/dL</u>

（下線部：異常値）

司会　この採血結果を見てどう思いますか？
参加者　あまり大きな異常はありません．少なくとも低血糖，急性アルコール中毒とナトリウムの異常はありません．
司会　この患者さんの場合，アンモニア，Ca，Pはチェックされていません．甲状腺機能は夜間でしたので検査できませんでした．それでは，ここでどのような鑑別診断が残りますか？
参加者　アルコール離脱，脳炎，髄膜炎，急性薬物中毒，甲状腺機能亢進症などです．
司会　それでは，次にどうしますか？
参加者　尿トライエージをします．
司会　いいですね．ここで，この患者さんは発熱もなく，炎症反応も強くありません．それだけで脳炎と髄膜炎は否定できますか？
参加者　いいえ，完全には否定できません．
司会　それでは，脳炎，髄膜炎を完全に否定するためにはどうしますか？

参加者　MRIを採ります．
参加者　腰椎穿刺をします．
司会　どちらの検査をしますか？　ここで，MRIにしろ腰椎穿刺にしろ，患者さんが不穏のままでは検査できません．まず最初に患者さんを鎮静する必要があります．この患者さんをどうやって鎮静しますか？
参加者　リスパダール®（risperidone）を内服させます．
司会　いま患者さんを救急室で診ていますし，この患者さんは血圧も高いので，鎮静は内服薬ではなく静注薬を考えましょう．静注薬の鎮静薬にはどのようなものがありますか？
参加者　メジャーとマイナーです．
司会　メジャーとは何ですか？マイナーとは何ですか？
参加者　メジャーは抗精神病薬で，マイナーはベンゾジアゼピン系薬です．
司会　それではどちらを使いますか？
参加者　メジャーです．
参加者　マイナーです．
司会　どちらが先で，その理由は何ですか？
参加者　マイナーを先に投与すると逆に不穏が増悪することがあるので，原則としてメジャーをまず投与します．
司会　そうです．この患者さんの場合どうなりましたか？
研修医　セレネース®（haloperidol）1Aを合計2A静注しましたが，不穏は治まりませんでした．
司会　セレネース®つまりメジャー・トランキライザーが無効でした．次にどうしますか？
参加者　ディプリバン®（propofol）を投与します．
司会　ディプリバン®は気道確保が必要ですし，短時間しか効果がありません．ですので，この場合にはよい選択ではありません．それでは次にどうしますか？
参加者　次はマイナー・トランキライザーです．
司会　そうですね．次はベンゾジアゼピン系薬を投与します．実際にこの患者さんはどうなりましたか？
研修医　家族に改めて病歴を取り直すと，「日頃からさまざまな病院に行き，ボルタレン®（diclofenac sodium）とハルシオン®（triazolam）の処方を大量に受け，毎日ビールとともに内服していて，来院日前日からハルシオン®は内服していなかった．」とのことでした．このため，ベンゾジアゼピン離脱症候群も考えて，ホリゾン®（diazepam）1/2A静注しました．すると，不穏も血圧も安定しました．
司会　診断は何ですか？
研修医　ベンゾジアゼピン離脱症候群です．

■診断　ベンゾジアゼピン離脱症候群

II．症例　8．意識障害

司　会　ここで，脳炎や髄膜炎などを完全に否定するためにMRIや腰椎穿刺を行ってもよいかもしれません．しかし，病歴と治療の反応からこの患者さんはほぼベンゾジアゼピン離脱症候群と診断してよいでしょう．改めて薬物中毒のベンゾジアゼピン離脱症候群の項を読むと，この患者さんの症候が記載されています．アルコールやベンゾジアゼピンを慢性的に服用している人が突然中止すると離脱症状を起こすことがあります．他に急激に中止してはいけない薬物は何ですか？
参加者　抗パーキンソン病薬のドパミン作動薬です．
司　会　そうです．ドパミン作動薬は突然中止すると悪性症候群を起こすことがあります．他にありますか？
参加者　（無言）
司　会　SSRI（選択的セロトニン再取り込み阻害薬）も離脱を起こします．ですから，薬物歴を正確に取る必要があります．今回このようなベンゾジアゼピン離脱症候群というまれな症例を取り上げた理由は，このベンゾジアゼピン離脱症候群の診断は採血や画像検査ではできないからです．このように今回の症例と急性薬物中毒の症例（p.80）のように採血や画像に異常が出ない「見えない疾患」を「見える」ようにすることが救急の醍醐味です．この症例を内科医や神経専門医にコンサルテーションしたらどうなっていたかわかりません．何か質問はありますか？

参加者　ホリゾン®は1/2 Aから静注していますが，なぜ1/2 Aから投与するのでしょうか？
司　会　薬物には最低量から投与する薬物と最大量から投与する薬物があります．鎮静薬は最低量から投与します．なぜですか？
参加者　効きすぎると患者さんが眠ってしまうからです．
司　会　それもあります．他に何か理由がありますか？
参加者　呼吸抑制は血圧が低下します．
司　会　そうです．ですから，最低量から反応を見ながら使用します．このように最低量から投与する薬物には，他に糖尿病薬や降圧薬があります．それでは，最大量から投与する薬物は何ですか？
参加者　抗菌薬です．
司　会　その理由は何ですか？
参加者　抗菌薬を最大量で投与しないと，治療に反応しないとき，量が足りないために効いていないのか抗菌薬に耐性があって効いていないのか判断できないからです．
司　会　そのとおりです．今回は「見えない疾患」を「見る」ことを学びました．どうもお疲れさまでした．

参考文献

9) 内藤裕史：74　ベンゾジアゼピン　中毒百科　事例・病態・治療　工業用品/ガス/農薬/医薬品/動植物　改訂第2版．南江堂，東京，pp328-338，2011

II. 症例 9. 麻痺

⑨ 麻痺

片麻痺へのアプローチのフロー・チャート

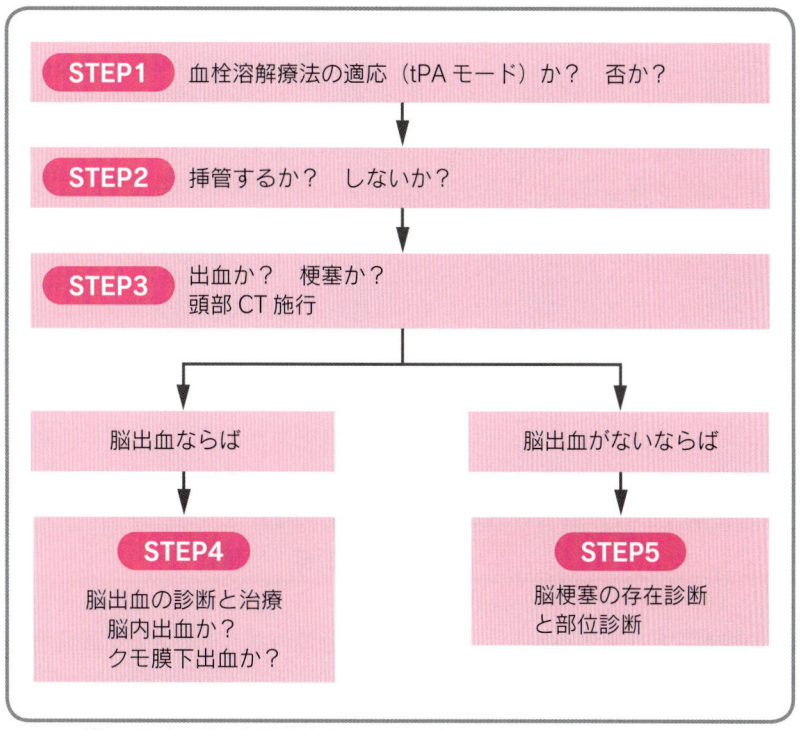

```
STEP1  血栓溶解療法の適応（tPAモード）か？ 否か？
          ↓
STEP2  挿管するか？ しないか？
          ↓
STEP3  出血か？ 梗塞か？
        頭部CT施行
       ↙          ↘
 脳出血ならば      脳出血がないならば
     ↓                 ↓
  STEP4             STEP5
 脳出血の診断と治療   脳梗塞の存在診断
 脳内出血か？        と部位診断
 クモ膜下出血か？
```

（「問題解決型救急初期診療 第2版」医学書院, 2011, p.197 より引用）

症例　左片麻痺を主訴とした53歳の男性

司 会　今回の症例は同僚に搬入された患者さんです.

■病歴
53歳, 男性
主訴：意識障害, 左片麻痺
現病歴：受診日のAM 8：00時頃, 通常どおり会話できていたが, AM 8：30頃, 仕事中, 柱に寄りかかるように立っているところを同僚が発見した. その後, 呂律障害を認めたため, 当院に搬入（AM 9：35）された.
既往歴：不明
家族歴：不明
生活歴：警備員（夜勤明け）
薬歴：不明
アレルギー：不明

■バイタル・サイン
意識：<u>JCS Ⅰ-3</u>　脈拍数：75回/分, <u>血圧：194/82 mmHg</u>, 体温：35.8℃, SpO₂：98%（O₂ 10 L/分リ

ザーバ）

■身体所見
瞳孔：4.0+/4.0+, <u>右共同偏視（+）</u>
<u>左片麻痺（+）, 失語（+）, 左半身感覚低下（+）</u>

（下線部：異常所見）

◆片麻痺の鑑別診断

司 会　この症例でどんな鑑別診断を考えますか？
参加者　脳出血や脳梗塞などの脳血管疾患です.
司 会　他にありますか？
参加者　大動脈解離です.
司 会　そうですね. 大動脈解離もありえます. 他にありますか？
参加者　片麻痺は顔面も含むのですか？
司 会　いい質問です. 片麻痺が顔面を含むのと含まないのとでは何がどう違うのですか？
参加者　片麻痺が顔面を含まなければ, 病変は頸より下

Ⅱ．症例　9．麻痺

です．

司会　そうです．顔面を含まない片麻痺は，多発性硬化症などによる Brown-Séquard 症候群でも起こると教科書に記載されていますが，そのような症例はまず見ません．ですから，片麻痺の鑑別診断はまず脳出血か脳梗塞だけを考えればいいです．ただし，この場合片麻痺と意識障害という組み合わせでは，もう一つの疾患を考えておく必要があります．それは何ですか？

参加者　（無言）

司会　それは低血糖です．低血糖でも現象的に意識障害だけでなく，片麻痺と瞳孔偏位が起こることがあります．低血糖でなぜ片麻痺と瞳孔偏位が起こるのかはわかりませんが，これは必ず知っておいてください．それでは，この患者さんに次にどうしますか？

◆次にすべきこと

参加者　血糖をチェックします．

参加者　CT を撮ります．

司会　血糖をチェックして異常がなければいきなりCT に行きますか？

参加者　ルートをとります．

司会　ルートはどちらの腕からとりますか？

参加者　右腕です．

司会　そうです．採血はどんな項目を提出しますか？

参加者　血算・生化学・凝固です．

司会　そうです．採血・点滴したらすぐに CT に行きますか？　それともその前に何かしますか？

参加者　O_2 10 L/分リザーバで SpO_2 が 98％なので，動脈血ガスを採ります．

司会　ここで動脈血ガスを採りますか？

参加者　（無言）

司会　それでは，ここでやってはいけないことは何ですか？

参加者　血圧を上げるような行為です．

司会　それはなぜですか？

参加者　再破裂の可能性があるからです．

司会　診断としてクモ膜下出血を考えているのですね．いいでしょう．それでは，この患者さんは脳出血なのですか，それとも脳梗塞なのですか？

参加者　（無言）

司会　それでは，診断が脳出血か脳梗塞か鑑別するためにはどうすればよいのですか？

参加者　頭部 CT です．

司会　そのとおりです！　問診と身体診察では脳出血か脳梗塞かの推測は可能ですが，それを確定するのはあくまでも頭部 CT です．それでは，もしも診断が脳出血であれば，治療はどうしますか？

◆治療をどうするか

参加者　手術適応があれば手術をして，手術適応がなければ保存的に治療します．

司会　そうです．それでは，診断が脳梗塞であったとしたら，治療はどうしますか？

参加者　血栓溶解療法の適応があれば，血栓溶解療法を行い，もしも血栓溶解療法の適応がなければ他の薬物で治療します．

司会　そのとおりです．この患者さんの推定発症時間は AM 8：00 から AM 8：30 の間です．この患者さんは AM 9：35 に病院に搬入されたので，発症から遅く見積もって 1 時間 35 分と考えられます．もしもこの患者さんが脳梗塞であれば，脳梗塞に対する血栓溶解療法は発症から 3 時間以内ですので，血栓溶解療法の適応がある可能性があります．それでは，血栓溶解療法の適応の可能性がある患者さんを診察するときにしてはいけないことはどんなことでしょう？

参加者　休憩です．

司会　そうです！　大変重要なことです．このような緊急性のある患者さんを診察するときに，みんなで朝食を採るなどの休憩は絶対にしないでください．休憩をとって帰ってきて発症から 3 時間を越えてしまって，血栓溶解療法の適応がなくなってしまったら，患者さんを最善に治療する選択肢をなくしてしまったことになります．休憩以外にしてはいけないことは何ですか？　動脈血ガスはどうですか？

参加者　（無言）

司会　動脈血ガス検査は原則として禁忌です．なぜならば，血栓溶解療法で採血部位から出血する可能性があるからです．ですから，もしも点滴ラインをとるときに採血ができなかったら，動脈から採血するのではなく，麻痺側の腕の静脈から採血してください．他にしてはいけないことはありますか？

参加者　（無言）

司会　経鼻胃管とフォーレー・カテーテルは絶対に挿入しないでください．鼻出血や尿道出血が起こったら，血栓溶解療法ができなくなります．ですから，動脈血採血，経鼻胃管やフォーレー・カテーテルの挿入は絶対にしないでください．できる治療ができなくなる可能性があります．ですから，単純に採血・点滴だけすればよいのです．点滴だけでよいかというとそうではなく，採血も絶対に必要です．なぜならば，血栓溶解療法の適応項目に血糖や血小板などの採血項目があるからです．それでは，いま採血・点滴をしたら，その後にすぐに CT に

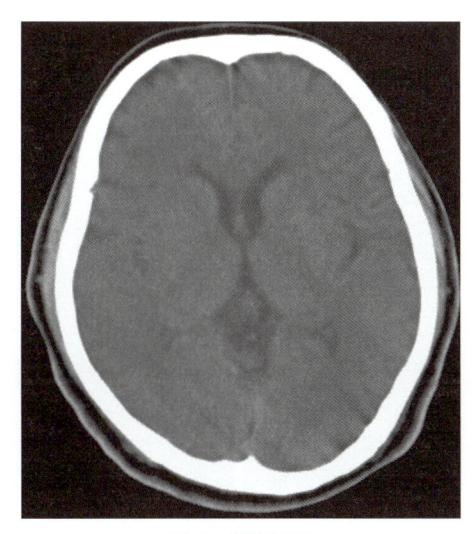

図1　頭部CT
出血なし．

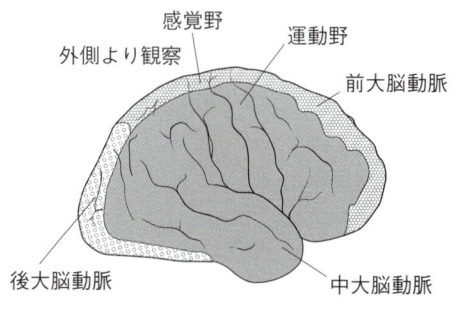

図2　大脳動脈の支配

行きますか？　それとも何かしますか？
参加者　すぐにCTに行きます．
司会　それはなぜですか？
参加者　出血か梗塞か知りたいからです．
司会　そうです．しかし，頭部CTに行く前に，神経学的所見を詳細に採る研修医や神経学的所見を詳細にとれと言い出す指導医がいます．どう思いますか？
参加者　神経学的所見で出血か梗塞かは確定できないのであまり意味はないと思います．
司会　そのとおりです．もしもこの段階で神経学的所見に注目するとすると，病変部位が脳幹かどうかということです．つまり，麻痺が交代性麻痺かどうか，あるいは，咽頭反射などが消失しているかどうかなどの所見です．なぜならば，病変がもしも脳幹であるならば，頭部CT撮影の前に気管挿管しておいたほうが安全だからです．それでは，頭部CTに行きますが，そのとき一緒に持って行ったほうがよいものは何ですか？
参加者　ホリゾン®（diazepam）です．
司会　何のためにホリゾン®を持って行くのですか？
参加者　痙攣の治療のためです．
司会　いいでしょう．他に何か持って行きますか？
参加者　プリンペラン®（metoclopramide）を持って行きます．
司会　そうです．いつでも嘔吐してもいいように膿盆も持参してください．そして，吐きそうになったらすぐに横を向かせて気道を確保してください．それでは，撮影した頭部CT（図1）を見てみましょう．どうですか？
参加者　出血がありません．
司会　そうです．ですから，診断は自動的にほぼ脳梗塞です．それでは，次に脳梗塞の部位はどこでしょう

か？　そして，それはどうやって確定しますか？
参加者　MRIです．
司会　確かにMRIで脳梗塞の存在診断と部位診断を行います．しかし，神経内科医はどうするでしょうか？
参加者　神経学的所見で推定します．
司会　そのとおりです．ですから，神経学的診察を詳細にするとしたら，頭部CTを撮影して脳MRIを撮影するまでの間に行うべきなのです．それでは，脳梗塞の部位はどこですか？
参加者　右の脳です．
司会　左片麻痺なので右脳なのは当たり前です．それでは，右脳のどこの部位ですか？
参加者　側頭葉です．
司会　血管はどこの血管ですか？
参加者　右中大脳動脈です．
司会　なぜ右中大脳動脈なのですか？　ラクナ梗塞は考えられますか？
参加者　派手そうだから右中大脳動脈ではないでしょうか？
司会　どう派手だと右中大脳動脈で，どう地味だとラクナ梗塞になるのですか？
参加者　ガッツリ（しっかり）行っているので右中大脳動脈ではないでしょうか？
参加者　麻痺と感覚低下の両方があるので，中大脳動脈です．
司会　それでは，ラクナ梗塞はどのような症状になりますか？
参加者　多彩な症状を起こします．
司会　中大脳動脈はガッツリで，ラクナは多彩なのですか？　いったいどう違うのですか？
参加者　（無言）
司会　それでは，その違いを説明しましょう．大脳は図2のように前大脳動脈・中大脳動脈・後大脳動脈の3本で支配されています．ここで，中大脳動脈が閉塞してその支配領域が梗塞すると，運動野と感覚野がともに障害されるので，運動麻痺と感覚麻痺が出現します．これ

II. 症例　9. 麻痺

STEP1
頸部以下の片麻痺（つまり顔面に麻痺がない）ならば脊髄レベル

STEP2
片麻痺と対側に顔面麻痺がある，つまり，交代性麻痺ならば脳幹レベル

脳神経Ⅰ～Ⅳ麻痺　→　中脳レベル
脳神経Ⅴ～Ⅷ麻痺　→　橋レベル
脳神経Ⅸ～Ⅻ麻痺　→　延髄レベル

STEP3
片麻痺と同側に顔面麻痺があるならば，
皮質下レベル（ラクナ梗塞）か皮質レベル
瞳孔偏位があれば，偏位方向の皮質レベル
瞳孔偏位がなければ，
　皮質症状がある　→　皮質レベル
　皮質症状がない，あるいは，
　純粋な運動麻痺のみ（感覚麻痺がない）
　　→　皮質下レベル（ラクナ梗塞）

図3　脳梗塞の局在診断のフロー・チャート
（参考文献2）より引用）

表2　脳梗塞に対するtPA療法の適応

①発症3時間以内の脳梗塞である（すべての臨床カテゴリー：アテローム血栓性脳梗塞，ラクナ梗塞，心原性脳塞栓症が対象）
②症状の急速な改善がない
③軽症例ではない（失調，感覚障害，構音障害，極軽度の麻痺など単一症候のみ，NIHSSスコアが4以下）

に対して，ラクナ梗塞では細い穿通枝1本が閉塞するため，その穿通枝が支配する内包や視床の一部分のみが障害を受けるので，運動麻痺あるいは感覚麻痺のどちらかが起こることが多いです．また，これ以外の鑑別方法として，瞳孔偏位は大脳皮質の梗塞だけで起こり，ラクナ梗塞では起こりません．そして，最後に皮膚書字覚や立体認知覚は大脳皮質で行われるので，これらの複合感覚が障害されていると大脳皮質の梗塞を考え，ラクナ梗塞は否定的です．以上をまとめると，図3のようなフロー・チャートになります．したがって，この症例は瞳孔偏位があり，かつ，運動と感覚障害の両方があるので，右の中大脳動脈の梗塞であることが予想されます．それでは，脳MRI（図4）を見てみましょう．どうですか？
参加者　思ったとおりに右の中大脳動脈が梗塞しています．
司　会　そうですね．この患者さんの場合脳MRIで右中大脳動脈の根幹で閉塞しているので，大動脈解離による脳梗塞は考えなくていいでしょう．原因としては心原性塞栓を最も疑います．次にどうしましたか？

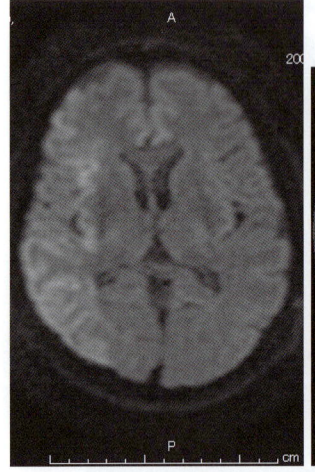

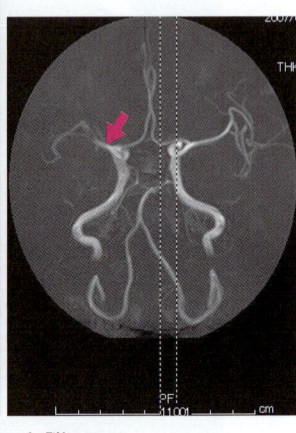

図4　脳MRIと脳MRA
脳MRIで右中大脳動脈領域にhigh intensityと脳MRAで右中大脳動脈の閉塞（矢印）が認められる．

表3　脳梗塞に対するtPA療法の禁忌（参考文献4）より引用）

既往歴
・頭蓋内出血既往
・3カ月以内の脳梗塞（TIAは含まない）
・3カ月以内の重篤な頭部脊髄の外傷あるいは手術
・21日以内の消化管あるいは尿路出血
・14日以内の大手術あるいは頭部以外の重篤な外傷
・治療薬の過敏症

臨床所見
・痙攣
・クモ膜下出血（疑）
・出血の合併（頭蓋内出血，消化管出血，尿路出血，後腹膜出血，喀血）
・頭蓋内腫瘍・脳動脈瘤・脳動静脈奇形・もやもや病
・収縮期血圧（適切な降圧療法後も185 mmHg以上）
・拡張期血圧（適切な降圧療法後も110 mmHg以上）

血液所見
・血糖異常（＜50 mg/dL または＞400 mg/dL）
・血小板100,000/mm³以下
・ワーファリン内服中，PT-INR＞1.7
・ヘパリン投与中，APTTの延長（前値の1.5倍以上または正常範囲を超える）
・重篤な肝障害
・急性膵炎

画像所見
・CTで広汎な早期虚血性変化
・CT/MRI上の圧排所見（正中構造偏位）

研修医　NIHSS：National Institute of Health Stroke Scale（表1＝次頁）を計算し，血栓溶解療法の適応（表2）があり，かつ，禁忌（表3）がないかどうか検討しました．

■**最終診断**
＃1　脳梗塞（急性期，右中大脳動脈）
　　NIHSS　25/42

司　会　それから患者さんをどう治療しましたか？
研修医　tPA（tissue plasminogen activator）療法を行い，

表1　NIHSS

1a. 意識水準
　0　完全に覚醒，的確に反応
　1　覚醒していないが簡単な刺激で覚醒
　2　意識混濁，注意喚起には繰り返し刺激が必要
　3　完全に無反応，弛緩状態，無反射状態である．

1b. 意識障害質問
今月の月名および年齢を尋ねる．
※失語症または昏迷：2点　　挿管等で話せない：1点
　0　両方の質問に正解
　1　一方の質問に正解
　2　両方とも不正解

1c. 意識障害従命
目の開閉・離握手
もし手が使えないときは他の1段階命令に置き換えてもよい．
　0　両方とも遂行可
　1　一方だけ遂行可
　2　両方とも遂行不可

2．最良の注視
随意あるいは反射的眼球運動（人形の眼）で評価
共同偏視を随意的あるいは反射的に克服できるとき：1点
単一の末梢性脳神経（Ⅲ，Ⅳ，Ⅵ）麻痺：1点
　0　正常
　1　部分的注視麻痺
　2　固定した偏視あるいは完全注視麻痺

3．視野
　0　視野欠損なし
　1　部分的半盲（1/4盲を含む）
　2　完全半盲（同名半盲を含む）
　3　両側性半盲（皮質盲を含む全盲）

4．顔面麻痺
　0　正常な対称的な動き
　1　軽度の麻痺（鼻唇溝の平坦化，笑顔の不対称）
　2　顔面下半分の完全あるいはほぼ完全な麻痺
　3　顔面全部分の麻痺（末梢性顔面神経麻痺 or 1a で3点）

5．上肢の運動　　　右　　左
　0　下重なし．90（仰臥位時は45）度を10秒間保持できる．
　1　下重する．90（45）度を保持できるが10秒以内に下重
　2　重力に抗しての動きが見られる．
　　　90（45）度の挙上または保持ができない．
　3　重力に抗して動きが見られない．ベッド上に落ちる．
　4　全く動きが見られない．
　N　切断，関節癒合

6．下肢の運動　　　右　　左
　0　下重なし．30度を5秒間保持できる．
　1　下重する．30度を保持できるが，5秒以内に下重．
　2　重力に抗しての動きが見られる．
　　　下肢は落下するが，重力に抗する動きが認められる．
　3　重力に抗しての動きが見られない
　　　即座にベッド上に落ちる．
　4　全く動きが見られない．
　N　切断，関節癒合

7．運動失調
指・鼻・指試験と踵・脛試験
※痙性や錐体路障害（麻痺）のため poor であればこの項目は異常とはとらない．
　0　なし
　1　1肢に存在
　2　2肢に存在
　N　切断，関節癒合

8．感覚
　0　正常．感覚障害なし
　1　軽度から中等度の感覚障害．
　2　重度から完全感覚脱失．触覚も分からない．

9．最良の言語
　0　失語なし．正常
　1　軽度から中等度の失語
　2　重度の失語
　3　無言，全失語

10．構音障害
　0　正常
　1　軽度から中等度．
　2　重度．構音異常が強いため，検者が理解不能である．
　N　挿管または身体的障壁

11．消去現象と注意障害（無視）
　0　異常なし
　1　視覚，触覚，聴覚，視空間，あるいは自己身体に対する不注意，あるいは1つの感覚様式で2点同時刺激に対する消去現象．
　2　重度の半側不注意あるいは2つ以上の感覚様式に対する半側不注意．一方の手を認識しない．または空間の一側にしか注意を向けない．

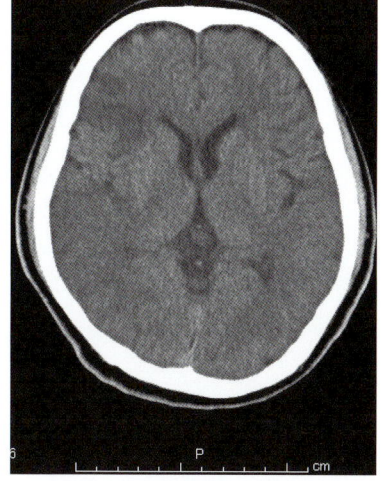

図5　tPA療法後の頭部CT
右の前頭葉と側頭葉の境界に low density area が認められる．

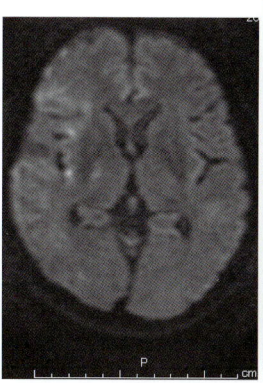

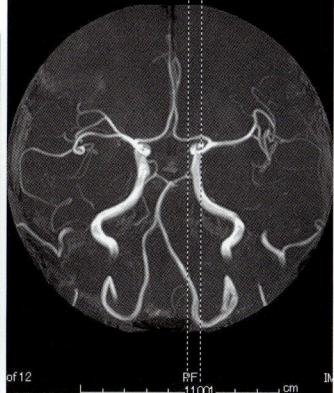

図6　tPA療法後の脳MRIと脳MRA
脳MRIで右側頭葉の一部に high intensity が認められ，脳MRAで右中大脳動脈が開通している．

II. 症例 9. 麻痺

NIHSS は 19 点まで改善し，後日リハビリ病院に転院しました．tPA 療法後の頭部 CT（図 5）と脳 MRI・MRA（図 6）を示します．

司会 本日は片麻痺の鑑別診断とアプローチ方法，そして，脳梗塞の局在診断方法，そして，脳梗塞に対する tPA 療法の適応と禁忌について学びました．どうもありがとうございました．

参考文献

1) 田中和豊：第 2 部症状編 12. 麻痺　問題解決型救急初期診療，第 2 版．医学書院，pp.196-213，2011
2) 田中和豊：第 3 部　身体診察　問題解決型救急初期検査　医学書院，p.146-157，2008
3) 田中和豊：Step by Step!　初期診療アプローチ第 4 巻，神経学的診察，CareNet DVD，2008
4) 日本脳卒中ホームページ，rt-PA（アルテプラーゼ）静注療法適正治療指針・Q & A 集，http://www.jsts.gr.jr/jss19.html

Ⅱ．症例　10．運動失調

10 運動失調

運動失調へのアプローチのフロー・チャート

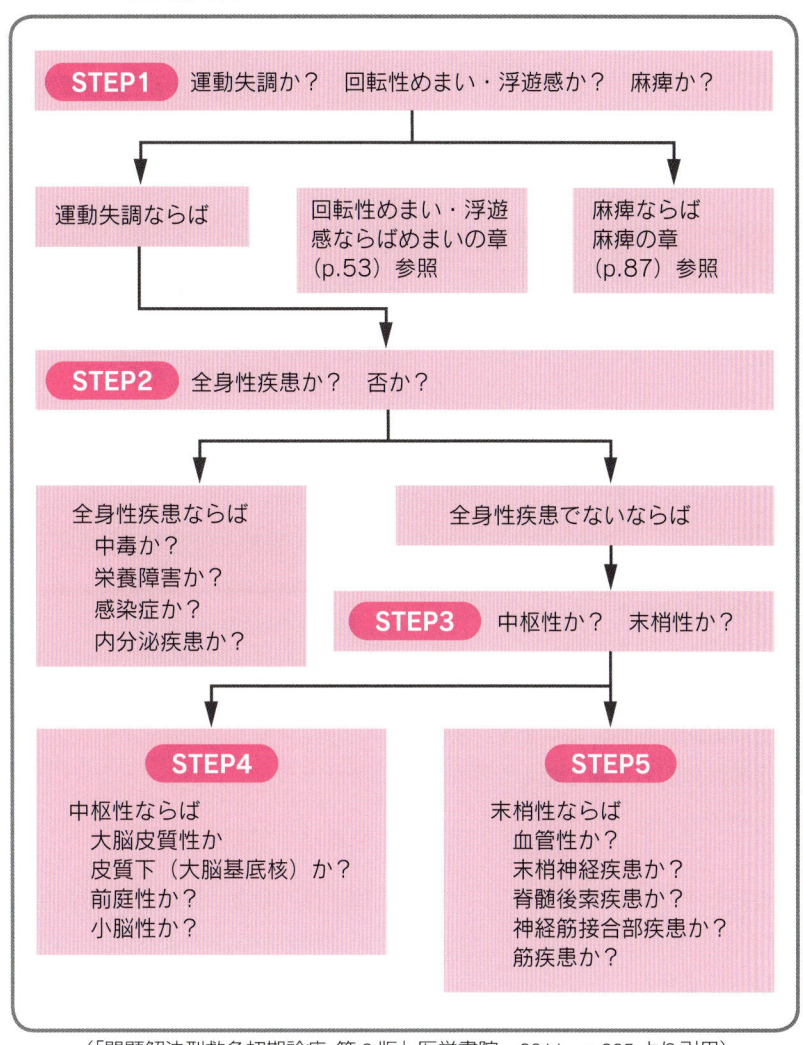

STEP1 運動失調か？　回転性めまい・浮遊感か？　麻痺か？

- 運動失調ならば
- 回転性めまい・浮遊感ならばめまいの章（p.53）参照
- 麻痺ならば麻痺の章（p.87）参照

STEP2 全身性疾患か？　否か？

- 全身性疾患ならば
  - 中毒か？
  - 栄養障害か？
  - 感染症か？
  - 内分泌疾患か？
- 全身性疾患でないならば

STEP3 中枢性か？　末梢性か？

STEP4
中枢性ならば
　大脳皮質性か
　皮質下（大脳基底核）か？
　前庭性か？
　小脳性か？

STEP5
末梢性ならば
　血管性か？
　末梢神経疾患か？
　脊髄後索疾患か？
　神経筋接合部疾患か？
　筋疾患か？

（「問題解決型救急初期診療 第2版」医学書院，2011, p.225 より引用）

症例　体が右に傾く69歳の男性

司会　今回の症例は独歩で来院された患者さんです．

■**病歴**
69歳，男性
主訴：体が右に傾く
来院日前日，9：00頃起床時より起立すると体が右に傾いた．栄養失調と考え，近医受診．同日15：00頃点滴を受けて帰宅し，様子を見ていた．来院日当日，起床すると症状が増悪していたため独歩にて来院した．
発熱（−），頭痛（−），嘔気・嘔吐（−），四肢の麻痺（−），動悸（−），意識消失（−）
既往歴：56歳　痛風
高血圧（−）糖尿病（−）脂質異常症（−）喘息（−）
家族歴：兄が心疾患で死亡
生活歴：喫煙（＋）40本×8年（以前は20本×約30年）
　　　　飲酒（＋）缶ビール2本・焼酎2杯/日
内服：利尿剤
アレルギー：なし

II. 症例　10. 運動失調

◆病歴からどのような疾患を考えるか

司　会　この病歴を聞いてどのような疾患を考えますか？

参加者　めまいです．

司　会　「末梢性めまい」ということでしょうか？

参加者　はい．

司　会　なぜですか？　患者さんに「めまい」の症状はありましたか？

研修医　いいえ，ありません．

参加者　本当に右に傾いていたのですか？

司　会　そうですね．まず最初に本当にこの患者さんは病気なのでしょうか？　それとも心因性でしょうか？

参加者　本当にこういう症状ならば病気だと思います．

司　会　どういう病気ですか？

参加者　小脳などの体幹失調などです．

司　会　そうですね．この患者さんは体が右に傾いたので，栄養失調だと考えたそうです．栄養失調で本当に体が右に傾きますか？

参加者　いいえ．

司　会　栄養失調だとどうなりますか？

参加者　起立性低血圧などの症状があると思います．

司　会　脱水などあればそうかもしれませんが，栄養失調ならば，右だけでなくどの方向にも傾くはずです．それでは，この患者さんのように体が右に傾くことを医学的にどのように表現しますか？

参加者　「平衡障害」です．

司　会　そうです．その他にどう呼びますか？

参加者　「体幹動揺」ですか？

司　会　うーん，動揺とは言いません．

参加者　位置覚の異常ですか？

司　会　それは，原因の一つです．体が右に傾くことは広くは「運動失調」です．その「運動失調」の原因の一つに位置覚の異常があるのです．それでは，身体所見を見てみましょう．

■バイタル・サイン

JCS 0，意識清明，<u>血圧：183/95 mmHg</u>，脈拍数：68回/分，呼吸数：16回/分，SpO$_2$：96%（room air）

（下線部：異常値）

参加者　血圧が高いです．

司　会　そうですね．これはもとから高かったかもしれませんし，何かの疾患で高くなっているのかもしれません．身体所見をお願いします．

■身体所見

全身：身長 173 cm，体重 73 kg　肥満気味
頭部：瞳孔 2.5 mm/3.0 mm　対光反射＋／＋
　　　<u>右眼瞼下垂（＋）</u>　眼球運動　full, smooth
　　　<u>眼振　左方注視時（＋）</u>
　　　<u>右顔面温痛覚低下</u>　難聴・耳鳴（－）
　　　<u>軟口蓋　左に偏位</u>
　　　舌偏位（－）　<u>構音障害（＋）</u>
頸部：運動制限・運動痛（－）
運動系：明らかな筋力低下なし
　　　上肢：バレー徴候（－）　下肢：Mingazzini 徴候（－）　不随意運動（－）
反射：明らかな亢進・減弱・左右差（－）
感覚系：<u>左下腿温痛覚・振動覚低下</u>
小脳：協調運動：指鼻試験：円滑
　　　変換運動：円滑　膝踵試験：円滑
　　　<u>歩行：wide-based，2〜3 歩で右に傾いて倒れる</u>
　　　<u>姿勢：両足をそろえての起立不可</u>
Romberg sign：（－）
髄膜刺激徴候：（－）
自律神経：<u>顔面発汗　右で減少</u>　排尿障害・排便障害（－）

（下線部：異常所見）

◆神経学的疾患はあるか？

司　会　非常に詳細な神経学的診察ですね．実は救急室では初めからこのように詳細に神経学的診察を行う必要はありません．救急室の神経学的診察はスクリーニング目的なので，ラフでいいのです．つまり，神経学的スクリーニング診察をして，本当に神経学的疾患があるのかないのかがとりあえずわかればいいのです．それでは，この患者さんは本当に神経学的疾患がありますか？　それともないですか？

参加者　あります．

司　会　なぜですか？

参加者　脳神経麻痺があるからです．

司　会　そうです．他に何かありますか？

参加者　歩行障害があります．

司　会　そうです．ですから，この患者さんは心因性疾患ではないのです．ここまでで，この患者さんの問題は「運動失調」であることがわかりました．それでは次に何を考えてどうしますか？

参加者　脳出血か脳梗塞かを鑑別するために頭部 CT を撮影します．

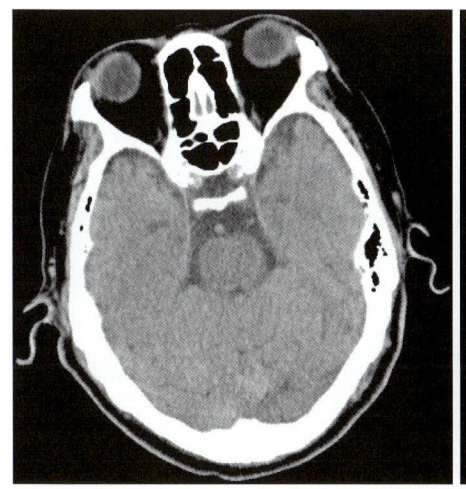

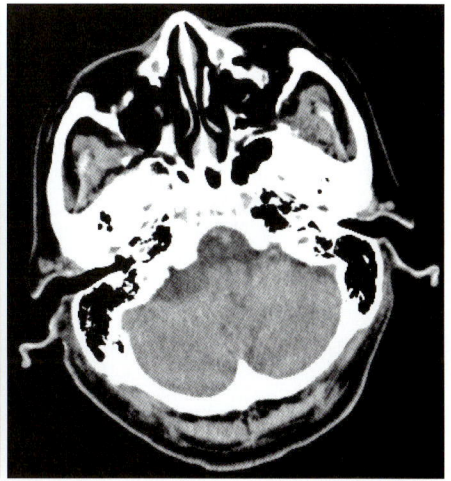

図1 頭部CT
脳出血なし．

司　会　他に何をしますか？
参加者　脳MRIです．
司　会　いきなり脳MRIですか？
参加者　（無言）
司　会　画像検査だけしますか？
参加者　採血・点滴します．
司　会　採血では何の項目を検査しますか？
参加者　血算・生化学・凝固能検査を提出します．
司　会　そうですね．採血結果が出るまでに時間がかかるので，画像検査よりも先に採血・点滴をしましょう．それでは，この患者さんは脳血管疾患であるとすると，出血と梗塞のどちらだと思いますか？
参加者　なんとなく梗塞だと思います．
司　会　どうしてですか？
参加者　朝起きたら症状が増悪していたので，梗塞だと思います．出血は活動時の発症が多いと思います．
司　会　そうですね．そういうことはあるかもしれません．それでは，脳出血か脳梗塞かを鑑別するのは何ですか？
参加者　頭部CTです．
司　会　そうです．問診と身体所見では，脳出血か脳梗塞かの推定は可能ですが，それを確定するのは頭部CTです．つまり，頭部CTで白黒をはっきりさせるのです．それでは頭部CT（図1）を読んでみましょう．
参加者　出血はありません．
司　会　脳出血は否定されました．次にどうしますか？
参加者　神経内科医を呼びます．
司　会　そんなにすぐ呼ぶんですか？
参加者　いえ，やはり，この患者さんは脳梗塞だとしても血栓溶解療法の適応がないので，すぐ呼ぶ必要はないと思います．

司　会　それでは，どうしますか？
参加者　この患者さんは入院になると思いますので，胸部単純X線写真と心電図を採ります．
司　会　この患者さんは，歩行可能ですが本当に入院適応がありますか？
参加者　あると思います．
司　会　そうです．脳MRIで脳梗塞と確定診断しなくても，運動失調という神経学的異常があるので，検査・治療目的で入院してもいいでしょう．ここで，採血結果が返ってきたので，結果を見てみましょう．

■血液検査値
WBC：5,100/μL，Hb：16.8 g/dL，Hct：49.9％，
Plt：13.4万/μL，
BUN/CRE：12.8/0.7 mg/dL，
Na/K/Cl：141/4.1/105 mEq/L，
AST/ALT：20/14 IU/L，LD：383 IU/L，
T-Bil：1.0 mg/dL，γ-GT：29 IU/L，
Glu：136 mg/dL，AMY：49 IU/L，
CK：83 IU/L，CRP：0.1 mg/dL，
PT 11.3秒，APTT 28.1秒，D-Dimer：0.4 μg/mL

◆神経疾患の局在部位を推定することが重要

参加者　異常ないです．
司　会　血栓症のとき上昇するD-Dimerも正常です．それでは，D-Dimerで脳梗塞の診断はできますか？
参加者　いいえ，できません．
司　会　どうしてできないのですか？
参加者　血栓が小さいので，D-Dimerは上昇しないのではないでしょうか？
司　会　そうらしいです．同様の理由で急性冠症候群で

II．症例　10．運動失調

表1　小脳障害の鑑別（参考文献2）より著者作成）

	体幹失調 小脳虫部障害	四肢失調 小脳半球障害
症候	起立障害 座位障害 歩行障害	企図振戦 測定障害 拮抗運動反復不全 （dysdiadochokinesis） 運動失調 筋緊張低下

STEP1 Romberg徴候チェック

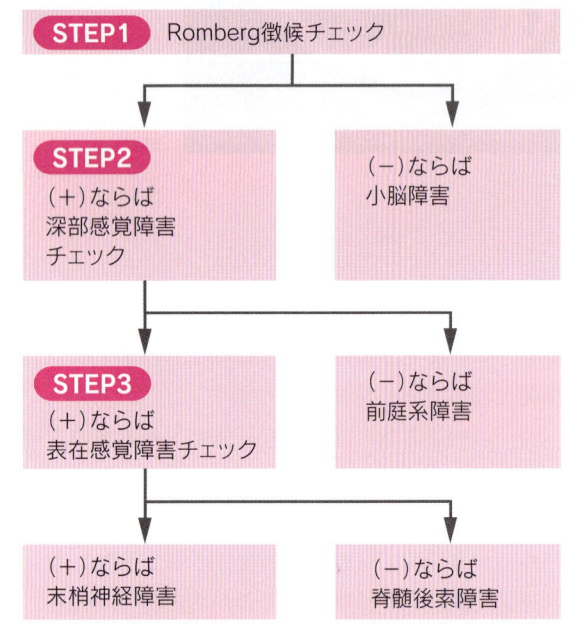

STEP2 （＋）ならば深部感覚障害チェック　　（－）ならば小脳障害

STEP3 （＋）ならば表在感覚障害チェック　　（－）ならば前庭系障害

（＋）ならば末梢神経障害　　（－）ならば脊髄後索障害

図3　神経学的診察による運動失調の鑑別診断のフロー・チャート（参考文献3）より引用）

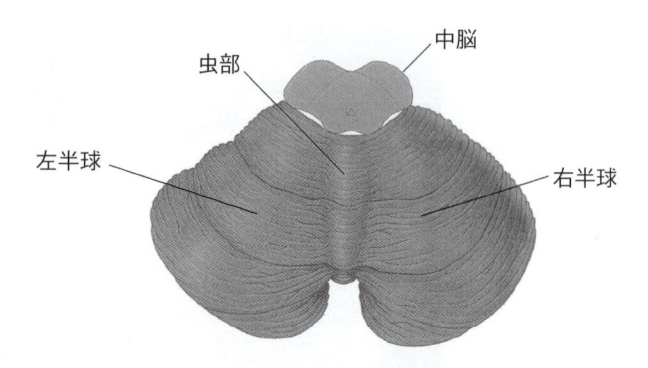

図2　小脳虫部と半球（中脳・虫部・左半球・右半球）

もD-Dimerは上昇しません．それでは，この患者さんは次に脳梗塞の確定診断のために脳MRIを撮影しますが，ここでもしも脳梗塞だとしたらその部位を推測します．その前に，一般的に「運動失調」の鑑別診断には何がありますか？

参加者　小脳疾患や位置覚の異常などです．

司　会　そうです．実際にはその他に前庭系や末梢神経も関係しています．それでは，「運動失調」の原因がそれらの原因のうちのどれなのかはどのようにして推定しますか？

参加者　神経学的診察で推定します．

司　会　そうです．神経学的診察で神経疾患の局在部位を推定して，本当にそうかどうかを脳MRIで確認するのが神経内科の醍醐味です．それは，ちょうどワインのソムリエがワインを飲んで，そのワインの原産国のみならず，ワイナリーのシャトーや畑まで当てるのと似ています．ですから，神経疾患の局在診断もせずにただ単に神経内科医を呼ぶだけで，ボケッとしていないでください．それでは，神経疾患の局在はどこでしょうか？

参加者　小脳から脊髄に行くあたりじゃないでしょうか？

参加者　延髄の背側ではないでしょうか？

司　会　なかなかいいところいってますね．それでは，一般的に小脳症状はどのように分類するでしょうか？

参加者　四肢失調と体幹失調です．

司　会　そうです．それらは，表1と図2のようにそれぞれ小脳半球障害と小脳虫部障害に対応します．この患者さんは，この2つの小脳症状のうちどちらになるでしょうか？

参加者　体幹失調です．

司　会　そうです．つまり，神経解剖学的には小脳虫部障害ということができます．ここで，一般的に運動失調の神経学的診察による鑑別診断方法には，図3のようなフロー・チャートがあります．このフロー・チャートから運動失調の障害部位はどこだと思いますか？

参加者　前庭系以外すべてにあてはまります．

司　会　そうですね．この症例は，このフロー・チャートのように単純には鑑別できないようです．それでは，障害部位はいったいどこですか？

参加者　延髄外側です．

司　会　その部位の脳梗塞を何と言いますか？

参加者　Wallenberg症候群[注1]です．

司　会　そうですね．つまり，脳MRIで延髄外側に病変があることを期待するのです．救急病院によっては先に脳MRIを撮影してから患者を診察する施設もあるそうです．また，神経学的診察よりも画像診断を主に行う脳神経外科医の中には，当直のときにこのような症例でコンサルテーションすると，「脳MRIを撮影してから呼べ」という人もいるようです．明らかに血栓溶解療法の適応がないこの症例のようなケースでは，頭部CTで脳出血を否定して，問診と神経学的診察で脳梗塞の存在診断と局在診断をして治療を行い，後で脳MRIを撮影すればよいはずです．何でもすぐに脳MRIという人は，神経学的診察能力がない人です．それでは，この患者さんの脳MRI（図4）を見てみましょう．

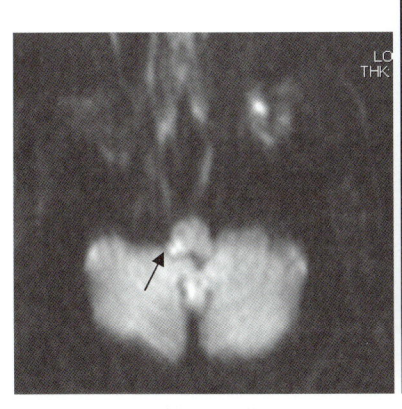

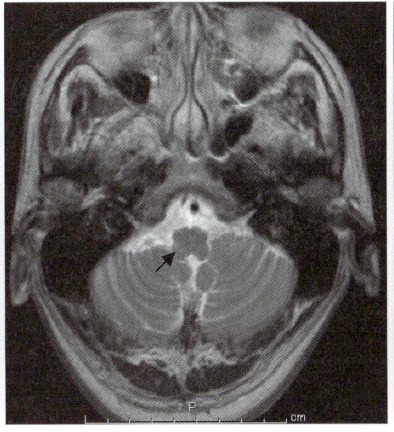

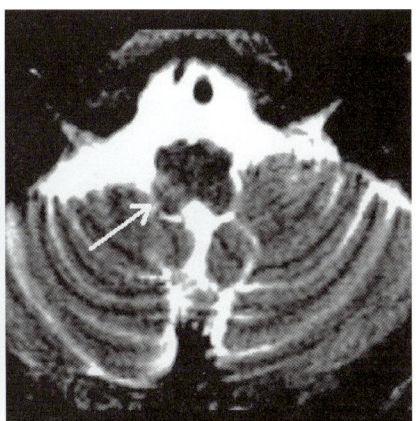

拡散強調画像　　　　　　　　　　T2 強調画像　　　　　　　　　　ADC MAP

図4　脳 MRI
右延髄外側に拡散強調画像と T2 強調画像に高信号（黒矢印），ADC MAP で等〜低信号（白矢印）の所見.

研修医　右の延髄外側に拡散強調画像と T2 強調画像で高信号が，ADC（Apparent Diffusion Coefficient）MAP[注2]で等〜低信号が認められるので，亜急性期脳梗塞です.

司会　そのとおりです．脳 MRA（図5）はどうでしょうか？

[注1]Wallenberg 症候群
　椎骨動脈や後下小脳動脈の閉塞による延髄外側の脳梗塞を Wallenberg 症候群という．別名，延髄外側症候群 lateral medullary syndrome とも呼ばれる．「症候群」と名の付く疾患は奇病と思うかもしれないが，この Wallenberg 症候群はそれほどまれではない.
　下図の太線枠内が梗塞して，特徴的な症状を呈する．その症状は，
・回転性めまい・嘔吐＝前庭神経核の障害
・同側の上下肢に運動失調＝下小脳脚の障害
・同側の顔面温痛覚障害＝三叉神経脊髄路の障害
・同側顔面の交感神経障害（眼瞼下垂・縮瞳・無汗）＝中枢交感神経性下行路の障害
・嗄声・嚥下障害＝疑核の障害
・対側の上下肢・体幹の温痛覚障害＝外側脊髄視床路の障害
・運動麻痺は起こらない＝皮質脊髄路が障害されないため
である.
　下図の断面図と外側脊髄視床路の神経系路がわかっていれば，これらの症状が理解できるはずである．症状は原則として同側で，上下肢・体幹の温痛覚障害だけ対側で，運動麻痺が起こらないのが特徴的である.

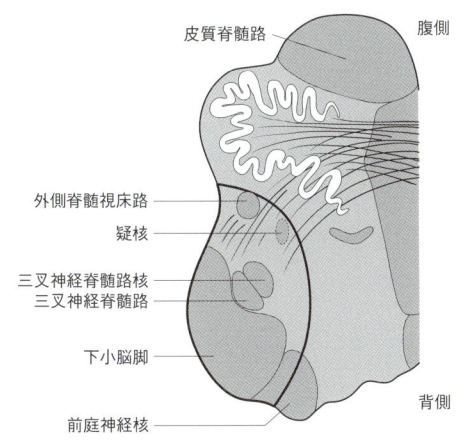

皮質脊髄路　　腹側
外側脊髄視床路
疑核
三叉神経脊髄路核
三叉神経脊髄路
下小脳脚
前庭神経核
　　　　　　　　背側

延髄外側部の梗塞部位（太線内）：参考文献3）の図を著者改変

参加者　明らかな狭窄はないようです.

司会　そうですね．どこか末梢の細い動脈の梗塞だと推定できます．それでは，確定診断は何ですか？

参加者　Wallenberg 症候群です.

司会　そのとおりです．それでは，ここで脳梗塞の部位診断はわかりました．次に，この患者さんの脳梗塞の臨床病型は何でしょうか？　一般的に脳梗塞の臨床病型[注3]には何がありますか？

参加者　心原性，アテローム血栓性，ラクナとその他です.

司会　この患者さんはそれらのうちどれですか？

参加者　アテローム血栓性だと思います.

司会　そうですね．解剖学的にラクナではないですし，心原性では通常中大脳動脈のような大きな動脈に血栓が飛ぶので，アテローム血栓性が最も疑わしいです．それでは，この患者さんのアテローム血栓性脳梗塞の原因は何でしょうか？

[注2]ADC（Apparent Diffusion Coefficient）MAP
　拡散強調画像の高信号では必ずしも脳梗塞とは診断できない．このため，脳梗塞と確定するために，T2 強調画像と ADC MAP を比較して以下のように確定診断する.

拡散強調画像	T2 強調画像	ADC MAP	確定診断
高信号	変化小	低信号	超急性期脳梗塞
高信号	高信号	低信号	亜急性期脳梗塞

詳細は参考文献4）参照のこと.

[注3]NINDS（National Institute of Neurological Disorders and Stroke）による脳血管障害の分類（1990）での臨床病型（臨床カテゴリー）

　　アテローム血栓性脳梗塞
　　心原性脳塞栓症
　　ラクナ梗塞
　　その他

II．症例　10．運動失調

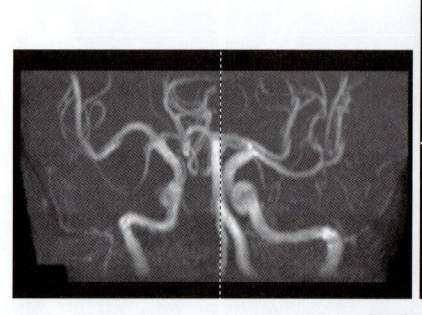

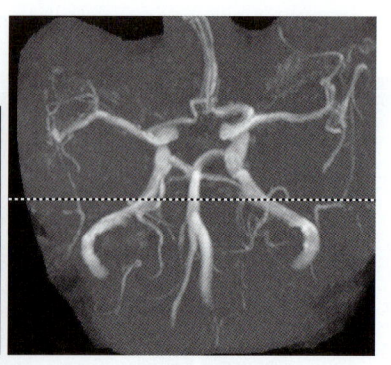

図5　脳動脈 MRA
有意な狭窄なし．

参加者　メタボリック症候群です．
司会　具体的には何ですか？
参加者　肥満や痛風です．
司会　他に何か原因はありますか？
参加者　喫煙です．
司会　そうですね．他に何かありますか？
参加者　飲酒ではないでしょうか？
司会　病歴でこの患者さんはかなりお酒を飲みますが，実際に本当にこの患者さんがかなりお酒を飲むというのはどうやって確認しますか？
研修医　鼻や手掌が赤いなどの身体所見です．
司会　そうですね．その他に何がありますか？
研修医　血算で MCV です．
司会　この患者さんの MCV はいくつでしたか？
研修医　105 です．
司会　そうですね．救急室で MCV 上昇の最も多い原因の一つが慢性アルコール中毒です．この患者さんが朝に症状を発症したのは，アルコール飲酒による脱水が関係していたかもしれません．そのうえこの患者さんは何のためにかわかりませんが，利尿薬を服用しています．

■**最終診断**
＃1　Wallenberg 症候群（右延髄外側脳梗塞）
　　　亜急性期，アテローム血栓性疑い
　　　（＃2 と＃3 による）
＃2　慢性アルコール中毒疑い
＃3　痛風・肥満

◆**治療と本症例の教訓**

司会　この患者さんの治療はどうしましたか？

研修医　アルガトロバンとラジカット®を投与して，後日アスピリンに変更しました．
司会　わかりました．結局「体が右に傾く」というこの患者さんの主訴は本当に器質的疾患だったのです．ですから，このような患者さんを「体が右に傾くなら，できるだけ体を左に傾けるように努力してください．」などと言って帰さないでください．
参加者　（笑い）
司会　そういうことをしかねない医師もいます．今回は，運動失調の鑑別診断と神経学的診察による運動失調の部位診断などについて学びました．ありがとうございました．

参考文献
1) 田中和豊：第2部　症状編　14．運動失調．問題解決型救急初期診療，第2版．医学書院，pp225-229，2011
2) 大石　実：歩行・起立障害．新臨床内科学　今日の診療プレミアム　Vol.14 ハイブリッド　DVD-ROM 版，医学書院，2004
3) 田中和豊：第3部　身体診察．8．神経学的診察．問題解決型救急初期検査．医学書院，p152，2008
4) FitzGerald MJT, Folan-Curran J（著），井出千束・杉本哲夫・車田正男（訳）：臨床パネル 16.2　延髄外側症候群．臨床神経解剖学　機能的アプローチ，西村書店，p167，2006
5) 青木茂樹，阿部　修（編著）：isotropic DWI の正常解剖，異常を示す疾患一覧．これでわかる拡散 MRI，秀潤社，pp18-19，2002
6) 生坂政臣：日常診療のピットフォール⑪隠し酒 MCV が教えてる．見逃し症例から学ぶ日常診療のピットフォール，医学書院，pp81-83，2004

Ⅱ. 症例　11. 呼吸困難

11 呼吸困難

呼吸困難へのアプローチのフロー・チャート

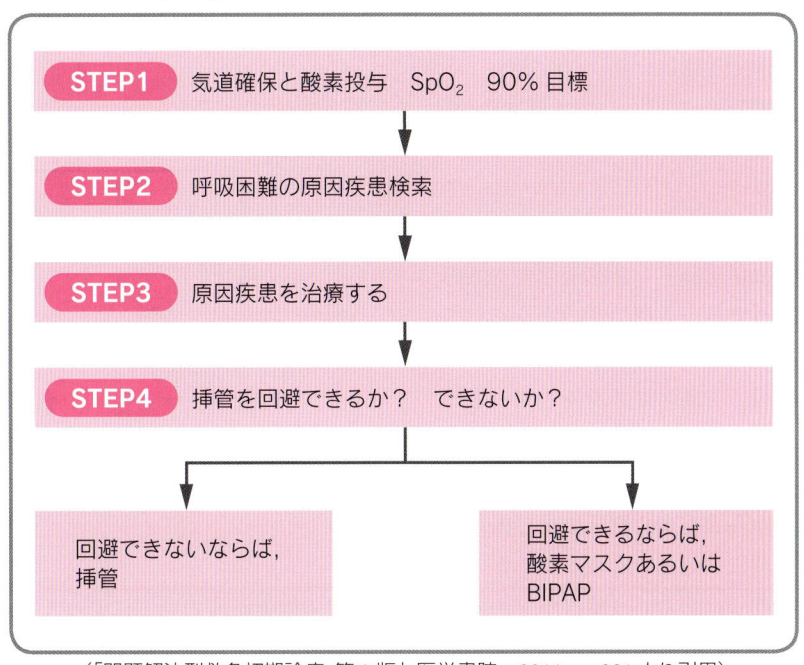

STEP1 気道確保と酸素投与　SpO$_2$　90％目標

↓

STEP2 呼吸困難の原因疾患検索

↓

STEP3 原因疾患を治療する

↓

STEP4 挿管を回避できるか？　できないか？

回避できないならば，挿管

回避できるならば，酸素マスクあるいはBIPAP

（「問題解決型救急初期診療 第2版」医学書院, 2011, p.261 より引用）

症例　1. 胸痛・呼吸困難を主訴とした72歳の男性

司会　今回の症例は以下のように救急隊から報告があった症例です．

■救急隊の報告
72歳，男性
主訴：胸痛・呼吸困難
現病歴：3日前より胸痛を認めていたがニトログリセリン舌下にて症状は改善していた．受診日午前11時頃近医受診．診察中に症状悪化し，呼吸困難出現．会話も不可能となった．精査・加療目的にて当院へ転院搬送となる．
バイタル・サイン：意識；JCS 1，呼吸数；46回/分，脈拍数；128回/分，血圧；162/116 mmHg，SpO$_2$；81％（5 L/分酸素リザーバ・マスク），体温；37.1℃
（下線部：異常値）

◆胸痛の鑑別診断

司会　この患者さんの主訴は「胸痛」と「呼吸困難」です．まず最初に「胸痛」の鑑別診断は何ですか？
参加者　心疾患，肺疾患，消化器疾患などです．

司会　そうです．それでは，これらの「胸痛」の鑑別診断の中で一番怖いのは何ですか？
参加者　急性心筋梗塞です．
司会　そうです．そのため「胸痛」の患者さんを見たら何をしますか？
参加者　12誘導心電図を採ります．
司会　そうです．それでは12誘導心電図で急性心筋梗塞が疑われたら次にどうしますか？
参加者　心エコーあるいは心臓カテーテル検査です．
司会　いいえ，その前に「びっくり」します（笑）．それでは，心エコーあるいは心臓カテーテル検査の前に何をしますか？
参加者　採血と点滴です．
司会　なぜ最初に採血と点滴をするのですか？
参加者　心臓カテーテル検査で必要だからです．
司会　そうですが，その他に理由があります．急性心筋梗塞の最も怖い合併症は何ですか？
参加者　心室細動です．
司会　そうです．点滴をとる理由は，急性心筋梗塞の合併症の心室細動が起こった場合キシロカイン®（lido-

Ⅱ. 症例　11. 呼吸困難

caine hydrochloride）などの抗不整脈薬などの循環作動薬をいつでも投与できる状態にするため「血管確保」が必要だからです．参考のため「胸痛」へのアプローチ方法を図1に示しておきます．

◆呼吸困難のメカニズム

司　会　ところで，今回の患者さんの主訴は「胸痛」もありますが，メインは「呼吸困難」です．それでは，「呼吸」とは何ですか？「呼吸 respiration」は「換気 ventilation」とはどう違いますか？

参加者　（無言）

司　会　生理学では原則として「呼吸 respiration」とはガス交換を言い，「換気 ventilation」とは気道での空気の出し入れを言います．それでは，人間はどのようにして呼吸していますか？

参加者　鼻腔から空気を吸って肺でガス交換して，そのガスが血流中のヘモグロビンと結合することによって細胞まで運搬され，末梢の細胞でガス交換されます（図2）．

司　会　この過程で鼻腔から肺胞まで空気を出し入れするのが「換気」です．人間には肺という臓器があるので「換気」しますが，魚類などには肺という臓器がないのでそれらの動物は「換気」せずに「えら呼吸」します．だから，「人工呼吸器」は"respirator"ではなく"ventilator"というのが正確な用語です．一方，生体内でのガス交換を「呼吸 respiration」と言い，肺胞でのガス交換を外呼吸 external respiration，細胞でのガス交換を内呼吸 internal respirationと言います．ここで人間の「呼吸」の経路がわかりましたが，この経路のどこかが障害を受ければ人間は理論的に「呼吸困難」を感じることになります．それでは，その「呼吸困難」の原因にはどのようなものがありますか？

参加者　気道閉塞，肺炎などで肺胞に液体が貯留する疾患などです．

司　会　そうです．その他にどのようなものがありますか？

参加者　貧血です．

司　会　そうです．貧血でも呼吸困難を起こしえます．軽度の場合は労作時呼吸困難という症状です．その他にどのようなものがありますか？

参加者　肺胞でのガス交換が障害される疾患です．

司　会　肺線維症などの拡散障害を起こす疾患ということですね．まだあります．

参加者　シアン中毒です．

司　会　そうです．酸素よりもヘモグロビンに親和性の高い物質がヘモグロビンに結合する場合です．この例には一酸化炭素中毒などもあります．この他には，高地な

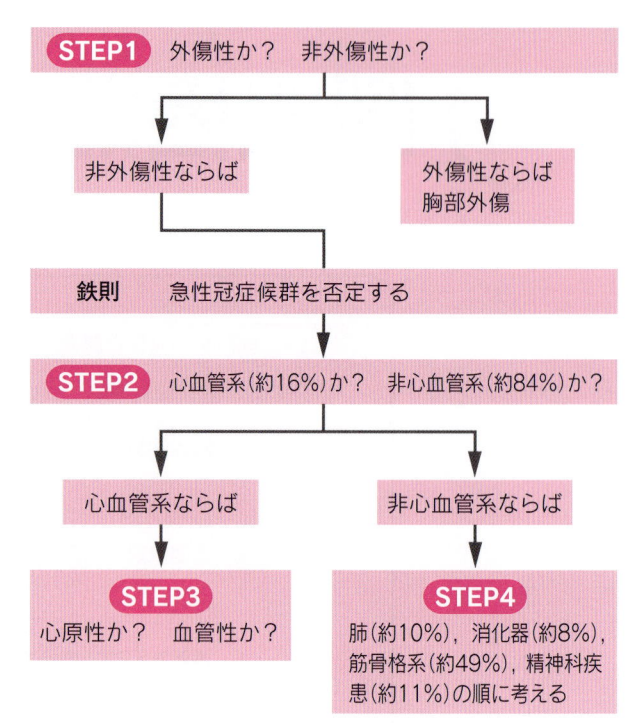

STEP1　外傷性か？　非外傷性か？

非外傷性ならば　　　　外傷性ならば胸部外傷

鉄則　急性冠症候群を否定する

STEP2　心血管系（約16％）か？　非心血管系（約84％）か？

心血管系ならば　　　　非心血管系ならば

STEP3　心原性か？　血管性か？

STEP4　肺（約10％），消化器（約8％），筋骨格系（約49％），精神科疾患（約11％）の順に考える

図1　胸痛へのアプローチ
（参考文献1）より引用）

どでの酸素濃度の低下によっても起こり，また，血流が阻害されても起こります．血流が阻害されて「呼吸困難」が起こる例は何ですか？

参加者　肺塞栓やショックです．

司　会　そうです．「呼吸困難」では主に心疾患と肺疾患を鑑別診断として考えますが，わからないときにはこのように呼吸の経路を最初から最後まで検討してどこが障害されているかを考えましょう．

◆呼吸困難に対するアプローチ

司　会　いま「呼吸困難」を起こすメカニズムがわかりましたが，「呼吸困難」が主訴の患者さんではどのような患者さんを重症と判断しますか？

参加者　チアノーゼがある患者さんです．

司　会　その他に何か基準になるものがありますか？

参加者　SpO_2です．

司　会　それではSpO_2がどれくらいあればいいのでしょうか？

参加者　90％です．

司　会　なぜ90％あればよいのでしょうか？

参加者　どこかでそういうことを聞いたことがあります．

司　会　$SpO_2 = 90$％は酸素解離曲線で$PaO_2 = 60$ mmHgに相当し，これ以下は低酸素血症となり好気性代謝ではなく嫌気性代謝が亢進して代謝性アシドーシスが進むからです．言い換えれば，「呼吸困難」の患者さんにはとりあえず酸素マスクで酸素吸入をしてSpO_2 90％を維持す

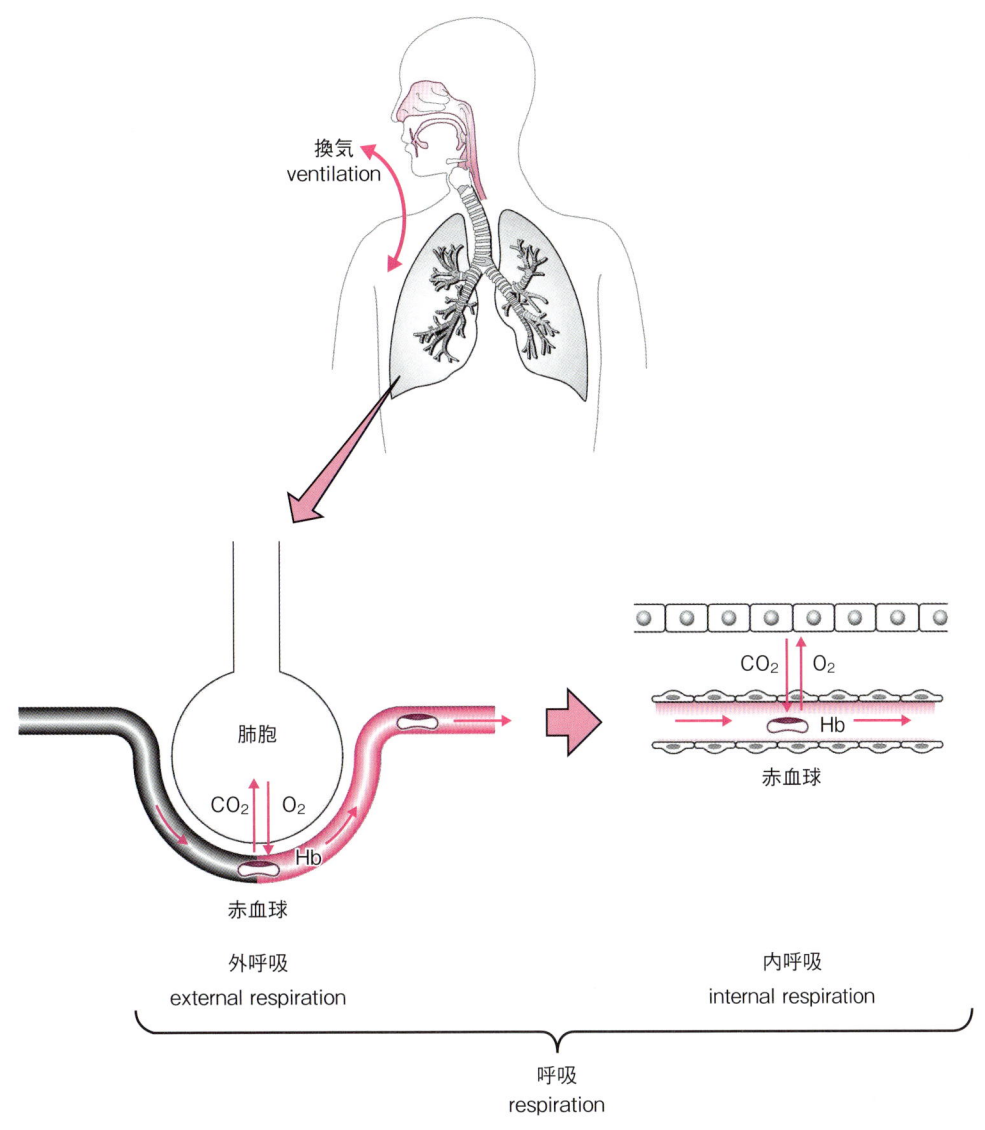

図2 呼吸経路

ることを考えます．それでは，酸素マスクで酸素吸入をしてSpO_2 90%を維持できない場合にはどうしますか？
参加者 バッグ・バルブ・マスク換気します．
司 会 ずっとバッグ・バルブ・マスク換気しますか？
参加者 いいえ，挿管します．
司 会 そうですね．ですから，酸素マスクで酸素吸入をしてSpO_2 90%を維持できない場合には挿管を考えます．もう一度この患者さんに戻ると，会話も不可能でSpO_2 81%（5 L/分酸素リザーバ・マスク）ですので，この患者さんは挿管することを考えます．また，この患者さんの呼吸は46回/分ですが，一般的に呼吸数は何回以上が重症ですか？
参加者 25回/分です．
司 会 30回/分です．それでは，なぜ呼吸数30回/分以上が重症となるのですか？
参加者 （無言）
司 会 それは呼吸数30回/分以上の努力呼吸を続けると呼吸筋が疲労するからです．だから，呼吸数30回/分以上の努力呼吸が続く場合には，人工呼吸を行って呼吸労力を軽減させる必要があります．ここで，呼吸数30回/分以上になる疾患には他に不安発作による過換気症候群がありますが，この過換気症候群は頻呼吸以外にどんな特徴がありますか？
参加者 room airでSpO_2 100%です．
司 会 そうです．過換気症候群の患者さんも「呼吸困難」を主訴に来院しますが，呼吸不全の患者さんとの相違は低酸素血症がないことです．以上のことを考えて，この患者さんが来院するまでどのような準備をしますか？
参加者 採血・点滴と挿管の準備をします．

◆**急速導入挿管法**

司 会 そうですね．それでは，来院時のバイタル・サインを見てみましょう．

II. 症例　11. 呼吸困難

■搬入時バイタル・サイン

意識：JCS 1，呼吸数：36 回/分，脈拍数：177 回/分，血圧：167/105 mmHg，SpO₂：86%（9 L/分酸素リザーバ・マスク），体温：37.1℃
体内除細動器　2 回作動

（下線部：異常値）

司会　この患者さんの来院時のバイタル・サインは前回と著変ありませんが，来院後体内除細動器が2回作動しました．これはどういうことですか？
参加者　心室細動が起こっているということです．
司会　そうです．それでは，この患者さんは採血・点滴した後にどうしますか？
参加者　キシロカイン®投与です．
司会　そうです．キシロカイン® 50 mg 静注して心室細動を治療してから緊急挿管することを考えます．それでは，この患者さんのように意識がある患者さんを挿管するとき，あるいは，全身麻酔をかけるときに考えることが3つあります．それは何ですか？
参加者　鎮静と筋弛緩です．
司会　もう1つあります．
参加者　鎮痛です．
司会　そうです．この鎮静 amnesia，鎮痛 anesthesia と無動（筋弛緩）akinesia の3つを組み合わせるのが麻酔です．これを急速導入挿管法と呼びます．実際にこの患者さんで使用した急速導入挿管法 rapid sequence intubation の投薬例を表1に示します．挿管手技は現在トレーニングを受けた救急救命士にも許可されています．医師の挿管手技と救急救命士の挿管手技の相違は，医師の挿管手技には鎮静，鎮痛と無動（筋弛緩）の薬剤使用が可能なことです．ですから無麻酔で挿管が困難な場合にはこれらを必要に応じて組み合わせて確実に挿管することが重要です．つまり，力だけでなく技も使えるようにしましょう．今とりあえず緊急挿管したのでその後病歴などの情報を集めましょう．

■病歴

72 歳，男性
主訴：胸痛・呼吸困難
現病歴：3日前より胸痛を認めていたがニトログリセリン舌下にて症状は改善していた（詳細不明）．来院日午前11時頃近医受診．診察中に症状悪化し，呼吸困難出現．会話も不可能となった．精査・加療目的にて当院へ転院搬送となる．（当日はニトログリセリンを2回使用）
既往歴：68 歳　急性心筋梗塞

表1　急速導入挿管法 rapid sequence intubation の投薬例

鎮静 amnesia		
ドルミカム®（midazolam）	5 mg	静注
鎮痛 anesthesia		
フェンタニル®（fentanyl citrate）	0.05 mg	静注
無動（筋弛緩）akinesia		
マスキュラックス®（vecuronium bromide）	2 mg	静注
サクシン®（suxamethonium chloride）	50 mg	静注

（注）現在では筋弛緩に速効性のあるエスラックス®（rocuronium bromide）のみを用いることが多い．

seg1・2・7・13・14 にステント留置
肺炎
70 歳　心室頻拍・心房細動時の徐脈にて失神，ICD（植え込み型除細動器）埋め込み術
71 歳　糖尿病
　　　　肺炎・心不全にて入院加療
生活歴：喫煙（−）・飲酒（−）
アレルギー歴（−）
内服薬
　オルメテック®（olmesartan medoxomil）
　アンプラーグ®（sarpogrelate hydrochloride）
　アーチスト®（carvedilol）
　シグマート®（nicorandil）
　エースコール®（temocapril hydrochloride）
　リバロ®（pitavastatin calcium）
　バイアスピリン®（aspirin）
　オメプラール®（omeprazole）
　ザイロリック®（allopurinol）
　ワーファリン®（warfarin potassium）
　ビタノイリン®（Vitamin B₁, B₂, B₆, B₁₂）
　グルファスト®（mitiglinide calcium hydrate）
　マイスリー®（zolpidem tartrate）

■身体所見

身長：161 cm，体重：60 kg
頭頸部：頸静脈怒張（＋）
胸部：呼吸音-両側に wheezing（＋）
　　　心音-聴取困難
腹部：明らかな異常なし
四肢：軽度の浮腫（＋）
神経学的所見：異常なし

（下線部：異常所見）

司会　ここでこれらの病歴と身体所見を聞いて次に何の検査をしますか？
参加者　胸部 X 線です．
参加者　心エコーです．

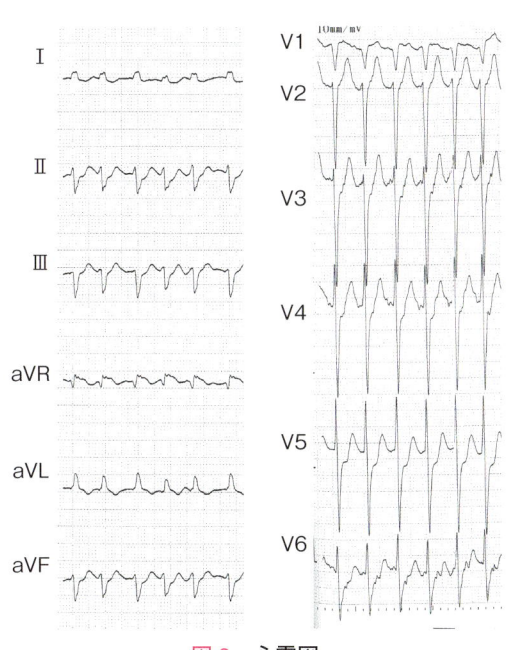

図3　心電図
完全左脚ブロックの所見．前回心電図と変化なし．

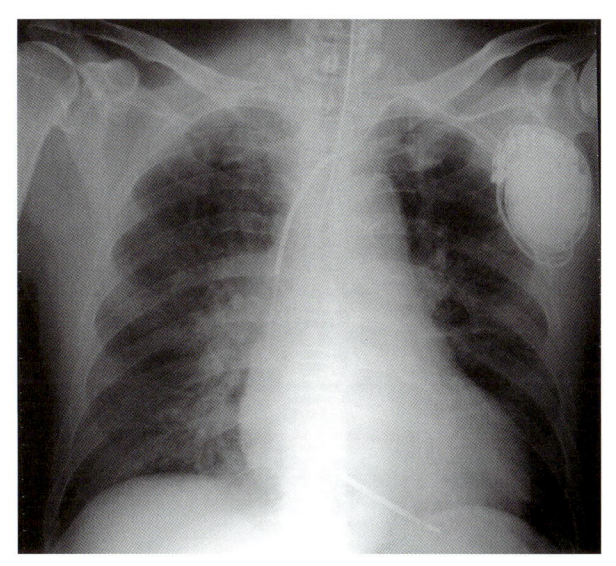

図4　胸部単純X線写真
全肺野で肺血管陰影が増強している．肺水腫の所見．

司会　この患者さんは胸痛と呼吸困難があり，かつ，挿管したので，挿管チューブの位置を確認するためにも胸部X線は必要です．心エコーはその次に必要でしょうか？

参加者　いいえ，まず必要なのは心電図です．

司会　この患者さんは急性心筋梗塞でPCI（経皮的冠動脈介入術）の既往があり，心室細動も起こしているので一番に心電図（図3）の情報が知りたいですね．結局この患者さんの心電図は過去の心電図と著変ありませんでした．次に胸部X線（図4）を読んでください．

参加者　肺水腫があります．

司会　そうですね．肺水腫はあると判断しました．以下に採血結果を見てみましょう．

■血液検査値
WBC 19,900/μL，Hb 10.7 g/dL，Plt 241,000/μL，Na 143 mEq/L，K 4.5 mEq/L，BUN 21.4 mg/dL，CRE 0.7 mg/dL，Glu 223 mg/dL，AST 32 IU/L，ALT 27 IU/L，LD 564 IU/L，γ-GT 32 IU/L，AMY 99 IU/L，CK 180 IU/L，CRP 2.3 mg/dL，PT 22.2 秒，INR 2.20，APTT 秒，Troponin T（－）

■動脈血ガス（酸素10 L/分リザーバ・マスク）
pH 7.145，PaCO₂ 61.0 mmHg，PaO₂ 測定不能，HCO₃⁻ 21.0 mmol/L，BE －8.0 mmol/L

（下線部：異常値）

◆**原因疾患の鑑別─判断に苦慮したときは？**

司会　以上の結果からこの患者さんの呼吸困難の原因は心不全の急性増悪であると考えました．それでは，この患者さんで心不全を増悪させた原因疾患として何が考えられますか？

参加者　肺炎です．

司会　肺炎も考えられます．そして，この患者さんは胸痛と心室細動を起こしているので，Troponin Tが陰性ですが原因疾患として急性心筋梗塞も完全に否定できません．それでは，これらを鑑別するために次にどうしますか？

参加者　心臓カテーテル検査です．

司会　急性心筋梗塞を確定診断するか否定するためには心臓カテーテル検査が最適です．しかし，肺炎による心不全の増悪も考えられるので，抗菌薬投与で経過観察することも可能です．どちらにしますか？そして，そうする理由は何ですか？

参加者　（無言）

司会　質問を言い換えると，もしも誤診した場合，本当は急性心筋梗塞の診断であるのに抗菌薬投与だけで経過観察した場合と，本当は肺炎なのに急性心筋梗塞を考えて心臓カテーテル検査をした場合のどちらが取り返しがつきますか？

参加者　後者の場合です．

司会　そうです．このように判断に苦慮する場合には後で取り返しのつくほうを選択するほうが賢明です．このような教えを英語で"err on the safer side"と言います．ここで"err"とはどんな意味ですか？

参加者　「誤り」です．

司会　それは名詞"error"の訳で正確な訳ではなく誤りです．"err"はその動詞で「誤る」という意味です．これは「どうせ誤るのならより安全なほうに誤れ」とい

II. 症例　11. 呼吸困難

う教えです．実際この患者さんの場合けりをつけるために心臓カテーテル検査をしました．結果はどうでしたか？

研修医　心臓カテーテル検査の結果は前回の結果と変わらず，intervention する部位もなかったため，肺炎による心不全の急性増悪と診断しました．

■最終診断
＃1　心不全の急性増悪（＃2による）
＃2　肺炎

司会　今回は胸痛の鑑別診断，呼吸困難のメカニズムとその鑑別診断，そして，急速導入挿管法について学びました．どうもありがとうございました．

参考文献
1) 田中和豊：第2部　症状編　4. 胸痛, 18. 呼吸困難. 問題解決型救急初期診療, 第2版. 医学書院, pp76-101, pp261-273, 2011

読者からの質問　マスキュラックス®の初期投与量について

今回のカンファレンスに「表1　急速導入挿管法」(p.102) がありますが，その中でマスキュラックス®が2mg静注となっています．しかしマスキュラックス®の初期投与量は0.08～0.1 mg/kgですので，この量では有効な筋弛緩は得られないと思いますが，いかがでしょうか．自分は挿管するときに，最低でも4 mg，体が大きい人ならそれ以上使用しています．
（連載時の質問文）

回答

ご質問の筋弛緩薬のマスキュラックス®の量についてですが，この場合の非脱分極性筋弛緩薬マスキュラックス®は，脱分極性筋弛緩薬サクシン®による fasciculation や胃内圧上昇を予防するために投与しています．これを precurarization と呼び，通常1 mg ですが，このときちょっと多めに2 mg 使いました．この後に筋弛緩薬として脱分極性筋弛緩薬サクシン®を投与しましたが，この量は通常1.5 mg/kgで，この患者さんは50 kg位でしたので，少し少なめに50 mg 投与しました．

急速導入挿管法では，通常このようにマスキュラックス®などの非脱分極性筋弛緩薬で precurarization した後，脱分極性筋弛緩薬サクシン®を投与して，一気に挿管します．先生がおっしゃるように非脱分極性筋弛緩薬だけで挿管するときには，マスキュラックス®は0.1 mg/kgほど投与します．しかし，この方法は急速導入ではないので，作用発現まで数分間バッグ・バルブ換気しなければならず，その間に患者が嘔吐する可能性があります．嘔吐するのを予防するために，気管挿管前に胃管を挿入して胃内容物をあらかじめ吸引してから気管挿管することもあります．

筋弛緩薬はこの脱分極性筋弛緩薬と非脱分極性筋弛緩薬の2つの導入方法のどちらを用いても構いません．大切なのは確実に安全に挿管することです．私が研修医の頃は，脱分極性筋弛緩薬は高K血症を起こしたり，胃内圧を上昇させ嘔吐を起こすことがあるので，あまり用いるなと教えられました．しかし，現在ではこのような緊急気管挿管の場合は，どうやら急速導入挿管法が一般的には推薦されているようです．また，脱分極性筋弛緩薬と非脱分極性筋弛緩薬の相違などについての詳細は麻酔科の教科書をご覧ください．どの本にも必ず記載されています．現在ではこの precurarization は不要とされています．また，筋弛緩薬も脱分極性筋弛緩薬サクシン®を用いずに，速効性のある非脱分極性筋弛緩薬のエスラックス®（rocuronium bromide）を用いることが多くなってきています．

この症例のように心不全の患者は筋弛緩を効かせると努力呼吸がなくなり急激にサチュレーションが低下するので，私は個人的には心不全の患者の場合には筋弛緩を用いず，鎮静・鎮痛だけで挿管する方法を好みます．心不全の患者を気管挿管する場合には，鎮痛・鎮静を行ってもなおかつ挿管困難なときだけに私は筋弛緩薬を用いています．この症例では研修医が挿管したために鎮静・鎮痛・筋弛緩の3つすべてを使用しました．また，鎮痛・鎮静・筋弛緩薬はすべて少なめに投与してください．多めに投与すると，気管挿管後に血圧が低下して困ることがあります．

以上のことをまとめると，緊急気管挿管時の薬物の投与手順は以下のようになります．

なお，気管挿管という手技は，気管挿管の前に1人で十分なバッグ・バルブ換気を行えることが大前提です．麻酔科をローテーションしてきても，1人で十分にバッグ・バルブ換気を行えない人が目立ちます．バッグ・バルブ換気できないものは気管挿管すべからず！　バッグ・バルブ換気もろくにできないのに「挿管できた！」

STEP 1
CPAやバイタル・サインが不安定ならば，
Awake Intubation

↓

STEP 2
それでもダメならば，
鎮静薬と鎮痛薬を投与し，気管挿管トライ
（ただし，GCS≦8の意識障害には鎮静薬は不要）

↓

STEP 3
それでもダメならば，筋弛緩薬投与し，気管挿管トライ
脱分極性筋弛緩薬あるいは非脱分極性筋弛緩薬

↓

STEP 4
それでもダメならば，
気管支鏡下に気管挿管，あるいは，麻酔科医緊急コール

図　薬物を使用した気管挿管のプロトコールのフロー・チャート

と喜んでいる研修医がいるのは困ったものです．気管挿管のときに気をつけなければならないのは，患者には「換気」が必要であって，気管チューブという管自体が絶対に必要なのではないということです．つまり，気管チューブは換気という目的のための手段なのです．だから，バッグ・バルブ換気で十分に換気ができていて気管挿管ができないならば，無理に何回も気管挿管を達成することに固執する必要はありません．あせらず確実にバッグ・バルブ換気をして上級医が来るのを待ちましょう．

この他，鎮静薬や鎮痛薬は何をどれだけ使用したらいいのか？　など話題は尽きないでしょう．その辺のところは，麻酔科の先生のほうがよくご存知だと思います．薬物を自由自在に使って自分1人で気管挿管が確実にできるようになれば急変患者や重症患者も怖くなくなります．
（連載中の質問に対し，翌号で回答しました）

症例　2．呼吸困難を主訴とした42歳の男性

司会　今回の症例は独歩で来院された患者さんです．

■病歴
42歳，男性
主訴：呼吸困難
現病歴：来院日4日前，帰宅して入浴後の安静時に息苦しさが出現し，15分ほどで症状は改善した．来院日3日前には右鼠径部痛が出現したが改善を認めていた．来院日前日の夕食後に再度上記症状を認めたが，30分ほどで症状は改善した．その後，就寝したが夜中に同様の症状が2回出現，持続時間は不明だが入眠はできた．来院日の朝，立ち上がると再度呼吸困難が出現したため独歩にて来院．
胸背部痛（－），嘔気・嘔吐（－），腹痛（－），咳（＋）
旅行歴（－），発熱（－）
既往歴：41歳　右下腿疲労骨折（その後よりたびたび，右足首の腫脹や痛みがあった）
高血圧・心疾患・喘息（－），糖尿病（＋）：無治療
家族歴：特記事項なし
生活歴：喫煙（－），飲酒（＋）：ビール2杯，焼酎3杯
内服：なし
アレルギー：なし

◆呼吸困難の鑑別診断

司会　この病歴を聞いてどのような疾患を考えますか？
参加者　（無言）
司会　それでは「呼吸困難」の鑑別診断には何がありますか？
参加者　心不全，気胸，肺塞栓，過換気症候群，上気道感染症などです．
司会　そうです．貧血や不安発作などでも起こりえます．それでは次にどうしますか？
参加者　バイタル・サインを測ります．
司会　そうですね．それではバイタル・サインの中で一番何が知りたいですか？
参加者　酸素飽和度です．
司会　そうです．バイタル・サインを計測したあと何をしますか？
参加者　聴診します．
司会　そうですね．それでは，聴診でどういう所見があればどのような疾患を考えますか？
参加者　coarse crackleがあれば心不全を考えます．呼吸音に左右差があれば気胸を考えます．
司会　42歳ですが気胸も考えられます．他にどのような所見があればどういう疾患を考えますか？

Ⅱ. 症例　11. 呼吸困難

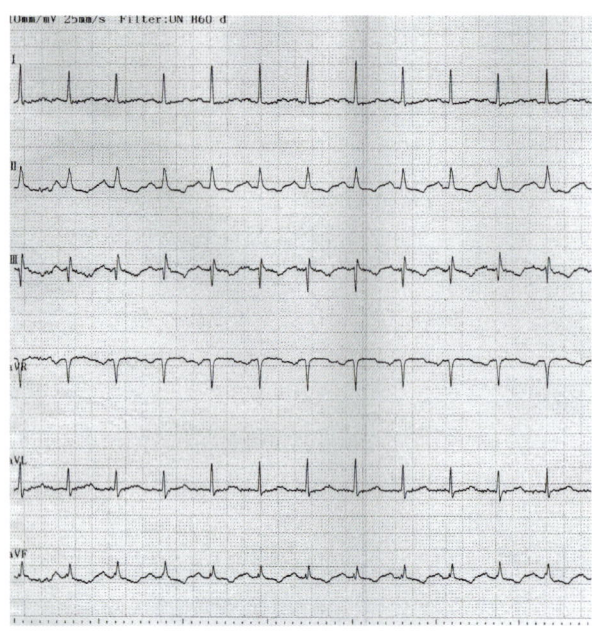

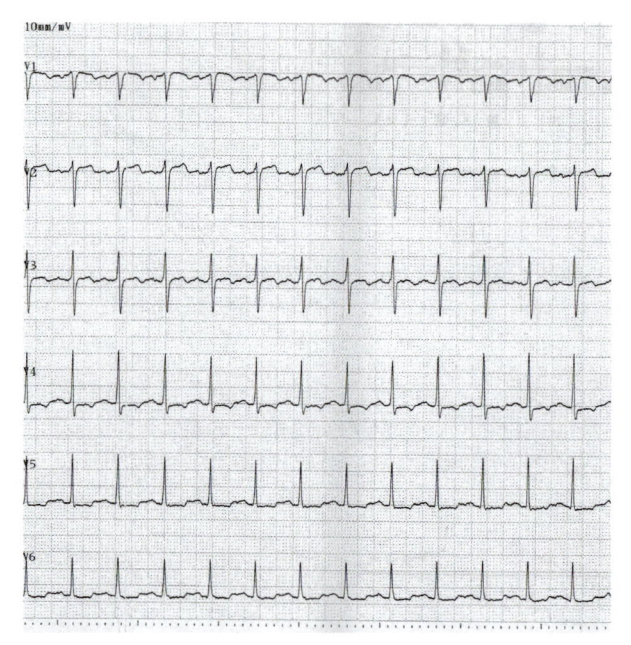

図5　心電図
Ⅱ, Ⅲ, aVF で ST 低下, V₁〜₃ で ST 上昇で, V₄〜₆ で ST 低下

参加者　wheeze があれば喘息を考えます.

司会　そうです. この患者さんは喘息の既往歴がないので, 診断として喘息の可能性はないと言えるでしょうか?

参加者　いいえ, 言えません.

司会　そうです. 新規発症の喘息発作という可能性もありえます. それでは, 新規発症の喘息発作のように発症する疾患には何がありますか?

参加者　NSAID の副作用ですか?

司会　確かに NSAID の副作用による喘息発作もありますが, アレルギーなどのアナフィラキシーなども考えられます. もっともその場合には皮疹がありますが…. それでは, 聴診の次に何をしますか?

参加者　心電図とポータブル胸部単純X線写真撮影です.

司会　そうですね. それでは, まずバイタル・サインを見てみましょう.

> ■バイタル・サイン
> JCS：0, 意識清明
> <u>血圧：150/107 mmHg</u>
> <u>脈拍数：103 回/分</u>
> <u>呼吸数：22 回/分</u>
> <u>SpO₂：81〜83%（room air）</u>
>
> （下線部：異常値）

◆バイタル・サインの特徴

司会　このバイタル・サインを見てどう思いますか?

参加者　呼吸数が多いので過換気症候群が考えられます.

司会　確かに呼吸数は多いですが, このバイタル・サインは過換気症候群とは決定的に異なる点があります. それは何ですか?

参加者　SpO₂が低いことです.

司会　そうです. 通常過換気症候群では SpO₂ がほぼ100%になります. この患者さんは room air で SpO₂ が低いです. これは言い換えると何が起こっているのですか?

参加者　低酸素血症です.

司会　そうです. それでは, この低酸素血症に対してどうしますか?

参加者　room air で動脈血ガスを採取してから, 酸素を投与します.

司会　そうです. 酸素は何をどのくらいにするのを目標にしますか?

参加者　酸素飽和度で90%を目標に投与します.

司会　そうです. それでは今まで言った動脈血ガス, 心電図, ポータブル胸部単純X線写真撮影の他に何をしますか?

参加者　採血と点滴です.

司会　採血はどのような項目をしますか?

参加者　血算・生化学・凝固・Troponin T・D-Dimer です.

◆心電図を読む

司会　そうですね. それでは, まず最初に心電図（図5）を読んでみましょう.

参加者　脈拍数約 100 回/分の洞調律で正常軸です.

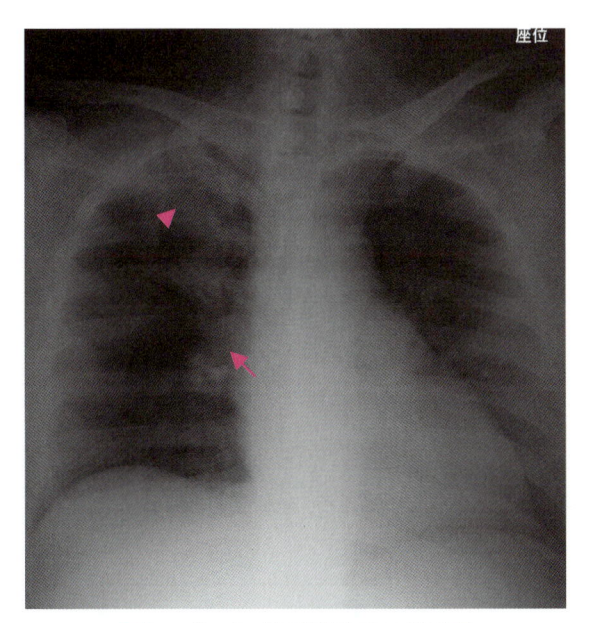

図6　ポータブル胸部単純X線写真
右上肺野のinfiltrate（▲）と拡張した右肺動脈（↑）

司　会　次に何を読みますか？
参加者　虚血性変化ですか？
司　会　いいえ，肥大です．心房肥大や心室肥大はありますか？
参加者　いいえ，ありません．
司　会　それでは，虚血性変化はありますか？
参加者　Ⅱ，Ⅲ，aVFでST低下があります．
司　会　そうですね．他に何かありますか？
参加者　V$_{1〜3}$でST上昇で，V$_{4〜6}$でST低下しています．
司　会　それをどう考えますか？
参加者　Ⅱ，Ⅲ，aVFとV$_{4〜6}$のST低下は，V$_{1〜3}$のST上昇のreciprocal changeと考えられます．
司　会　そう解釈することも可能です．この場合，これらの変化は正常であるかもしれませんし，異常であるかもしれません．ここでは，「非特異的ST-T変化」といっておきましょう．ところで，Ⅱ，Ⅲ，aVFでST低下には臨床的にどのような意味がありますか？
参加者　下壁の虚血です．
司　会　その他にはどのような意味があるでしょうか？
参加者　（無言）
司　会　右室の圧負荷を意味することがあります．それではこの心電図所見から考えられる疾患は何ですか？
参加者　狭心症，心筋梗塞や肺塞栓などです．
司　会　そうですね．それらの疾患を念頭に置きながら身体所見を見てみましょう．

■**身体所見**
全身：身長　182 cm，体重　87.5 kg，
呼吸困難感（＋），肥満気味
頭部：貧血（－）

頸部：リンパ節腫脹・圧痛（－）
呼吸音：右呼吸音低下
心音：特記事項なし
腹部：肥満・軟，腸蠕動音正常，圧痛（－）
四肢：右下腿腫脹（－）

◆**胸部X線を読む**

司　会　身体所見で右呼吸音低下とあるので，気胸も考えられます．それでは，胸部単純X線写真（図6）を見てみましょう．これは座位の胸部単純X線写真です．「呼吸困難」の患者は原則として座位で胸部単純X線を撮影します．なぜですか？
参加者　胸水があるかもしれないからです．
司　会　そうです．それでは，胸部単純X線写真を読んでください．
参加者　右上肺野に陰影があります．
司　会　どんな陰影ですか？
参加者　consolidationです．
司　会　consolidationというにはどのような所見が必要ですか？
参加者　airbronchogramです．
司　会　それではこの陰影にairbronchogramはありますか？
参加者　ありません．
司　会　それではinfiltrateと読んでおきましょう．それでは，この右上肺野のinfiltrateの所見からどのような疾患が考えられますか？
参加者　肺炎や無気肺です．
司　会　そうです．心不全はどうですか？
参加者　陰影が限局しているので考えにくいです．ところで，右肺動脈が拡張しているように思えます．
司　会　肺動脈はどれくらいならば拡張していると言えるのですか？
参加者　肋骨の幅よりも太い場合です．
司　会　そうですね．右肺動脈が拡張しているととることも可能です．他に胸水や気胸もありませんね．それでは次に動脈血ガスを見てみましょう．

■**動脈血ガス（room air）**
pH：7.344
PaCO$_2$：33.3 mmHg
PaO$_2$：70.0 mmHg
HCO$_3^-$：20.9 mmol/L
BE：−4.4 mmol/L

（下線部：異常値）

II. 症例 11. 呼吸困難

◆動脈血ガスデータを読む

司　会　この動脈血ガスのデータを見てどう思いますか？

参加者　低酸素血症があります．

司　会　それでは，42歳男性の予測PaO_2の値はどれくらいですか？

参加者　80位じゃないでしょうか？

司　会　どうやって80位という数字が出たのですか？

参加者　臥位で

$$PaO_2 = 100.0 - 0.4 \times 年齢$$

という式から，42歳ではPaO_2は83 mmHgくらいです．

司　会　そうです．だから，この患者さんのPaO_2 70.0 mmHgというのは，低酸素血症と考えられます．それでは，低酸素血症の病態生理学的な鑑別診断にはどのようなものがありますか？

参加者　肺胞低換気，シャント，FiO_2の低下などです．

司　会　そうです．低酸素血症の鑑別診断には，①FiO_2（吸気酸素濃度）の低下，②肺胞低換気，③シャント，④換気血流不均等，⑤拡散障害の5つです．それでは，これらをどのようにして鑑別しますか？

参加者　鑑別診断のフロー・チャートがあったと思います．

司　会　そうです．図7のようなフロー・チャートがあります．これに沿うと，この患者さんの場合$PaCO_2$は増加していないので，STEP 2に行きます．ここで，A-aDO_2はいくらですか？

参加者

$$A-aDO_2 = 150 - PaCO_2 \times 1.25 - PaO_2$$
$$= 150 - 33.4 \times 1.25 - 70$$
$$= 38.25 \text{ mmHg}$$

です．

司　会　そうですね．A-aDO_2は基準値15未満よりも増加しています．ですから，図7のフロー・チャートでSTEP 3に行って，酸素投与で是正されているので，病態は換気血流不均等と拡散障害になります．この場合，胸部単純X線写真で拡散障害は考えにくいので，換気血流不均等が最も疑われます．それでは，換気血流不均等にはどのような疾患がありますか？

参加者　肺塞栓などです．

司　会　そうです．それでは，血液検査の結果を見てみましょう．

■血液検査値
WBC：7,000/μL, Hb：14.2 g/dL, Hct：43.4%
Plt：17.1万/μL

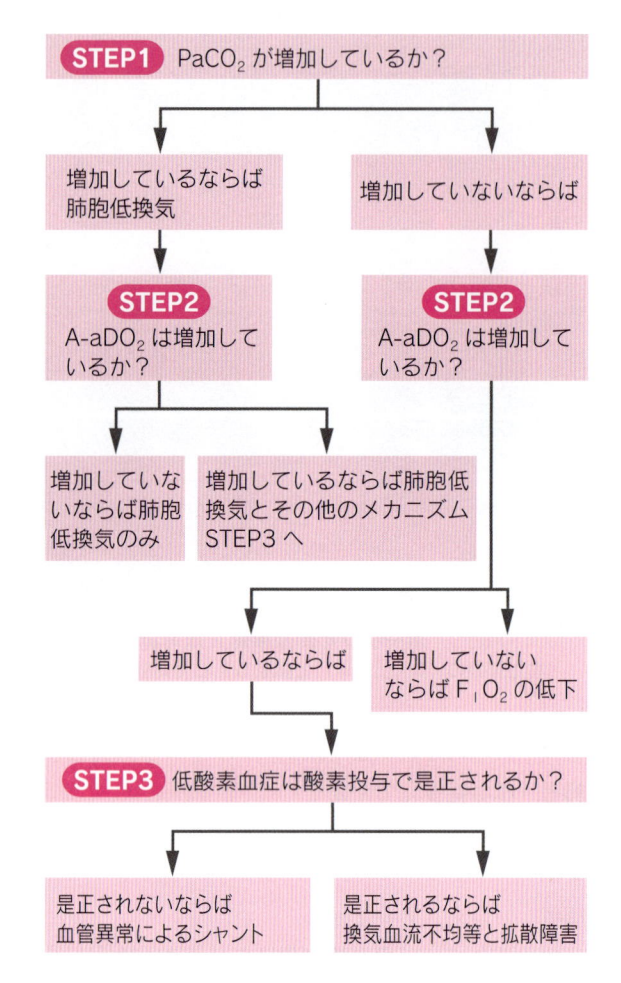

STEP1 $PaCO_2$が増加しているか？

増加しているならば肺胞低換気 ／ 増加していないならば

STEP2 A-aDO_2は増加しているか？（左）
STEP2 A-aDO_2は増加しているか？（右）

増加していないならば肺胞低換気のみ ／ 増加しているならば肺胞低換気とその他のメカニズム STEP3へ

増加しているならば ／ 増加していないならばF_IO_2の低下

STEP3 低酸素血症は酸素投与で是正されるか？

是正されないならば血管異常によるシャント ／ 是正されるならば換気血流不均等と拡散障害

注　$PaCO_2$：動脈血二酸化炭素分圧，A-aDO_2：肺胞動脈血酸素分圧較差，F_IO_2：吸気酸素濃度

図7　低酸素血症の鑑別診断のフロー・チャート
（参考文献3）の図を著者改変）

BUN/CRE：9.8/0.7 mg/dL
Na/K/Cl：139/4.0/101 mEq/L
AST/ALT：37/54 IU/L, LD：567 IU/L
T-Bil：0.6 mg/dL, Ch-E：238 IU/L, γ-GT：68 IU/L
T-Chol：247 mg/dL, Glu：397 mg/dL, AMY：35 IU/L
CK：72 IU/L, CRP：1.1 mg/dL
D-Dimer：11.9 μg/mL, FDP：21.7 μg/mL
Fib：235 mg/dL, Troponin-T：陰性

（下線部：異常値）

◆エコノミークラス症候群

司　会　この血液検査結果を見て次に何をしますか？

参加者　胸部造影CTです．

司　会　何をなぜ疑っているのですか？

参加者　D-Dimerが高値なので肺塞栓を疑って，胸部造影CTを撮影します．

司　会　それでは，造影CTは胸部だけでいいですか？

もっと下まで撮りますか？
参加者 骨盤まで撮ります．
司　会 なぜですか？
参加者 総腸骨静脈に血栓があることが多いからです．
司　会 それでは，肺塞栓は血栓が肺動脈に塞栓して起こる疾患ですが，その血栓はどこから飛んできますか？
参加者 左脚が多いです．
司　会 右脚はないのですか？
参加者 左総腸骨静脈の上を左総腸骨動脈がまたぐのでそこに血栓ができやすいからです．
司　会 確かにそうですが，実際にはどちらの脚からも血栓は飛んできます．ところで，もしもこの患者さんの脚に血栓が起こるとすると，どのようなリスクがありますか？
参加者 右下腿疲労骨折です．
司　会 そうです．このように外傷に起因して起きることもありますが，肺塞栓は過去に別名「エコノミークラス症候群」と呼ばれていたように，長距離の飛行機旅行を契機に起こることがあります．それでは，日本の救急病院で肺塞栓がよくみられるのはどこにある病院でしょうか？
参加者 成田です．
司　会 そうです．成田空港で飛行機が着陸後に胸痛と言えばほぼ肺塞栓です．それでは，肺塞栓はエコノミークラスの旅行者だけ発症して，ビジネスクラスやファーストクラスの旅行者に起こることはあるでしょうか？
参加者 あります．
司　会 ピンポン！　もちろんあります．それでは，肺塞栓は飛行機以外の要因で起こりますか？
参加者 デスク・ワークです．
司　会 うーん，あるかもしれません．しかし，普通は長時間座っていても少しは休憩をとるのでなりにくいと思います．他に何かありますか？
参加者 タクシーの運転手ですか（笑）？
司　会 うーん，それもなくはないと思いますが，あるのは長距離トラックの運転手です．肺塞栓を起こす交通機関が飛行機だけでないので，肺塞栓の別名は現在「エコノミークラス症候群」から「旅行者血栓症」に名称が改められました．この肺塞栓は入院中の患者さんにも起こります．もしも起こるとしたら何科の患者さんに多いでしょうか？
参加者 産婦人科です．
司　会 そうです．妊婦も肺塞栓になりますし，婦人科腫瘍の患者さんも肺塞栓を起こしやすいです．その他にありますか？
参加者 整形外科です．

司　会 そうです．下肢の手術の後にも起こしやすいです．その他内科の長期臥床の患者さんにも起こります．したがって，肺塞栓の血栓は下肢から飛んでくるので，造影CTは胸部から両下肢まで撮影します．ここで，肺塞栓の血栓はほとんどが下半身から肺に飛びますが，上半身の静脈から血栓が肺に飛ぶことはありますか？
参加者 そういうこともあると思います．
司　会 どういう場合ですか？
参加者 （無言）
司　会 通常上半身に血栓ができるのは，中心静脈ラインやポートなどの異物が留置されている場合です．ここで，上半身にしろ下半身にしろ静脈の血栓は肺動脈に捕捉されて肺塞栓を起こし，全身の動脈系には飛びません．それでは，下肢の静脈の血栓が脳動脈に飛んで脳梗塞になることはありますか？
参加者 あります．心臓内にシャントがある場合です．
司　会 そうです．そういうのを何と言いますか？
参加者 奇異性血栓です．
司　会 そのとおりです！　それでは造影CTの写真（図8，9）を見てみましょう．どうですか？
参加者 右肺動脈と右大腿静脈に血栓があります．

> **■最終診断**
> ＃1　　肺塞栓（右肺動脈主幹部）（＃2による）
> ＃2　　右下肢静脈深部静脈血栓症（＃3による）
> ＃3　　右下腿疲労骨折

◆肺塞栓の治療

司　会 治療はどうしますか？
参加者 溶かしにかかります．
司　会 医学的に言ってください．
参加者 ヘパリンです．
司　会 実際にはどのように治療しましたか？
研修医 クリアクター®（monteplase）120万単位投与後，ヘパリンとワーファリンを投与し，その後下大静脈フィルターを挿入しました．
司　会 わかりました．それでは，この肺塞栓ですが欧米人に多いのですが，それはなぜですか？
参加者 血栓ができやすい凝固能異常があるからです．
司　会 具体的にどんな疾患ですか？
参加者 プロテインCやS欠損症などです．
司　会 そうです．考えられる先天性凝固因子欠損症を表2に示しました．この患者さんの場合もこれらの先天性凝固因子欠損症がないか調べたと思います．この肺塞栓ですが，以前は欧米に多く日本では少ない疾患と思われていましたが，診断が正確になるにつれて日本にも多

II. 症例　11. 呼吸困難

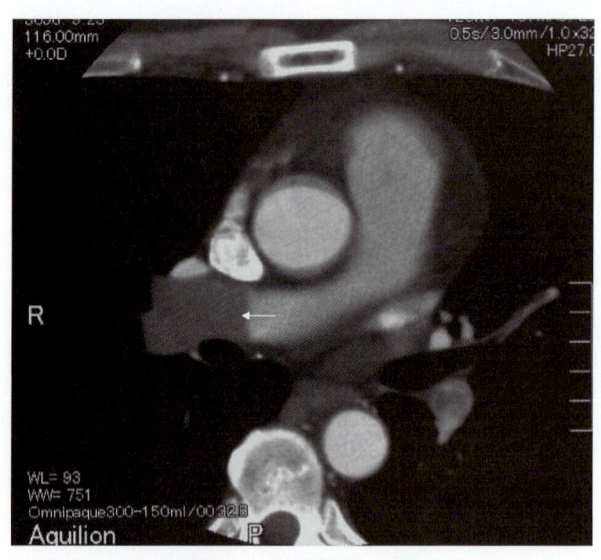

図8　胸部造影 CT
右肺動脈主幹部に血栓（白矢印）．

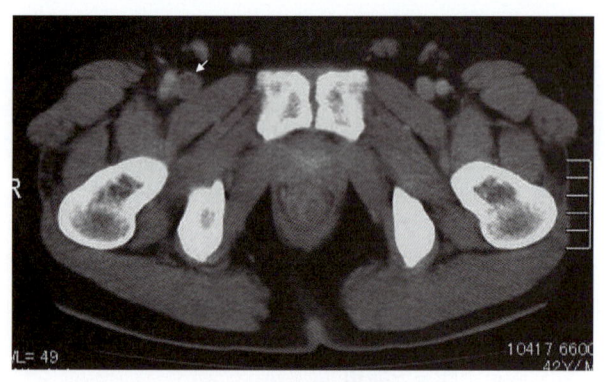

図9　骨盤部造影 CT
右大腿静脈に血栓（白矢印）

表2　先天性凝固因子欠損症

疾患	動脈血栓	静脈血栓
Factor V Leiden R506 Q	−	＋
Prothrombin G20210A	−	＋
AntithrombinⅢ欠損症	−	＋
Protein C 欠損症	−	＋
Protein S 欠損症	−	＋
ホモシスチン血症	＋	＋
抗リン脂質抗体症候群	＋	＋

ただし，Factor V Leiden R506 Q と Prothrombin G20210A は，日本では症例報告はまだない．

（参考文献 4）の表より引用）

い疾患であることが判明してきました．そのため以前には術後の患者は長期臥床させていましたが，現在では深部静脈血栓症を予防する意味で早期離床を勧めています．

参加者　質問ですが，肺塞栓の診断で心電図や胸部単純X線はどのような意味がありますか？

司会　いい質問ですね．それでは，肺塞栓に特徴的な心電図所見とは何ですか？

参加者　SⅠQⅢTⅢなどです．

司会　どれくらいの割合でその所見が認められると思いますか？

参加者　60％くらいですか？

司会　そんなにありません！　ごくまれにしか認められないと思ってください．肺塞栓で最も多い胸部単純X線写真の所見は何でしょう？

参加者　肺血管陰影が消失する knuckle sign などです．

司会　それもほとんど見ないです．一番多いのは正常か無気肺の所見です．それでは，この患者さんの場合病歴や検査所見で肺塞栓を強く疑う理由は何でしょうか？

参加者　低酸素血症です．

司会　「胸部単純X線写真で説明がつかない低酸素血症」です．この患者さんの胸部単純X線写真には右上肺野に infiltrate がありますが，これだけでは PaO_2 70.0 mmHg は説明できません．だから，この低酸素血症を説明するには胸部単純X線写真ではわからない肺塞栓のような疾患が隠されているのではないかと考えるのです．

　この症例は典型的な肺塞栓ですので，研修医でも自分1人で診断できるようにしましょう．

　今日は，呼吸困難と低酸素血症の鑑別診断，肺塞栓のリスク・診断と治療について学びました．どうもありがとうございました．

参考文献

2) 田中和豊：Step By Step! 初期診療アプローチ．第8回　血栓症と抗血小板薬．CareNet DVD，2007
3) Weinberger SE, Drazen JM：234. Disturbances of respiratory function. Harrison's Principles of Internal Medicine, 16th ed.（ed Kasper DL, Braunwald E, Fauci AS, et al），McGraw-Hill, New York, pp1498-1505, 2005
4) Handin RI：102. Disorders of Coagulation and Thrombosis. Harrison's Principles of Internal Medicine, 16th ed.（ed Kasper DL, Braunwald E, Fauci AS, et al），McGraw-Hill, New York, pp680-687, 2005

症例 3. 呼吸困難を主訴とした60歳の女性

司　会　今回の症例は総合診療外来を受診された患者さんです．

■**病歴**
症例：60歳，女性
主訴：呼吸困難
現病歴：受診2カ月ほど前に咳嗽が出現したが市販の感冒薬を内服し消失した．その後，労作時呼吸困難が出現し，徐々に増悪したため来院．時折左上肺野に違和感を感じることがあったが，安静時・睡眠時に呼吸苦はなく，咳嗽や喀痰も認めなかった．
既往歴：結核なし，アスベスト曝露歴なし
アレルギー，薬物歴，家族歴：特になし
生活歴：喫煙なし，海外・温泉旅行なし，ペットなし

■**バイタル・サイン**
意識清明，血圧：134/104 mmHg，脈拍数：78回/分，体温：36.9℃，SpO$_2$：96％（room air）

■**身体所見**
頭部・頸部・口腔：明らかな異常なし
胸部：呼吸音；右肺野　清，<u>左肺野　減弱</u>
　　　心音；正常，心雑音なし
腹部：腸蠕動音異常なし，軟，腫瘤触知なし，肝脾腫なし
体表リンパ節：触知せず，
四肢：チアノーゼ（−），浮腫（−），<u>ばち状指（＋）</u>

（下線部：異常）

◆呼吸困難で鑑別すべきものは？

司　会　64歳女性の呼吸困難の症例です．それでは，一般的に「呼吸困難」の鑑別診断にはどのようなものがありますか？
参加者　気道異物，COPD，肺水腫，心不全，貧血などです．
司　会　そうですね．それでは，これらの呼吸困難の鑑別診断の中で「労作時呼吸困難」の鑑別診断にはどのようなものがありますか？
参加者　肺疾患，心疾患，貧血などです．
司　会　そうです．貧血は労作時呼吸困難を起こしえます．もしもこの患者さんが労作時呼吸困難で貧血であるとすると，その原因疾患としてはどのような疾患が疑われますか？
参加者　消化管の癌です．

司　会　そのとおりです．それでは，もしも患者さんが30歳女性で労作時呼吸困難を主訴に貧血が見つかればその原因疾患は何を疑いますか？
参加者　鉄欠乏性貧血です．
司　会　そうです．それでは，鉄はどこから欠乏するのですか？
参加者　婦人科疾患です．
司　会　そうです．それでは，貧血の患者さんでどんな貧血の患者さんに鉄欠乏性貧血を疑いますか？
参加者　小球性貧血です．
司　会　それでは，もしも小球性貧血であれば，鑑別診断は一般的に何でしょうか？
参加者　サラセミアです．
司　会　そのとおりですが，サラセミアの患者などほとんど見ません．もちろん，国家試験的には鑑別診断にサラセミアや鉄芽球性貧血などがあります．しかし，これらの疾患はプライマリ・ケアではほとんど出くわすことはありません．小球性貧血の頻度の高い鑑別診断は何でしょうか？
参加者　（無言）
司　会　答えはズバリ，鉄欠乏性貧血と慢性疾患による続発性貧血の2つです．ほとんどその2つを考えれば十分です．それでは，どうやってこの2つの疾患を鑑別しますか？
参加者　フェリチンです．
司　会　フェリチンでどうやって鑑別しますか？
参加者　鉄欠乏性貧血ではフェリチンは低く，慢性疾患による続発性貧血ではフェリチンは高くなります．
司　会　そうです．この2つの鑑別に昔は，鉄，TIBC，UIBCなどを計測しましたが，今はしません．この患者さんの場合，慢性疾患の既往がないので，もしも労作時呼吸困難の原因が貧血によるものであるとすると，その貧血はほぼ鉄欠乏性貧血であると考えます．そして，鉄欠乏性貧血の原因は大きく2つ，すなわち，消化管疾患と婦人科疾患を考えればよいのです．それでは，この患者さんが本当に貧血があるかどうかはっきりさせるには，次にどうすればよいですか？
参加者　採血です．
司　会　そうです．それでは，この患者さんに先ほど考えたいろいろな鑑別診断を考えると，採血以外にどのような検査をしますか？
参加者　胸部X線写真と心電図です．
司　会　そうです．採血は何の項目を検査しますか？

II. 症例　11. 呼吸困難

参加者　血算・生化学・凝固・Troponin T です.
司会　いいでしょう. それでは, 検査結果を見てみましょう.

◆検査結果

■検査結果

心電図 NSR, NAD, HR 74 bpm, ST change（−）
胸部 X 線写真（図10）
採血結果
WBC 6,100/μL, Hb 13.5 g/dL, Ht 40.7%, PLT 25.6×10⁴/μL, TP 6.7 g/dL, Alb 4.1 g/dL, BUN 11.5 mg/dL, CRE 0.5 mg/dL, Na 144 mEq/L, Cl 106 mEq/L, K 3.8 mEq/L, Glu 116 mg/dL, T-Bil 0.8 mg/dL, AST 26 IU/L, ALT 16 IU/L, LD 219 IU/L, ALP 188 IU/L, γ-GT 21 IU/L, AMY 45 IU/L, <u>CRP 0.5 mg/dL</u>, PT-INR 0.98, APTT 25.4 秒, <u>D-Dimer 8.1 μg/dL</u>, Troponin T 陰性

（下線部：異常値）

司会　それでは, 胸部 X 線写真を読んでください. いったいどんな所見がありますか？
参加者　気管が右に偏位しています.
司会　そうです. それでは, 胸部 X 線写真を系統的に読んでください.
参加者　骨・軟部組織・乳房に異常ありません. 左肺の透過性が低下していて, 気管と縦隔が右に偏位しています.
司会　それは何を意味しますか？
参加者　血気胸ですか？
司会　なぜ血気胸なのですか？　いま, 左肺の透過性が低下しています. その場合 X 線上での鑑別診断は何ですか？
参加者　胸水です.
参加者　膿胸です.
司会　膿胸は胸水の一種です. 他に何かありますか？
参加者　肺癌術後です.
司会　そういうこともあります. 他に何かありますか？
参加者　無気肺, 痰づまり, 肺炎などです.
司会　そのとおりです. それでは, この患者さんの胸部 X 線写真はいま言った鑑別診断の中のどれですか？
参加者　胸水です.
司会　なぜ胸水で, 他の無気肺, 痰づまり, 肺炎ではないのですか？
参加者　それは, 気管と縦隔が反対側に偏位しているからです. 無気肺, 痰づまり, 肺炎では, 気管と縦隔は同側に偏位します.

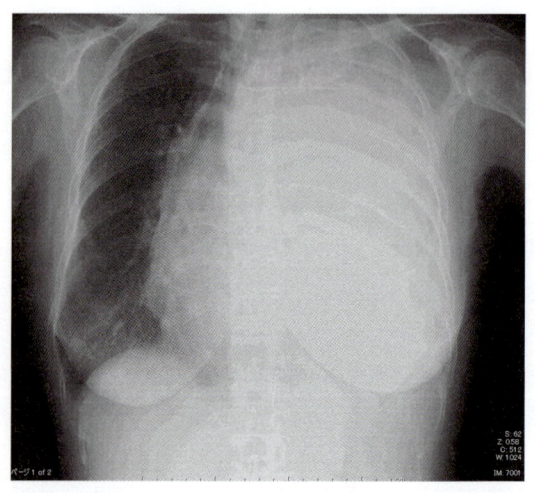

図10　胸部 X 線写真
左肺の透過性低下, 気管と縦隔の右偏位, 左大量胸水の所見.

司会　そうです. それでは, この患者さんが本当に左に胸水があるのを確認するためにはいったいどうすればよいですか？
参加者　気管支鏡です.
司会　いきなり気管支鏡をしますか？
参加者　エコーや CT で確認します.

◆胸水の原因にはどのようなものがあるか

司会　そうです. つまり, ここまでの検査でこの患者さんは「左大量胸水による労作時呼吸困難を訴えた60歳の女性」とまとめることができます. それでは, ここで一般的に「胸水」の原因にはどのようなものがありますか？
参加者　肺炎, 腫瘍, 心不全, 腎不全, 低アルブミン血症などです.
司会　そうです. たくさんあります. それでは, 「腹水」の原因にはどのようなものがありますか？
参加者　肝硬変などです.
司会　そうです.「腹水」の原因は, 肝硬変, 癌, 心不全, 結核など数種類しかありません. しかし, 「胸水」の原因はこれに対して数多くあります. そこで,「胸水」をまず分類しましょう.「胸水」をどう分類しますか？
参加者　漏出性と浸出性です.
司会　もう一つ乳び胸や血胸などの特殊胸水があります. つまり, 胸水は漏出性, 浸出性と特殊胸水の3つに分類されます. それでは, この3つをどのようにして分類するのですか？
参加者　胸腔穿刺で胸水の検査をします.
司会　そうです. それでは, 胸水の検査でどのようにして胸水を分類するのですか？

表3 Lightの基準（1972）

胸水中総蛋白/血清総蛋白＞0.5
胸水中LD/血清中LD＞0.6
胸水中LD＞200 IU/L［血清LD上限値の2/3］
　この3条件のうち1つでも陽性であれば浸出性胸水で、すべて当てはまらなければ漏出性胸水である.

表5 膿胸とみなしてよい条件

胸水が肉眼的に膿であるもの.
pH＜7.10（あるいは血清pHよりも0.3かそれ以上低い）
白血球数＞50,000/μL
LD＞1,000 IU/L
糖＜40 mg/dL
臭気があり、グラム染色で菌が見える

表4 胸水の検査項目

細胞数，生化学
微生物検査：細菌培養，グラム染色
結核を疑えば抗酸菌染色，ADA：adenosine deaminase, PCR：polymerase chain reaction
細胞診（検体9に対して1の割合でヘパリン添加）
食道破裂や膵炎による胸水を疑えば，AMY追加.
（この場合は左胸水しか起こらない）
自己免疫疾患による胸水を疑えば，胸水と血液でRF, ANA, C3, C4追加.
乳び胸を疑えばTG追加.
膿胸あるいはparapneumonic effusion（肺炎・肺膿瘍や気管支拡張症などによる浸出性胸水）を疑えば，pH（動脈血ガス分析器で測定）測定.
尿胸を疑えば，クレアチニン追加.

（参考文献6）より一部改変して引用）

参加者　リバルタ反応です.
司会　リバルタ反応は使いません.
参加者　比重を使います.
司会　比重も使いません．それでは，何を使いますか？
参加者　Lightの基準です．
司会　それでは，Lightの基準とはどのようなものですか？
参加者　血清と胸水の蛋白の比がなんか以上です．どっかに書いてあります．
司会　どこに書いてありますか？
参加者　先生の本に書いてあります．
司会　そうです．覚えていなくても，どこに書いてあるか覚えていればいいです（表3）．それでは，次に何をしますか？
参加者　胸腔穿刺です．
司会　そのとおりです．ここで，鉄則ですが「原因不明な胸水は原則として胸腔穿刺する」です．それはなぜですか？
参加者　治療が異なるからです．
司会　そうです．この患者さんは大量胸水がありますが，症状は安静時ではなく労作時呼吸困難しかありません．ということは，この患者さんの胸水は2, 3日などの急激にではなく，少なくとも数ヵ月の間に溜まったということです．それならば，この患者さんがもしも夜間に受診したとしたら緊急性はないので，昼間にもう一度受診させることも可能です．しかし，このような胸水のとき一つだけマネジメントが異なり，緊急性を要する胸水があります．それは何ですか？
参加者　（無言）
司会　それは膿胸です．なぜ膿胸はマネジメントが異なるのですか？
参加者　チェスト・チューブを入れるからです．

司会　そうです．何時間以内にチェスト・チューブを挿入しなければならないのですか？
参加者　6時間以内です．
司会　それはなぜですか？
参加者　（無言）
司会　それは，6時間以内にチェスト・チューブを挿入しないと膿胸が固形化してしまいドレナージできなくなってしまうことがあるからです．ですから，胸水の患者さんを見たら膿胸を否定するために原則として緊急に胸腔穿刺をしなければなりません．それでは，胸水の患者さんで胸水を鑑別するためにどのような検査項目を提出しますか？
参加者　細胞数，培養，細胞診などです．
司会　そうです．胸水のあらゆる鑑別診断を鑑別するために，表4のような検査項目をすべて提出してください．それでは，ここで膿胸はどのようにして診断しますか？
参加者　胸水が膿のときです．
司会　そうです．その他に診断基準はありますか？
参加者　（無言）
司会　「膿胸」の明確な診断基準は実はありません．しかし，表5のような場合には「膿胸」として治療するのが慣例です．それでは，この患者さんに戻りましょう．この患者さんの胸水を穿刺しました．結果を見ましょう．

◆胸水検査結果

■**胸水検査結果**

暗黄色，透明，特有の臭いなし
比重1.032, 細胞数563/μL（多核球7.3%, 単核球92.7%）
TP 4.6 g/dL, LD 161 IU/L, AMY 38 IU/L, Glu 108 mg/dL, ADA 14.5 IU/L,

Ⅱ．症例　11．呼吸困難

補体・膠原病抗体検査　特に異常なし，
ガフキー（−）

■ Light の基準

胸水中総蛋白/血清総蛋白＝4.6/6.7＝0.69＞0.5
胸水中 LD/血清 LD＝161/219＝0.74＞0.6
胸水中 LD＝161＞血清 LD の上限値の 2/3＝153
以上 3 条件を満たすので，「浸出性胸水」

司　会　以上のことから，この患者さんの左大量胸水は「浸出性胸水」であることがわかりました．それでは，次にどうしますか？
参加者　入院させます．
司　会　そうですね．これだけ胸水が大量ならば，入院適応でしょう．入院してどうしますか？
参加者　胸水を抜きます．
司　会　どれくらい抜きますか？
参加者　200 mL くらいです．
司　会　200 mL でいいですか？
参加者　1.5 L くらいです．
司　会　大量に胸水を抜くとどうなりますか？
参加者　再膨張性肺水腫が起こります．
司　会　そうです．ですから，胸水は 1 回 1 L まで抜けると覚えてください．もしも再膨張性肺水腫が起こったら治療はどうしますか？
参加者　ステロイド投与です．
司　会　過去にはステロイド投与されましたが，現在では経過観察でよいとされています．この患者さんは実際どうなりましたか？
後期研修医　患者さんはどうしても入院を拒否されたので，胸水 1 L 除去を 2 回合計 2 L 抜いて外来フォローしました．後日胸水の下記のような検査結果が出て，以下のように診断しました．

■胸水結果

【胸水検査所見】
ヒアルロン酸 9,910 ng/mL
【培養】
胸水（−），血液（−）

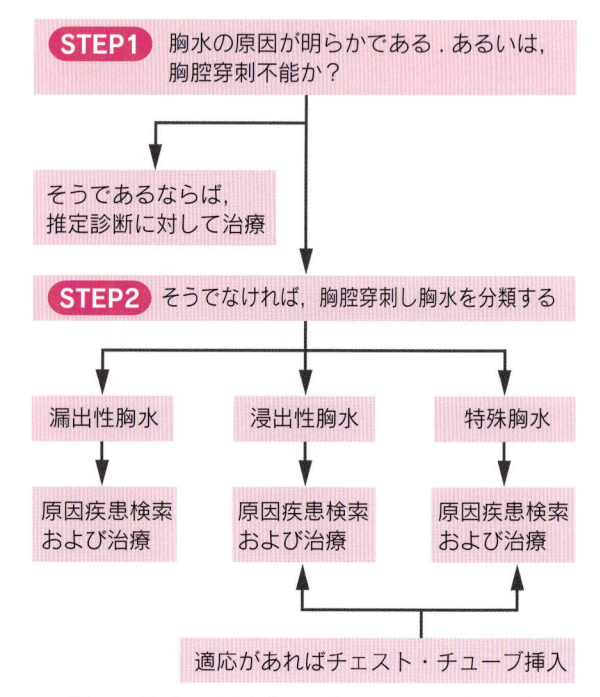

STEP1　胸水の原因が明らかである．あるいは，胸腔穿刺不能か？

↓

そうであるならば，推定診断に対して治療

STEP2　そうでなければ，胸腔穿刺し胸水を分類する

↓

漏出性胸水	浸出性胸水	特殊胸水
原因疾患検索および治療	原因疾患検索および治療	原因疾患検索および治療

適応があればチェスト・チューブ挿入

図 11　胸水へのアプローチのフロー・チャート
（参考文献 6）より引用）

【細胞診】
class Ⅴ：Adenocarcinoma 疑い

■最終診断
#1　肺癌もしくは胸膜中皮腫疑い
#2　#1 による左大量浸出性胸水

司　会　今回は，大量胸水の胸部 X 線写真の読み方，胸水の鑑別診断とその鑑別方法について学びました．参考のために胸水へのアプローチのフロー・チャートを図11に示します．どうもありがとうございました．

参考文献

5) 田中和豊：第 4 部　3　ヘモグロビン・ヘマトクリット　問題解決型救急初期検査　医学書院，pp173-182，2008
6) 田中和豊：第 7 部　4　胸水　問題解決型救急初期検査　医学書院，pp433-444，2008

Ⅱ. 症例 12. 動悸

12 動悸

動悸へのアプローチのフロー・チャート

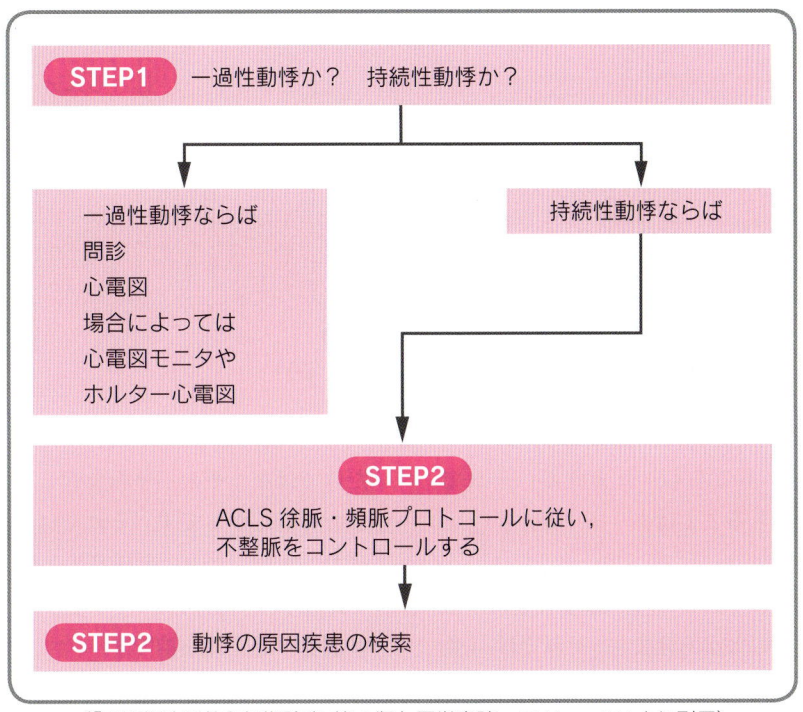

STEP1 一過性動悸か？ 持続性動悸か？

一過性動悸ならば
問診
心電図
場合によっては
心電図モニタや
ホルター心電図

持続性動悸ならば

STEP2 ACLS 徐脈・頻脈プロトコールに従い，不整脈をコントロールする

STEP2 動悸の原因疾患の検索

（「問題解決型救急初期診療 第2版」医学書院，2011, p.274 より引用）

症例　動悸を主訴とした 59 歳の女性

司　会　今回の症例は独歩で来院された患者さんです．

■病歴
59 歳, 女性
主訴：動悸
現病歴：受診日，突然軽度の呼吸困難を伴う動悸を自覚し，以前より処方されていたワソラン®（verapamil）（40 mg）1 錠を内服したが，症状軽快せず当院救急外来を徒歩受診した．胸痛や胸部絞扼感，背部痛なし．気が遠くなるような感じがした．
既往症：高血圧症（＋），脂質異常症（＋），糖尿病（－），気管支喘息（－）
薬物歴：ワソラン（40 mg）　1 錠　動悸時頓用
アレルギー歴：特になし

■バイタル・サイン
意識状態：JCS 0, <u>脈拍数：179 回／分（整）</u>, 血圧：132/92 mmHg, SpO_2：97%（room air）

■身体所見
眼瞼結膜：貧血なし　眼球結膜：黄疸なし
頸部：頸静脈怒張なし，甲状腺腫大なし
胸部：心音，呼吸音異常なし
腹部：平坦，腸蠕動音正常，圧痛なし
四肢：浮腫なし

（下線部：異常値）

◆動悸とは

司　会　今回は「動悸」が主訴の患者さんです．「動悸」が主訴の患者さんはまずどのようなことが起こっていると考えますか？
参加者　頻拍です．
司　会　そうですね．それでは，頻拍以外に「動悸」を感じることはありますか？
参加者　それは，「恋」です…．
司　会　いきなりすばらしい鑑別診断です（笑）！しかし，「恋」が原因の「動悸」では患者さんはあまり病院を受診しないと思います．それ以外に何かありますか？
参加者　血圧が高いときです．

115

Ⅱ. 症例　12. 動悸

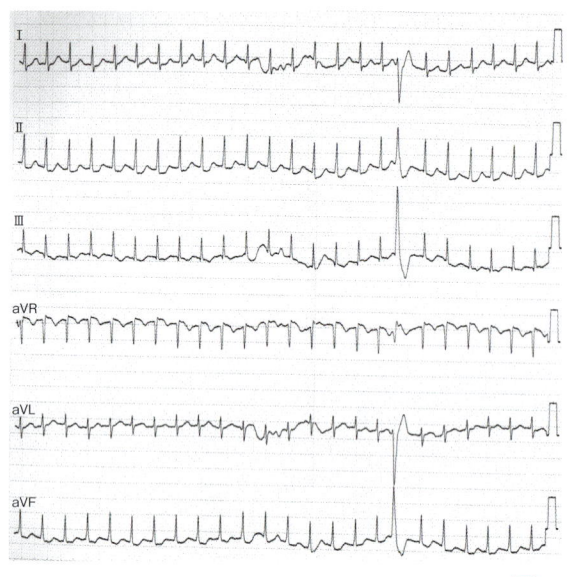

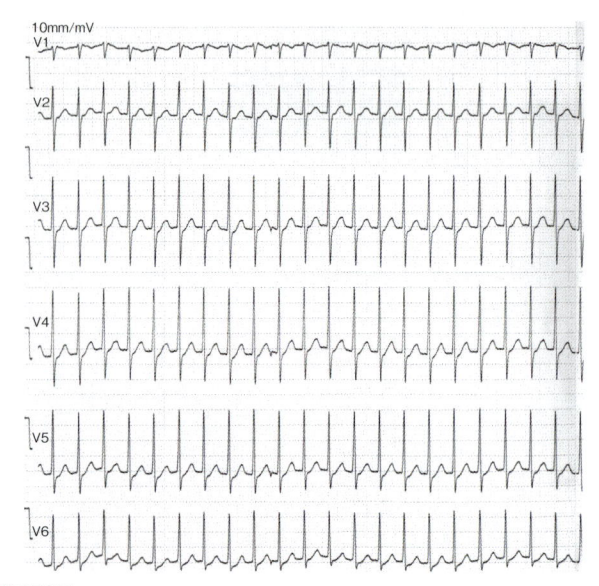

図1　心電図所見
PSVT（リエントリー性SVT）

司会　そういうときもあるかもしれません．それでは，徐脈で「動悸」を感じることはありますか？
参加者　（無言）
司会　実は以前に徐脈の患者さんで「動悸」という主訴で来た患者さんを診たことがあります．それでは，「動悸」とはいったいどういう病態のときに感じるのでしょうか？
参加者　（無言）
司会　これは1回調べたことがあるのですが，どの本にも載っていません．しかし，私は「動悸」とは必要な心拍数と実際の心拍数が乖離しているときに感じる感覚なのではないかと思っています．「動悸」の病態をこう考えれば，「動悸」の原因が徐脈でも頻拍でもはたまた「恋」でも，患者さんが「動悸」を感じることを説明することができます．だから，不安による洞性頻拍でも「動悸」を感じることがあります．ですから，不安による「動悸」は「過換気」ならぬ「過心拍」と考えられます．

◆なぜ12誘導か

司会　それでは，今この患者さんが来院したとして，まず最初に何をしますか？
参加者　12誘導心電図を採ります．
司会　そうです．しかし，ここで不整脈を診断するのであれば，わざわざ12誘導心電図を採らずに心電図モニターで判定すればいいのではないでしょうか？　なぜ心電図モニターではなく12誘導心電図なのでしょうか？
参加者　ST変化などがあれば虚血性心疾患を原因疾患として疑うからです．
司会　そうです．12誘導心電図ならば，不整脈の判定だけではなくその不整脈を起こしている原因疾患の推定まで可能だからです．それでは，次にこの患者さんの12誘導心電図（図1）を採りました．この心電図を読んでください．
参加者　上室性頻拍です．
司会　まず最初にこの心電図の脈拍数は172回/分ですが，洞性頻拍の心拍数は最高でどのくらいまでですか？
参加者　160回/分です．
司会　そうです．およそ150回/分だと思ってください．これは，生理的に心房が最初に収縮してそれから心室が収縮して拡張するという一連のサイクルを心臓がどんなに早く行っても最高心拍数150回/分を超えることはないからです．言い換えると，心拍数150回/分以上は何らかの不整脈があると考えてください．今ここでこの不整脈を上室性頻拍としましたが，その理由は何ですか？
参加者　QRS幅が狭いこと，RR間隔が規則的であること，そして，P波がないことです．
司会　そうです．ですから，この心電図のリズムはPSVT（発作性上室性頻拍，現在では「リエントリー性SVT」と呼ぶ）です．それでは，ここで一般的に頻拍の患者さんを診たらどのようにアプローチしますか？
参加者　（無言）

◆頻拍アルゴリズム

司会　ACLSのアルゴリズムに頻拍アルゴリズムというものがあるのを知ってますか？
一同　（無言）

司会 2000年のACLSのアルゴリズムでは，もともと心室細動/無脈性心室頻拍（VF/pulseless VT），無脈性電気活動（PEA），心静止，徐脈，頻拍の5つのアルゴリズムでしたが，2005年のACLSでは，最初の3つのアルゴリズムが一つの無脈性心停止のアルゴリズムとしてまとめられ，徐脈と頻拍と合わせて合計3つのアルゴリズムになりました．これは2010年ACLSのアルゴリズムでも同様です．そして，その頻拍アルゴリズムではまず最初に患者をstableかunstableかに分けます．ここで，もしも患者さんがunstableと判断したらどのような治療をしますか？

参加者 薬を使います．

司会 ブーッ！ 薬物療法ではなく電気療法を行います．それでは，どのような電気療法を行いますか？

参加者 除細動します．

司会 ブーッ！ cardioversionします．除細動とcardioversionは何が違いますか？

参加者 同期するかしないかです．

司会 そうです．同期するのがcardioversionで，同期しないのが除細動です．この患者さんがもしもunstableだとすると同期しますか同期しませんか？

参加者 同期します．

司会 そうです．この患者さんのように心室細動以外の不整脈では，R on T現象による心室細動あるいは心静止が起こることを予防するために，T波を避けてショックするように同期させてショックします．この同期ショックをcardioversionと呼ぶのです．

◆上室性頻拍か心室性頻拍か

司会 ここで，この患者さんはstableなので，次に頻拍をどう分けますか？

参加者 narrow QRSかwide QRSかです．

司会 そうです．それではなぜnarrow QRSかwide QRSかに分けるのですか？

参加者 上室性か心室性かを知りたいからです．

司会 そうです．しかし，それなら，わざわざnarrow QRSかwide QRSかに分けずに，最初から上室性か心室性かに分ければいいではないですか？ そうしないで，まず最初にnarrow QRSかwide QRSかに分けるのはなぜですか？

参加者 （無言）

司会 それは，直接上室性か心室性かを分けるのが難しいことがあるからです．ここで，「narrow QRS頻拍ならば上室性頻拍」と言えますか？

参加者 言えます．

司会 そうです．それならば，「上室性頻拍ならばnar-

表1 narrow QRS頻拍，wide QRS頻拍，上室性頻拍，心室性頻拍の関係

narrow QRS頻拍 ⇒ 上室性頻拍
上室性頻拍 ⇒ narrow QRS頻拍 　例外：WPW症候群などの早期興奮症候群，もともと完全脚ブロックがある場合，心室内変行伝導を伴う場合，もともとＩa型抗不整脈薬を服用している場合など
wide QRS頻拍 ⇒ 心室性頻拍 　例外：WPW症候群などの早期興奮症候群，もともと完全脚ブロックがある場合，心室内変行伝導を伴う場合，もともとＩa型抗不整脈薬を服用している場合など
心室性頻拍 ⇒ wide QRS頻拍

row QRS頻拍」と言えますか？

参加者 もともと脚ブロックがある人が頻拍になったら，wide QRS頻拍になるので，そうとは言えません．

司会 そうです．ある命題が偽であることを示すには，反例を一つ挙げればよいのです．それでは，「wide QRS頻拍ならば心室性頻拍」ですか？

参加者 いいえ，違います．

司会 そうです．先ほどのもともと完全脚ブロックがある人の頻拍という反例があるので，違います．それでは，「心室性頻拍ならばwide QRS頻拍」ですか？

参加者 そうです．

司会 そのとおりです．それでは，ここで「wide QRS頻拍ならば心室性頻拍」とは言えないことがわかりました．その例外は，もともと完全脚ブロックがある場合以外にどのような場合があるでしょうか？

参加者 WPW症候群などの早期興奮症候群，心室内変行伝導を伴う場合，そして，もともとＩa型抗不整脈薬を服用している場合などです．

司会 そうです．以上の関係をまとめると，表1のような関係になります．この表からnarrow QRS頻拍の場合は上室性頻拍ですので簡単です．鑑別が難しいのはwide QRS頻拍であると言えます．それでは，ここで<u>「wide QRS頻拍を鑑別するときに，わからないときには心室性頻拍として扱え！」</u>という鉄則があります．それはなぜですか？

参加者 心室性頻拍に上室性頻拍の抗不整脈薬を使用するとショックになることがあるからです．

司会 そうです．ですから，上室性頻拍に心室性頻拍の抗不整脈薬を使用してもよいのですが，逆に心室性頻拍に上室性頻拍の抗不整脈薬を使用してはならないのです．

◆PSVTの病態生理

司会 ここで，患者さんの心電図に戻ります．この心電図はPSVT（リエントリー性SVT）ですが，このPSVT

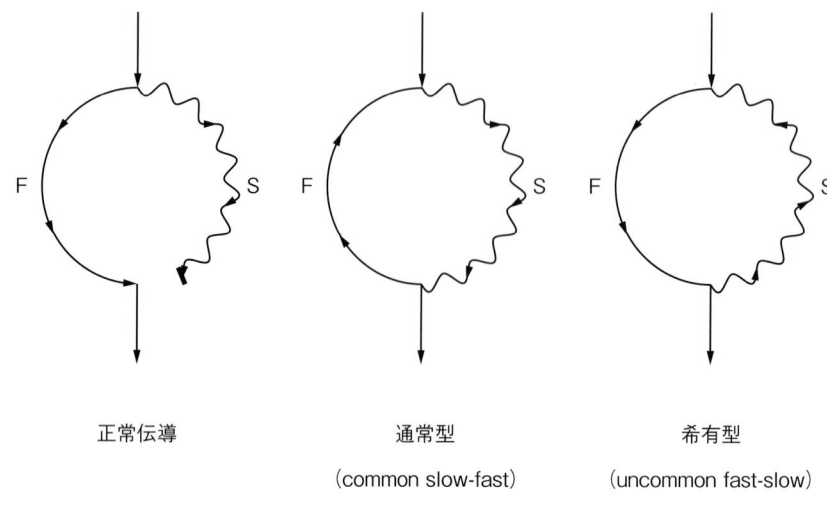

正常伝導　　　　　通常型　　　　　希有型
　　　　　(common slow-fast)　(uncommon fast-slow)

図2　房室結節リエントリーの種類
(参考文献3)から引用)

（リエントリー性SVT）はどのようにして起こりますか？
参加者　リエントリーが起こるからです．
参加者　房室結節内の slow pathway と fast pathway でリエントリーが起こるからです．
司会　そうです．リエントリーにはいくつか種類がありますが，一番多いのは房室結節内でリエントリーが起こるものです．これには，図2のように2種類あります．この2つは心電図波形で鑑別できると言われています．それは，反転したP波（心房エコー波）の有無と，もしも心房エコー波があればその位置で鑑別します．この症例の場合，心房エコー波らしきものがないので，もしもこのPSVT（リエントリー性SVT）が房室結節内リエントリーであるとすれば，通常型です．それでは，ここで今自分1人だとしてこのPSVT（リエントリー性SVT）はどのようにしてまず治療しますか？
参加者　息こらえです．

◆ **PSVTの非薬物療法**

司会　そうです．その息こらえのような非薬物療法をまず行っていいです．このような非薬物療法は息こらえの他にどのようなものがありますか？
参加者　眼球圧迫や頸動脈圧迫です．
参加者　排尿させます…
一同　（唖然）
司会　えー，眼球圧迫・頸動脈圧迫や息こらえはしたことがありますが，排尿させるというのは聞いたことがありません！　排尿時失神という疾患がありますが，それを利用した治療法は聞いたことがありません！　その他氷水を飲ませる方法もあります．これらの方法は迷走神経反射を利用したものですが，迷走神経反射でなぜPSVT（リエントリー性SVT）の発作が止まるのでしょうか？
参加者　迷走神経は房室結節を支配するため，迷走神経を刺激すると上室性頻拍が止まることがあるからです．これに対して，心室は迷走神経の支配を受けないために，心室性頻拍は迷走神経を刺激しても遅くなったり止まったりすることはありません．
司会　そのとおりです．ここで，頸動脈圧迫という方法がありますが，禁忌はどんな場合ですか？
参加者　頸動脈が粥状硬化している場合です．

◆ **PSVTの薬物療法**

司会　そうです．そういう患者さんに頸動脈圧迫をするとコレステロール塞栓が脳に飛んで脳梗塞を起こすことがあるので，絶対に行わないでください．この患者さんはいくつかの非薬物療法を試みましたが，効果ありませんでした．それでは次にどうしますか？
参加者　薬で治します．
司会　そのためにはどうしますか？
参加者　採血と点滴をします．
司会　採血の項目は何をとりますか？
参加者　血算・生化学・凝固とTroponin T，D-Dimerです．それに胸部単純X線写真も撮ります．
司会　そうです．それでは，PSVT（リエントリー性SVT）を薬で治療しましょう．何をどれくらい使いますか？
参加者　アデホス®（adenosine triphosphate disodium）を10 mg投与します．
司会　それではアデホス®が禁忌なのはどんな場合ですか？
参加者　喘息です．
司会　そうです．これはあまり本に書いてないです

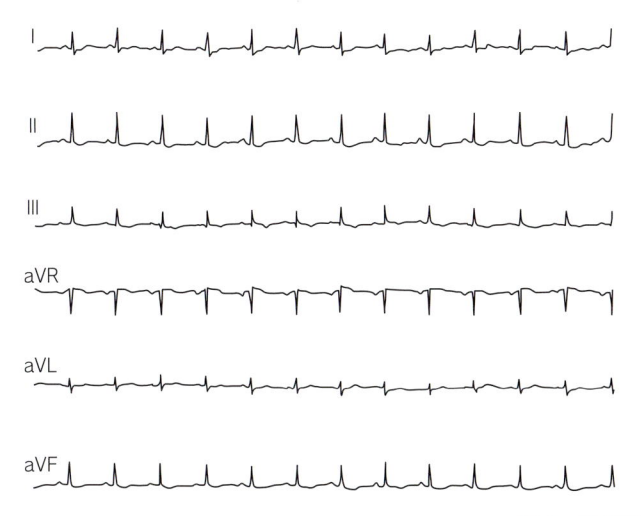

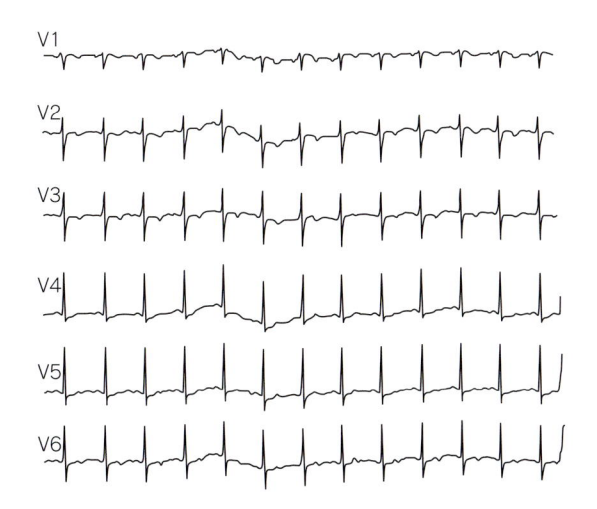

図3 治療後の心電図
洞調律

が，絶対に知っておいてください．ここで ACLS のプロトコールでは，PSVT（リエントリー性 SVT）の治療でまず最初に adenosine はどのくらいの量投与することになっているでしょう？

参加者 （無言）

司会 これは，最初に 6 mg で反応しないときには 12 mg 投与することになっています．ところが，日本のアデホス–L–コーワ注 3 号®は 1 バイアル 20 mg です．なぜこんなに多いのでしょうか？

参加者 アメリカの adenosine はアデノシン二リン酸（ADP）で，日本のアデホス®はアデノシン三リン酸（ATP）だからです．

司会 そのとおりです．ですから，PSVT（リエントリー性 SVT）にアデホス®を投与するときには，1 バイアル 20 mg を最初から投与しないでください．それでは，PSVT（リエントリー性 SVT）の患者さんにアデホス® 20 mg をいきなり投与するといったいどうなるでしょうか？

参加者 ヒイヒイ言います．

司会 確かにアデホス®は急速静注後心臓に絞扼感を起こします．それと同時に，アデホス® 20 mg を急速静注すると一時的心静止を起こします．たまに自分でアデホス®を投与して，そのあと患者さんのモニターが一時的心静止になると，心臓マッサージを始めようとする人がいます．それでは，日本のアデホス®はどうして 1 バイアル 20 mg と大容量なのでしょうか？

参加者 めまいに使う薬だからです．

司会 そうです．もともと耳鼻科のめまいや耳鳴りに使用する薬です．それでは，この患者さんにはどうしましたか？

研修医 アデホス® 10 mg 投与しても PSVT（リエントリー性 SVT）は戻りませんでした．

司会 それでは，アデホス® 10 mg 投与しても PSVT（リエントリー性 SVT）が戻らなかったら，次にどうしますか？

参加者 ablation します．

司会 いきなり ablation しません．

参加者 ワソラン®を使います．

司会 どれくらいの量使いますか？

参加者 （無言）

司会 それでは，ワソラン®が禁忌なのはどのような場合ですか？

参加者 心不全です．

司会 そうです．その他にどのような場合がありますか？

参加者 （無言）

◆ WPW 症候群の PSVT の薬物療法

司会 WPW 症候群による PSVT（リエントリー性 SVT）には禁忌です．ですから，WPW 症候群による PSVT（リエントリー性 SVT）の可能性がある場合には，ワソラン®は避けたほうがいいです．それでは，ワソラン®を使わないとすると，他に何を使いますか？

参加者 （無言）

司会 ヘルベッサー®（diltiazem hydrochloride）を使いましょう．最初に 20 mg を 2 分間で静注し，15 分間待ちます．それでも洞調律に戻らないときには，血圧測定後 25 mg を 2 分間で静注して，また 15 分間待ちます．こうすればたいてい洞調律に戻ります．この方法は，心臓に刺激も少ないですし，血圧もあまり下がりません．この患者さんにはどうしましたか？

研修医 ヘルベッサー® 20 mg 投与して治療後の心電図

（図3）で洞調律に戻りました．この心電図にはδ波やQT延長などの不整脈を起こしうる基礎疾患の所見は認められませんでした．

司　会　ちなみにWPW症候群によるPSVT（リエントリー性SVT）のとき，薬は何を使いますか？

参加者　（無言）

司　会　アミサリン®（procainamide）です．それでは，ここでPSVT（リエントリー性SVT）の患者さんをヘルベッサー®で治療しようと思いましたが，血圧が低かったとします．どうしますか？

参加者　（無言）

司　会　血圧が低いとunstableな状態ですので，原則として治療はcardioversionです．しかし，意識が清明な場合は，そのままの状態でcardioversionできません．もしもcardioversionするならば，その前に鎮静しなければなりません．しかし，血圧が低い患者さんには血圧を下げる鎮静薬は投与できません．それでは，いったいどうしますか？

参加者　（無言）

司　会　この場合，ヘルベッサー®を投与する前に，カルチコール®（calcium gluconate）を投与して血圧を上昇させるのです．つまり，カルシウムを投与してから，カルシウム拮抗薬を投与するという一見矛盾するような治療を行います．この方法は「裏ワザ」のような治療法ですが，Paul Marinoの『The ICU Book』にも記載があり，私も何回も行いましたが安全な方法です．心機能正常で基礎疾患がないstableなPSVT（リエントリー性SVT）の治療例を表2にまとめておきました．ここまでは1人でできるようになってください．そうしないと将来当直のアルバイトに行けません．結局この患者さんはどうなりましたか？

研修医　アデホス®のあとヘルベッサー®を20 mg投与したあと，洞調律になりました．採血および胸部単純X線写真はともに異常ありませんでした．

■最終診断
#1　PSVT（発作性上室性頻拍）
　　（リエントリー性SVT）

表2　心機能正常で基礎疾患がないstableなPSVT（リエントリー性SVT）の治療例

アデホス-L-コーワ注3号®（adenosine triphosphate disodium）（20 mg/2 mL/A）10 mg（1 mL）急速静注，その後，生理食塩水20 mL急速静注し，腕挙上．
洞調律に変換しないときには，次に
①低血圧がない場合
　ヘルベッサー®（diltiazem hydrochloride）（50 mg/A）＋生理食塩水10 mL（濃度：5 mg/1 mL）20 mg（4 mL）2分間で静注．
　15分待って，洞調律に戻らなければ，血圧測定して低血圧がなければ，
　ヘルベッサー®をさらに25 mg（5 mL）2分間で追加静注．再び15分間待つ．
②低血圧がある場合
　カルチコール®（calcium gluconate）（5 mL/A）5 mL（1 A）ゆっくり静注
　血圧測定し血圧上昇を確認後，ヘルベッサー®（diltiazem hydrochloride）（50 mg/A）＋生理食塩水10 mL（濃度：5 mg/1 mL）20 mg（4 mL）2分間で静注．
　15分待って，洞調律に戻らなければ，血圧測定して低血圧がなければ，
　ヘルベッサー®をさらに25 mg（5 mL）2分間で追加静注．再び15分間待つ．

司　会　今回は，動悸と頻拍の鑑別診断，PSVT（リエントリー性SVT）の診断・病因と治療法について学びました．どうもありがとうございました．

参考文献

1) 田中和豊：第2部　症状編，19．動悸　問題解決型救急初期診療，第2版．医学書院，pp274-292，2011
2) 日本蘇生協議会（監修）：第7章　第3節　症候性徐脈と頻拍の管理，AHA　心肺蘇生と救急心血管治療のためのガイドライン2005．pp88-102，American Heart Association，Inc.
3) 田中和豊：第6部　心電図，D．発作性上室性頻拍の診断，問題解決型救急初期検査．医学書院，pp402-404，2008

Ⅱ．症例　13．嘔気・嘔吐

13 嘔気・嘔吐

嘔気・嘔吐へのアプローチのフロー・チャート

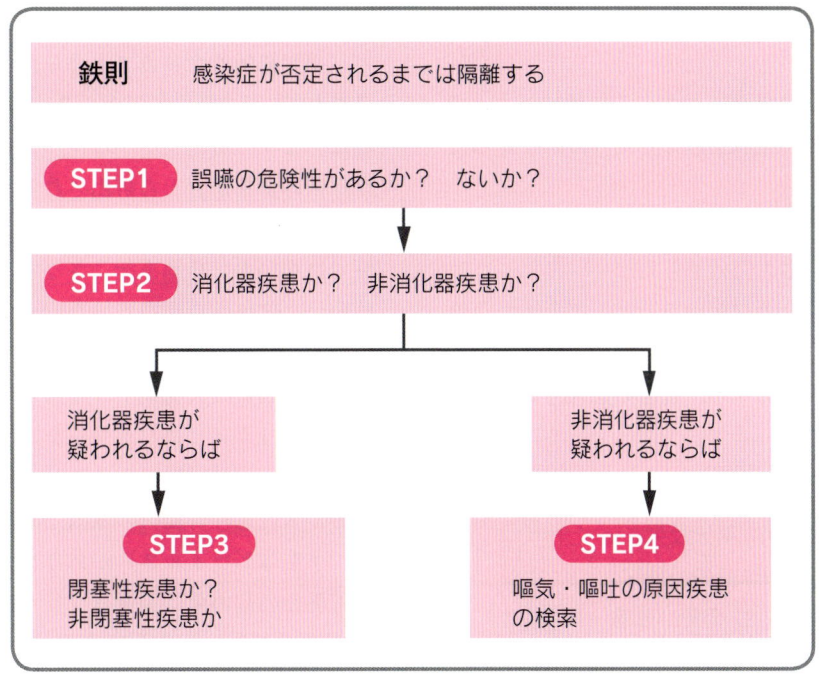

| 鉄則 | 感染症が否定されるまでは隔離する |

STEP1 誤嚥の危険性があるか？　ないか？

STEP2 消化器疾患か？　非消化器疾患か？

消化器疾患が疑われるならば　　　非消化器疾患が疑われるならば

STEP3 閉塞性疾患か？非閉塞性疾患か

STEP4 嘔気・嘔吐の原因疾患の検索

（「問題解決型救急初期診療 第2版」医学書院，2011，p.293 より引用）

症例 1．腹痛・嘔吐・下痢・頭痛を主訴とした57歳の女性

司会　今回の症例は，次のように救急隊から報告があった2次救急の症例です．

■救急隊の報告
57歳，女性
主訴：腹痛，嘔吐，下痢，頭痛．前日の夜にバーベキューを食べ，朝から上記症状が出現した．
バイタル・サイン：意識JCS 0，呼吸数19回/分，血圧168/94 mmHg，脈拍数69回/分，SpO₂ 100%（6 L/分リザーバ・マスク），体温37.0℃
（下線部：異常値）

司会　この報告を聞いて，救急車が到着するまでにどのような鑑別診断を考えてどのような準備をしましたか？
研修医　主訴と状況から，まず最初に急性胃腸炎を鑑別診断として考えて，嘔吐・下痢の症状があるので採血と点滴の準備をしました．
司会　そうですね．救急隊の報告からよくある急性胃腸炎の症例を考えてよいと思います．患者搬入時のバイタル・サインは次のようでした．これをどう考えましたか？

■搬入時バイタル・サイン
意識：JCS 0，GCS15（E4 V5 M6），呼吸数：20回/分，脈拍数：67回/分，血圧：144/106 mmHg，SpO₂：100%（酸素マスク6 L/分），体温：36.7℃
（下線部：異常値）

研修医　バイタル・サイン上大きな異常はないと思います．
司会　そうですね．バイタルが安定しているので，落ち着いて問診から開始してよいと思います．病歴は次のとおりです．

■病歴
現病歴：起床時午前4時頃から腹痛，嘔吐，下痢，頭痛の症状が出現．自宅にて様子を見ていたが軽快しないため救急車を要請．午前7時49分救急隊到着．午前8時6分病院着．前日の食事；昼うどん，夕食午後

II. 症例 13. 嘔気・嘔吐

6時30分にバーベキュー（肉，とうもろこし）とおにぎり
既往歴：椎間板ヘルニア，ハウスダストアレルギー（治療中）
生活歴：食欲良好，睡眠良好，排便便秘気味，飲酒なし，喫煙20本/日
薬物：睡眠薬内服

司　会　患者さんは家族でバーベキューを食べたようですが，家族で他に同様の症状を起こした人はいなかったか聞きましたか？

研修医　もちろん聞きました．このような症状のある人は家族の中でこの患者さんだけでした．

司　会　この病歴から初めに鑑別診断として考えた急性胃腸炎は変わりましたか？

研修医　いいえ，変わりません．通常の急性胃腸炎として身体所見を採りました．

■身体所見
瞳孔径：3.0 mm/3.0 mm　対光反射：＋/＋
眼瞼結膜：貧血なし，眼球結膜黄疸なし
心音：心雑音なし　S1, S2のみ．Ⅲ音・Ⅳ音なし
肺音：肺雑音なし
腹部：圧痛・筋性防御・反跳痛なし
神経：顔面筋麻痺なし，項部硬直なし，四肢麻痺なし

司　会　腹部の身体所見で圧痛がなかったようですが，本当になかったですか？

研修医　いいえ，ほんの少しだけ下腹部に圧痛がありました．

司　会　この身体所見で鑑別診断は変わりましたか？

研修医　いいえ，変わりません．

司　会　それでは，急性胃腸炎を診断と考えたら，次にどのような検査を考えましたか？

研修医　嘔吐・下痢による脱水があると考えられたので，採血（血算・生化学）と点滴を行いました．

司　会　点滴は何をどのくらいのスピードで落としましたか？

研修医　細胞外液を2時間で500 mLくらい落としました．

司　会　ところで嘔吐と下痢はどれくらいあったのですか？

研修医　数え切れないくらいあったそうです．下痢は水様便だったそうです．

司　会　もしもこの患者さんがバーベキューの肉による細菌性胃腸炎を起こしているとすると，起因菌と便の性状はどのようなものが予測されますか？　発症時間は矛盾してませんか？

研修医　起因菌としては大腸菌とか黄色ブドウ球菌などが考えられます．

司　会　黄色ブドウ球菌による急性胃炎は典型的にはどのような症状を起こしますか？

研修医　嘔気と腹痛だと思います．下痢は起こしません．

司　会　そうです．典型的には時間が経ったおにぎりなど（手で繁殖した黄色ブドウ球菌によっておにぎりが汚染されている）を食べてから3～4時間後に嘔吐と腹痛を起こします．黄色ブドウ球菌による急性胃炎は黄色ブドウ球菌の毒素が胃から排出されるだけなので原則として下痢のような下部消化管症状は弱いこと，そして，感染性ではないので発熱を起こさないことなどが特徴です．治療は，感染性胃腸炎ではないので抗菌薬の投与の必要はなく，点滴や制吐剤で対症療法を行います．牛肉による急性胃腸炎は大腸菌やサルモネラ菌を，鶏肉による急性胃腸炎はカンピロバクターなどを考えます．これらの急性胃腸炎は粘血便であることが多いです．これ以外にウイルス性急性胃腸炎の原因としてノロウイルス（旧名称：小型球形ウイルス）があります．また，夏に多い急性胃腸炎の起因菌は腸炎ビブリオで海産物によって起こります．これらのことは大学では公衆衛生で習いますが，救急外来でも役立つ知識ですのでしっかり押さえておきましょう（表1）．それでは，検査結果を見てみましょう．

■検査結果
血液：WBC 9,200/μL, Hb 12.3 g/dL, Ht 37.8%, Plt 177,000/μL, Na 142 mEq/L, K 3.6 mEq/L, Cl 107 mEq/L, BUN 17.1 mg/dL, CRE 0.5 mg/dL, Glu 156 mg/dL, AST 20 IU/L, ALT 11 IU/L, AMY 78 IU/L, CK 72 IU/L, CRP 0.1 mg/dL
画像：胸部X線心拡大なし，肺野異常なし
腹部X線（立位と臥位）異常ガス像なし，腹部エコー胆石なし，心電図明らかな異常なし

司　会　この検査結果をどのように解釈しましたか？

研修医　検査値に大きな異常はないので，急性胃腸炎の診断として治療しました．

司　会　腹部エコーと心電図の検査はなぜ行ったのですか？

研修医　腹部エコーは胆石を，心電図は急性心筋梗塞を否定するために行いました．

司　会　両者とも可能性は少ないですが，間違いではないと思います．ところで，最初の「頭痛」はどのように評価したのでしょうか？

研修医　このときは急性胃腸炎に伴う2次的な頭痛と解

表1　食物による急性胃腸炎の原因微生物の推定（参考文献2），3）から著者作成）

	症状	食物	潜伏期	推定原因微生物
体外毒素型	嘔気・嘔吐＞下痢，原則として発熱（−）	おにぎり，すし，サラダ，乳製品など 米，肉など 魚介類，サラダ，サンドイッチ，果物など	1〜6時間 1〜6時間 24〜48時間	黄色ブドウ球菌 セレウス菌 ノロウイルス
	嘔気・嘔吐＞下痢，発熱（−），神経症状（眼症状，分泌障害など）	いずし，キャビアなど	16〜36時間	ボツリヌス菌
感染型　＊：細菌侵入型病原菌による下痢では粘血便を起こしうる †：体内で産生される毒素（体内毒素型）による下痢であるので原則として水様便	下痢＞嘔気・嘔吐，原則として発熱（＋）	卵，肉類など 汚染された食物や水など 鶏肉など 汚染された食物や水など 肉，乳製品，生野菜など 海産物など 肉類など 汚染された食物や水など	1〜3日 1〜3日 2〜5日 1〜3日 1〜8日 2〜48時間 8〜20時間 10〜72時間	*サルモネラ菌 *赤痢菌 *カンピロバクター †腸管毒素原性大腸菌 *赤痢菌毒素産生型大腸菌 †腸炎ビブリオ菌 †ウェルシュ菌 腸管ウイルス

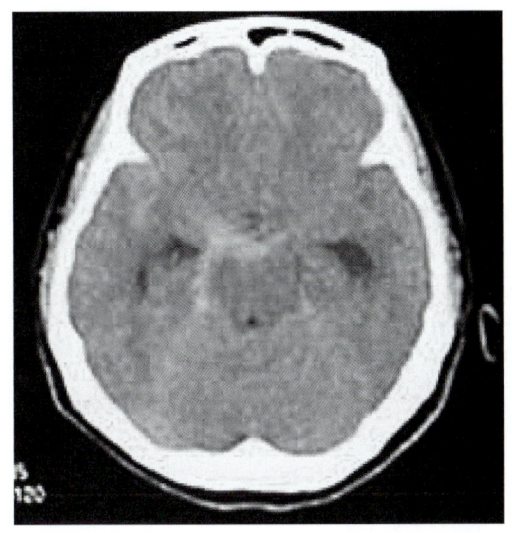

図1　頭部CT
中脳周囲の右の脚間槽と迂回槽に high density area がみられる．クモ膜下出血である．

釈しました．

司会　わかりました．それではその後の経過を見ましょう．

■経過
嘔吐と下痢は消失したが，38℃の熱発．頭痛に対してロキソニン®（loxoprofen sodium）1錠投与したが，改善なかったため頭部CTを撮影した（図1）．

司会　典型的なクモ膜下出血ですね．ここで頭部CTを撮影した理由は何でしょうか？
研修医　ロキソニン®で改善しなかったことと，急性胃腸炎による頭痛にしては頭痛が強すぎたことです．
司会　頭部CTを撮影してよかったですね．実際頭痛はどのようなものだったのでしょうか？
研修医　締め付けられるような頭痛だったそうです．また，頭痛の発症について改めて患者さんに聴いたところ「そういえば，トイレで吐いていたら殴られるようなズキンとした痛みがあったような気がした」そうです．

司会　それを初めから聞いていれば誰でも頭部CTを採りますね．この患者さんの場合主訴が4つありますが，それを最初に一元的に扱ったのがよくなかったと思います．少なくとも問題を「腹痛・嘔吐・下痢」と「頭痛」というように二元的に扱い，もう少し問診を詳しくしていれば診断が早まったと思います．

また，診断が臨床像に完全にそぐわないときにはもう一度最初に戻って主訴から問題を設定・解決すべきです．それでは，この患者さんの場合急性胃腸炎を起こしてその後クモ膜下出血を起こしたと考えましたか，それとも，クモ膜下出血を起こしてから急性胃腸炎症状が起こったのかどちらを考えましたか？

研修医　患者さんは「そういえば，トイレで吐いていたら殴られるようなズキンとした痛みがあったような気がした」と言っているので，急性胃腸炎を起こしたことによって血圧が上昇して一次的にクモ膜下出血が発症したと考えました．

司会　そうですね．状況から明らかにそうですね．また，クモ膜下出血などの頭蓋内圧亢進による消化器症状では嘔気・嘔吐だけの上部消化管症状だけで，通常下痢のような下部消化管症状は起こしません．それでは，この患者さんで「頭痛」に対して頭蓋内病変を疑って頭部CTを撮影して，もしもそれが正常であった場合その後どうしますか？

研修医　経過観察します．
参加者　クモ膜下出血を強く疑うならば，腰椎穿刺します．
司会　そうですね．それならば腰椎穿刺でどうやってクモ膜下出血と診断しますか？
研修医　腰椎穿刺で脳脊髄液が赤ければ，クモ膜下出血です．
司会　脳脊髄液が赤ければ，必ずクモ膜下出血といえ

研修医 いいえ，脳脊髄液を遠心分離してキサントクロミーを示さなければなりません．

司会 それでは，なぜわざわざ脳脊髄液を遠心分離（3,000 rpm×5分位）してキサントクロミーを示さなければならないのですか？

研修医 体表の血管を傷つけることによって起こった出血とクモ膜下出血を鑑別するためです．

司会 そうですね．この体表の血管を傷つけることによって脳脊髄液に血液が混入することを"traumatic tap"と呼びます．この場合，脳脊髄液を4本のスピッツに採取すると脳脊髄液はしだいに赤色が薄くなってきます．これに対して，クモ膜下出血の場合は，4本とも血性の脳脊髄液が採取されます．また，クモ膜下出血の場合，脳脊髄液中のヘモグロビンは代謝されてビリルビンに変化するため遠心分離するとキサントクロミーが出現しますが，体表の血管の血液は遠心分離してもキサントクロミーは出現しません．ここでクモ膜下出血を疑って頭部CTが正常であった場合，どのようなときに腰椎穿刺をすればよいのかについての臨床研究は残念ながらないようです．しかし，頭部CTが正常でも完全にクモ膜下出血は否定できないという事実は知っておいたほうがよいでしょう．結局，この患者さんは「急性胃腸炎」と「クモ膜下出血」の2つの診断があったことになりますか？

研修医 はい，そうです．

■**最終診断**
急性胃腸炎とそれに伴う2次的なクモ膜下出血

司会 最後にこの症例を通して学んだことを教えてください．

研修医 やはり最初の段階でもっとよく問診をしておくべきだったと思います．「頭痛」についてもっと詳しく問診していれば診断は早まったと思います．

司会 どうもありがとうございました．

参考文献
1) 田中和豊：第2部 症状編．3 頭痛，20 嘔気・嘔吐，21 下痢．問題解決型救急初期診療，第2版．医学書院，57-75, pp293-310, 2011
2) Acheson DWK: Differential diagnosis of microbial foodborne disease. UpToDate® 19 : 2, 2011
3) Treanor JJ: Epidemiology, clinical manifestations, and diagnosis of noro virus, astro viruses and sapro viruses. UpToDate® 19 : 2, 2011

症例 2．嘔気・嘔吐・下痢で搬入された37歳の男性

司会 今回の症例は以下のように救急隊から報告があった症例です．

■**救急隊の報告**
37歳，男性
主訴：嘔気・嘔吐・下痢
通達内容：4日前より体調が悪く，当日朝より下痢と嘔吐が続いている．玄関口に座っていて，悪心・嘔吐あり．
バイタル・サイン：意識；JCS 0，呼吸数；18 回/分，脈拍数；124 回/分，血圧；134/82 mmHg，体温；36.8℃，SpO₂；100％（room air）
（下線部：異常値）

司会 この患者さんにはどのような疾患を考えますか？

参加者 急性胃腸炎を考えます．

司会 そうですね．それではどのような急性胃腸炎を考えますか？

参加者 ウイルス性です．

司会 ウイルス性とは，いわゆるお腹にくる風邪（ウイルス性胃腸炎）のことですか？

参加者 そうです．

司会 その他にどのようなものがありますか？

参加者 いわゆる「食中毒」です．

司会 そうですが，そうだとしたら何を食べたか聴かなければなりません．ところで，一般に「嘔気・嘔吐」の鑑別診断にはどのようなものがありますか？

参加者 髄膜炎や脳腫瘍です．

司会 そうですね．他に何かありますか？

参加者 メニエール病です．

司会 そうですね．他に何がありますか？

参加者 （無言）

司会 一般に嘔気・嘔吐の鑑別診断は図2のように考えるとよいでしょう．嘔気・嘔吐を起こす疾患は消化器疾患が考えやすいですが，他に消化器以外の非消化器疾患でも嘔気・嘔吐を起こします．嘔気・嘔吐から消化器疾患を考えるのは一般人レベルでもできますが，嘔気・嘔吐から消化器以外の非消化器疾患を診断するのが面白

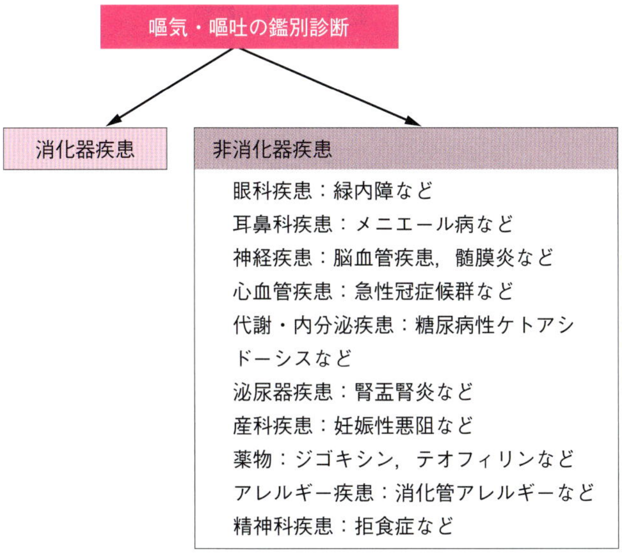

```
                    ┌─────────────────────┐
                    │ 嘔気・嘔吐の鑑別診断 │
                    └──────────┬──────────┘
                 ┌─────────────┴─────────────┐
                 ↓                           ↓
          ┌───────────┐              ┌──────────────┐
          │ 消化器疾患 │              │ 非消化器疾患 │
          └───────────┘              └──────────────┘
```

     眼科疾患：緑内障など
     耳鼻科疾患：メニエール病など
     神経疾患：脳血管疾患，髄膜炎など
     心血管疾患：急性冠症候群など
     代謝・内分泌疾患：糖尿病性ケトアシ
       ドーシスなど
     泌尿器疾患：腎盂腎炎など
     産科疾患：妊娠性悪阻など
     薬物：ジゴキシン，テオフィリンなど
     アレルギー疾患：消化管アレルギーなど
     精神科疾患：拒食症など

図2 嘔気・嘔吐の鑑別診断

いところです．しかし，やはり嘔気・嘔吐で最も考えられるのは急性胃腸炎です．それでは，この患者さんに急性胃腸炎を最も疑うとして何を聞きますか？

参加者 過去2, 3日間に食べたものです．

司 会 そうですね．他に何を聞きますか？

参加者 （無言）

司 会 他に旅行歴なども聞きましょう．まさかないと思って「アフリカなどに行ったことありませんか？」と聞くと「昨日アフリカから帰ってきました」と答える患者さんもいます（笑）．それでは，この患者さんの搬入前にどのような準備をしますか？

参加者 採血と点滴です．

司 会 そうですね．嘔吐と下痢がひどいので少なくとも採血と点滴はしましょう．

司 会 このバイタル・サインをどう解釈しますか？

■**搬入時バイタル・サイン**
意識：JCS 1-2, GCS14（E4 V4 M6），瞳孔 左右 3.0 mm，対光反射あり，呼吸数：20 回/分，脈拍数：119 回/分，血圧：109/32 mmHg，SpO₂：100%（room air），体温：36.9℃

（下線部：異常値）

参加者 意識障害があります．

司 会 その他に何かありますか？

参加者 頻脈があります．

司 会 そうですね．この場合頻脈の原因は，おそらく嘔吐・下痢による脱水が最も考えられます．その他に何か気づいたことはありますか？

参加者 呼吸数が早いです．

司 会 そうですね．呼吸数も速くSpO₂ 100%（room air）と上昇しているので過換気の状態であると思います．これらのことを総合すると患者さんの状態はかなり重そうです．それでは，次に病歴を聴取しましょう．

■**病歴**
現病歴：4日前より風邪をひいていて，寝込んでいた．食事はあまり摂れていなかった．搬入日当日午前中から嘔気・嘔吐・下痢が出現した．嘔吐・下痢がそれぞれ10回以上あった．吐物と下痢は水様であった．タクシーで受診しようと思ったが，玄関口で倒れ込んだために両親が119番通報．倒れたときの外傷はない．吐物はその後暗赤色に変化した．

研修医 この患者さんは感染性胃腸炎の原因となるような食事はされていませんでしたし，旅行歴もありませんでした．

司 会 それでは，この病歴からどのような疾患を考えましたか？

研修医 ウイルス性の急性胃腸炎です．

司 会 暗赤色の吐物はどのように解釈しましたか？

研修医 何回も嘔吐したために2次的にMallory-Weiss症候群が起こったのではないかと推測しました．

司 会 わかりました．それでは，既往歴などの情報を教えてください．

■**既往歴**
1 歳　小児喘息
17 歳　胃潰瘍，1 型糖尿病，痔瘻手術
25 歳　糖尿病性網膜症
27 歳　アルコール性肝障害
34 歳　両側大腿骨骨頭壊死
薬物：インスリン皮下注（ペンフィルR；朝12単位，昼10単位，夕10単位，就寝前N12単位）
10日前のHbA1c 6.1%

司 会 それでは，この既往歴からこの患者さんの鑑別診断に急性胃腸炎の他に何か考えますか？

参加者 糖尿病性ケトアシドーシス（DKA）です．

司 会 そうですね．それでは，DKAを診断あるいは除外するために次にどうすればよいでしょうか？

参加者 血糖を測定します．

司 会 そうですね．それでは，血糖がいくつ以上ならばDKAの可能性が高いですか？

参加者 （無言）

司 会 一般に血糖が300 mg/dL以上であれば，DKAの可能性があります．血糖はいくつでしたか？

研修医 血糖は377 mg/dLでした．

司 会 それでは，次に何の検査を行いますか？

II. 症例 13. 嘔気・嘔吐

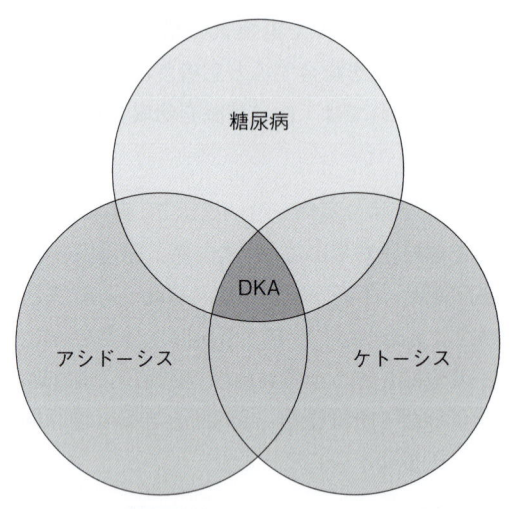

図3 糖尿病性ケトアシドーシスの診断

表2 動脈血ガスの解釈

①pH 7.108＜7.35→acidemia
②PaCO₂ 19.0＜35→代謝性アシドーシス
③PaCO₂予測値とPaCO₂実測値の比較（代謝性アシドーシスの場合）
　PaCO₂予測値＝（1.5×HCO₃＋8）±2
　　　　　　　（Winterの公式）
　　　　　　＝17±2
　これより呼吸性アシドーシスまたは呼吸性アルカローシスの合併なし
④Δgapの計算
　AG：アニオン・ギャップ　この場合AG＝Na－（Cl＋HCO₃⁻）＝46
　ΔAG＝AG－15＝31，ΔHCO₃⁻＝25－HCO₃＝19
　Δgap＝ΔAG－ΔHCO₃＝31－19＝12＞＋6
診断：AG開大性代謝性アシドーシスおよび代謝性アルカローシスの合併

参加者　動脈血ガスです．
司会　そうですね．それでは，動脈血ガスと他の検査結果を見てみましょう．

■動脈血ガス（room air）
pH 7.108，PaCO₂ 19.0 mmHg，PaO₂ 121 mmHg，HCO₃⁻ 6.0 mEq/L，BE －24 mEq/L，SaO₂ 99%

■血液検査値
Glu：377 mg/dL
WBC 14,000/μL，Hb 11.9 g/dL，Ht 35.6%，Plt 113,000/μL，Na 141 mEq/L，K 5.6 mEq/L，Cl 89 mEq/L，BUN 38.1 mg/dL，CRE 2.1 mg/dL，TP 7.4 g/dL，Alb 3.3 g/dL，AST 150 IU/L，ALT 59 IU/L，LD 798 IU/L，ALP 1,047 IU/L，γ-GT 736 IU/L，T-Bil 3.4 mg/dL，AMY 121 IU/L，CK 516 IU/L，CRP 0.5 mg/dL

■尿検査
Prot（3＋），Glu（＋/－），潜血（2＋），ウロビリノーゲン（＋/－），Ketone（＋/－）

（下線部：異常値）

司会　それではこのデータを解釈する前に，DKAはどのように診断しますか？
参加者　糖尿病でアシドーシスがあることです．
司会　それだけでDKAになりますか？　糖尿病性ケトアシドーシスのケトとは何ですか？
参加者　ケトン体です．
司会　そうです．ケトーシスつまりケトン血症も示さなければなりません．DKAとは図3のように糖尿病とアシドーシスとケトーシスの3つの病態が合併している病態を言います．ですから，これらの3つの病態が存在することを示さなければなりません．それでは，ケトン体にはどのようなものがありますか？
参加者　アセトンです．
司会　アセトン以外にアセト酢酸とβ-ヒドロキシ酪酸の3つがあります．ここで，アセトンとアセト酢酸は尿検査で検出できますが，β-ヒドロキシ酪酸は尿検査では検出できません．これはケトン体の検査にβ-ヒドロキシ酪酸を検出しにくいニトロプロシド反応を用いているためです．DKAのケトン体は大部分がβ-ヒドロキシ酪酸ですので，尿中ケトン体が陰性の場合には血中ケトン体やβ-ヒドロキシ酪酸の検査も行わなければなりません．この患者さんの尿中ケトン体は（＋/－）ですので陽性と解釈しましょう．それでは，DKA以外に糖尿病患者でこのような嘔気・嘔吐などの症状を起こす病態を何といいますか？
研修医　高血糖高浸透圧症（HHS：Hyperglycemic Hyperosmolar State）です．
司会　そうです．それでは，糖尿病性昏睡にはこの2つの病態以外に何がありますか？
参加者　低血糖性昏睡と乳酸アシドーシスなどです．
司会　そのとおりです．それでは，次にこの動脈血ガスのデータを解釈してください．
研修医　表2のようにして動脈血ガスを解釈しました．まず，pH 7.108で7.35未満ですので，acidemiaが存在します．次にPaCO₂ 19.0からアシドーシスの原因として呼吸性アシドーシスは考えられないので，代謝性アシドーシスが存在すると考えます．次に，この患者さんが純粋に代謝性アシドーシスのみ起こしていると仮定して，その場合のPaCO₂予測値をいわゆるWinterの公式から計算します．このPaCO₂実測値がPaCO₂予測値の範囲に入っているので，この患者さんは呼吸性アシドーシスも呼吸性アルカローシスも同時に合併していないと解釈しました．次にそのうえに代謝性アルカローシスなどの他

表3　複合する酸塩基平衡障害の解釈法

■ΔgaP（デルタ・ギャップ）
　定義：ΔAG＝AG－15（AGの上限基準値）
　　　　ΔHCO₃⁻＝25（HCO₃⁻の下限基準値）－HCO₃⁻
　　　　Δgap＝ΔAG－ΔHCO₃⁻（基準値－6から＋6）
　ΔAG＜－6ならば，
　〔AG非開大性代謝性アシドーシス，あるいは，何かの呼吸障害（つまり呼吸性アシドーシスか呼吸性アルカローシスのいずれか）のどちらか一方〕，およびAG開大性代謝性アシドーシスの合併
　ΔAG＞＋6ならば，
　AG開大性代謝性アシドーシスと代謝性アルカローシスの合併
■補正HCO₃⁻
　定義：補正HCO₃⁻＝HCO₃⁻実測値＋（AG－12）
　補正HCO₃⁻＞28ならば，代謝性アルカローシスの合併
　補正HCO₃⁻＜23ならば，AG非開大性代謝性アシドーシスの合併

の代謝障害を合併していないかどうか確認するためにΔgap（デルタ・ギャップ）を計算しました．

司会　ここで，Δgap（デルタ・ギャップ）について解説します．Δgap（デルタ・ギャップ）は1990年にWennによって提唱された複合する酸塩基障害を読み取るためのとても便利な方法で私は一時愛用していました．しかし，日本ではこの方法はあまり普及していないようです．表3のように単純な計算をするだけで，それが＋6より大きいか，－6より小さいかを見るだけで，複合する酸塩基平衡障害が読み取れます．それでは，このΔgap（デルタ・ギャップ）を計算してどう言えますか？

研修医　Δgap＝12＞＋6ですので，AG開大性代謝性アシドーシスおよび代謝性アルカローシスを合併しています．

司会　そうですね．このΔgapではなく，表3のように補正HCO₃⁻という方法を用いても同様の結果になります．日本ではこの補正HCO₃⁻を用いることが多いようです．それでは，この患者さんはどうして代謝性アルカローシスを起こしているのですか？

研修医　嘔吐による代謝性アルカローシスです．

司会　そうですね．この患者さんは下痢もしていますが，通常下痢による代謝性アシドーシスはAG非開大性代謝性アシドーシスとなりますので，この患者さんには合併していないようです．それでは，最後にこの患者さんの最終診断をまとめてください．

■最終診断
急性胃腸炎（おそらくウイルス性）
糖尿病性ケトアシドーシス（DKA）とそれによるAG開大性代謝性アシドーシス
急性胃腸炎の嘔吐による代謝性アルカローシス
急性胃腸炎の嘔吐によるMallory-Weiss症候群疑い
アルコール性肝障害
腎不全

司会　今回は，嘔気・嘔吐の鑑別診断に非消化器疾患があり，その中でDKAは見逃してはならないこと，DKAの診断方法と酸塩基平衡障害の解釈方法について学びました．どうもありがとうございました．

参考文献

4）田中和豊：第2部　症状編20　嘔気・嘔吐．問題解決型救急初期診療，第2版．医学書院，pp293-301，2011
5）Wenn K：The delta gap：An approach to mixed acid-base disorders. Ann Emerg Med 19：1310-1313, 1990
6）Saint S, et al：42. Approach to Acid-Base Disorders. Saint-Frances Guide To Inpatient Medicine. 2nd edition. Lippincott Williams & Wilkins, Philadelphia, pp238-245, 2004

酸塩基平衡障害の読み方

　表3「複合する酸塩基平衡障害の解釈法」でΔgapと補正HCO₃⁻の2つを紹介しましたが，実際には補正HCO₃⁻を用いるのが簡便です．酸塩基平衡障害の読み方についての詳細は，拙書『問題解決型救急初期検査』第5部　動脈血ガス　7．酸塩基平衡障害の評価の章を参照してください．

II. 症例　14. 便秘

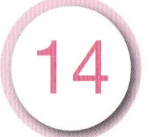

⑭ 便秘

便秘へのアプローチのフロー・チャート

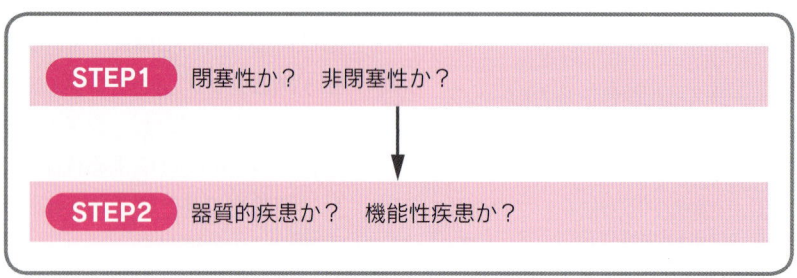

STEP1　閉塞性か？　非閉塞性か？

↓

STEP2　器質的疾患か？　機能性疾患か？

(「問題解決型救急初期診療 第2版」医学書院, 2011, p.311 より引用)

症例　下腹部痛と便秘を主訴とした 59 歳の女性

司 会　今回の症例は独歩で来院された患者さんです．

■病歴
59歳，女性
主訴：下腹部痛，便秘，食思不振
現病歴：数年前より便秘傾向であった．約 3 カ月前頃より間欠性の下腹部鈍痛を認めていたが，排便により症状は改善していた．随伴症状なし．
　4 日前，今まで感じたことのないような強い左下腹部鋭痛が出現したため，近医を受診．CT 施行されるも便秘の診断にて帰宅．それ以降も便秘，下腹部痛は持続し，徐々に食事摂取量も減少してきた．受診日当日，下剤内服後より下腹部激痛，悪寒が出現したため当院救急外来を受診．なお半年で 3 kg の体重減少あり．
既往歴：57 歳；高血圧症（内服加療中）
家族歴：父，兄，弟；高血圧症
生活歴：喫煙歴なし，飲酒歴なし
内服薬：aspirin (100 mg) 1 錠, enalapril maleate (5 mg) 1 錠, atenolol (25 mg) 1 錠など
アレルギー：なし

◆便秘の鑑別診断を挙げる

司 会　この患者さんは明け方来院された患者さんです．たまに明け方来院する患者さんを診察するために当直のときに起こされることがあります．明け方来院する患者さんはどういう患者さんですか？
参加者　朝の外来まで待てない患者さんです．
司 会　そうですね．だからまず重症だと思ってくださ

い．もちろんそうでない軽症の患者さんもいます．眠れないあるいは早く起きたので，研修医でも冷やかしに明け方受診に来る患者さんもいるかもしれませんが，そういう例はまれだと思います．当直医としては一番診察したくない時間帯ですが，いい加減に診察せずにしっかりと診察しましょう．この患者さんの主訴の一つは「便秘」ですが，まず「便秘」の鑑別診断には何がありますか？
参加者　過敏性腸症候群や腫瘍です．
司 会　その他には何がありますか？
参加者　虫垂炎や憩室炎などです．
司 会　うーん，虫垂炎や憩室炎などはどちらかというと，便秘が原因でなる疾患です．もちろん，虫垂炎や憩室炎の結果便秘になるということもあるとは思いますが．その他に何がありますか？
参加者　薬剤性です．
司 会　例えばどんな薬ですか？
参加者　抗コリン作用のある薬や Ca 拮抗薬などです．
司 会　そうです．このように「便秘」の鑑別診断には数多くあります．それでは，「便秘」の鑑別診断をどのように分類しますか？
参加者　機能性と器質性です．
司 会　そうです．器質性便秘の例にはどのような疾患がありますか？
参加者　腫瘍です．
司 会　そうです．それでは，機能性便秘にはどのようなものがありますか？
参加者　過敏性腸症候群などです．
司 会　そうです．若い女性の便秘などもこの機能性便秘の例です．統計的にはおそらく機能性便秘のほうが器

質的便秘よりも多いと思います．それでは，機能性便秘と器質性便秘ではどちらが緊急度が高いですか？
参加者 器質性便秘です．
司会 そうですね．それでは，いま言った機能性と器質性の分類の他に，便秘の分類はありますか？
参加者 閉塞性と非閉塞性です．
司会 そうです．閉塞性と非閉塞性ではどちらが緊急度が高いですか？
参加者 閉塞性です．
司会 そのとおりです！ それでは，ここで症例に戻ると，この患者さんの便秘はどれにあたりますか？
参加者 器質性便秘です．
司会 なぜ器質性便秘ですか？
参加者 下剤に反応しないからです．
司会 それもあります．他に何か理由はありますか？
参加者 （無言）
司会 この患者さんの年齢も重要だと思います．この患者さんが若ければ機能性便秘を考えますが，この年齢ならば器質性便秘をまず疑います．そして，この患者さんは体重減少もあるのでますます器質性便秘が疑われます．それでは，この患者さんの便秘は閉塞性ですか非閉塞性ですか？
参加者 閉塞性です．
司会 どうしてですか？
参加者 下剤で排便がないからです．
司会 そのとおり！ まとめると，この患者さんは「閉塞性器質性便秘」が疑われるということになります．ところで，器質性にしろ機能性にしろ，便秘がずっと続くとどうなると思いますか？
参加者 アンモニアが溜まり肝性脳症になります．
司会 それはどうかわかりません．それよりも腸管に便が溜まると他に何が起こりますか？
参加者 細菌が繁殖します．
司会 そうです．つまり，便秘が持続すると腸管の細菌が血中に移行して敗血症になって死に至ることがあります．だから，便秘が発熱の原因になりえます．特に老人ホームで寝たきりの患者さんは，腸管の活動が弱く，内服している多数の薬剤の副作用で便秘になりやすいです．このように便が硬くなって排出できなくなった状態を何といいますか？
参加者 （無言）
司会 stool impaction と言います．この stool impaction はどうやって治療しますか？
参加者 お腹を開けて手術します．
司会 それは最終手段です．
参加者 摘便です．

司会 そうです．「効果摘便！」と言いながら摘便しましょう．

◆ "Listen to the patient—he's telling you the diagnosis."　　　　　　　　　　　　（Sir William Osler）

司会 それでは，もう1回この患者さんの病歴を見直してみましょう．まず「約3カ月前頃より間欠性の下腹部鈍痛を認めていたが，排便により症状は改善していた．随伴症状なし．」とありますが，このときの腹痛の種類は何ですか？
参加者 内臓痛です．
司会 そうです．次に「4日前，今まで感じたことのないような強い左下腹部鋭痛が出現した」とあります．このときの腹痛の種類は何ですか？
参加者 体性痛です．
司会 そうです．ということは，このとき患者さんに何が起こったと考えられますか？
参加者 消化管穿孔です．
司会 患者さんは他院で CT を撮影して便秘の診断になっています．これはどういうことでしょうか？
参加者 明らかな free air がなかったということです．
司会 それで完全に消化管穿孔が否定できますか？
参加者 できません．
司会 そのとおりです．消化管穿孔していても CT で free air が認められないことがあります．つまり，CT で free air がないからといって，消化管穿孔は完全に否定できないのです．病歴を続けて見直すと，「それ以降も便秘，下腹部痛は持続し，徐々に食事摂取量も減少してきた．受診日当日，下剤内服後より下腹部激痛，悪寒が出現した」とあります．ここで，「下腹部激痛，悪寒」というのはいったい何が起こったのでしょうか？
参加者 感染症です．
司会 そうです．今までの議論をまとめると，この患者さんにはどういう病態が起きていると推測できますか？
参加者 S状結腸付近の癌による閉塞性器質性便秘で，消化管穿孔が起こり腹膜炎になっている…．
司会 だから，この患者さんは外来が開くまで待たずに明け方来院したのです．それではバイタル・サインと身体所見を見てみましょう．

■ バイタル・サイン
意識状態：JCS 0，脈拍数：88 回/分・整，血圧：135/78 mmHg，体温：38.7℃，呼吸数：20 回/分・整

■ 身体所見
眼瞼結膜：貧血なし，眼球結膜：黄疸なし

II. 症例　14. 便秘

頸部：血管雑音なし，リンパ節腫脹なし，甲状腺腫大なし
胸部：心音，呼吸音異常なし
腹部：平坦，手術痕なし，<u>腸蠕動音亢進</u>，<u>下腹部正中〜左側にかけて圧痛あり</u>，筋性防御なし，反跳圧痛なし，Murphy 徴候なし，肝脾触知せず
背部：<u>Lt. CVA tenderness あり</u>
四肢：異常所見なし

（下線部：異常所見）

◆どのように検査を行うか

司会　このバイタル・サインと身体所見を見て，先ほどの仮の診断の他に何か鑑別診断として挙げられますか？
参加者　（無言）
司会　消化管穿孔ならば，筋性防御や反跳圧痛が出るはずですが，この患者さんにはありません．そして，この患者さんには Lt. CVA tenderness があります．
参加者　尿路結石を疑います．
司会　そうです．尿路結石の患者で発熱があったら何を考えますか？
参加者　腎盂腎炎です．
司会　そうです．それでは，診断は消化管穿孔か尿路結石かどちらが考えやすいですか？
参加者　Lt. CVA tenderness は，後腹膜臓器の炎症などでも起こりますか？
司会　起こります．大動脈瘤破裂，婦人科疾患や下行結腸の疾患でも起こりえます．それでは，いま鑑別診断が挙がったので，まずどのような検査をしますか？
参加者　血算，生化学，凝固，血液型，クロスマッチ，感染症などの採血をします．
司会　そうです．初めから手術に行くものとして採血しましょう．点滴はしますか？
参加者　もちろんします．
司会　何ゲージの針で点滴ラインをとりますか？
参加者　20 G 以上の太い針です．
司会　他にどのような検査をしますか？
参加者　血液ガスです．
司会　それは，手術が決まってからでも遅くありません．
参加者　心電図です．
司会　なぜですか？
参加者　心房細動などで上腸間膜動脈血栓症などが起こりえるので，心電図を採ります．
司会　それも後からでもいいと思います．先ほど鑑別診断に尿路結石が挙がってましたが，どうしますか？
参加者　尿検査です．
司会　そうです．それでは，画像検査はどうしますか？
参加者　胸部単純X線，腹部単純X線，造影CTです．
司会　一気に全部撮りますか？
参加者　やっぱり先に造影CTを撮影して，その後に腹部単純X線を撮影します．
司会　なぜですか？
参加者　そうすれば，IVP（経静脈的腎盂造影）の代わりに尿路を観察できるからです．
司会　そうしてもいいです．それでは，もう一度いま鑑別診断は何を考えていますか？
参加者　癌による消化管穿孔か尿路結石です．
司会　それと3番目にそれ以外の3つです．それでは，これら3つの診断を鑑別するためにはどのような画像検査が最もよいでしょうか？　言い換えると，いま採血と尿検査を提出しましたが，それらの結果でいまの3つの診断を鑑別できるでしょうか？
参加者　できません．
司会　それでは，3つの診断を鑑別するためには何の検査が最適ですか？
参加者　CTです．
司会　そのとおりです．採血・尿検査，胸部X線写真や腹部単純X線写真では確定診断できません．つまり，鑑別診断は解剖学的異常の鑑別診断なので，CTが最も有効ということです．それでは，採血の結果を待たずにすぐに造影CTを撮影しますか？　それとも採血の結果を待ちますか？
参加者　CTの代わりに，水腎症があるかどうか見るために腹部エコー検査をしてもいいです．
司会　そうですね．それでは，実際にはどうしたのですか？
研修医　胸部単純X線写真（図1）・腹部単純X線写真（図2）と腹部エコー（図3）を先に施行しました．
司会　それでは画像を読んでください．
参加者　胸部X線写真では free air を認めません．腹部単純X線写真は，小腸と大腸に異常ガス像があります．腹部エコーでは左水腎症が認められます．
司会　そうです．それでは，次に血液検査と尿検査を見てみましょう．

■血液検査値
WBC：17,300/μL, Hb：10.8 g/dL, Hct：32.5%
Plt：34.7万/μL,
BUN/CRE：14.1/1.0 mg/dL,

130

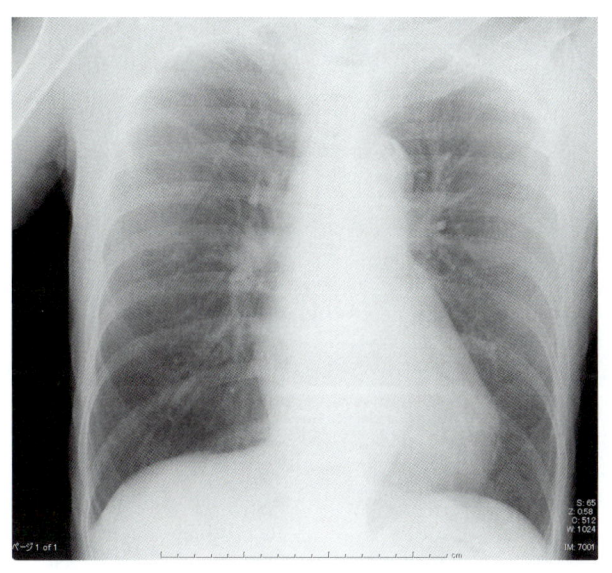

図1　胸部単純X線写真
free air なし．

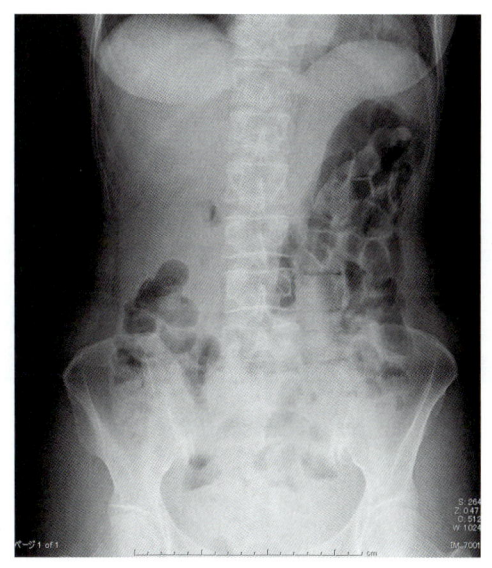

図2　腹部単純X線写真
小腸と大腸に大量に腸管ガスが存在．

Na/K/Cl：136/4.0/98 mEq/L，
AST/ALT：12/5 IU/L，LD：269 IU/L，
T-Bil：0.8 mg/dL，γ-GT：13 IU/L，
Glu：136 mg/dL，AMY：50 IU/L，
CK：43 IU/L，CRP：15.3 mg/dL，
PT 14.7秒，APTT 26.5秒

■尿検査
蛋白（＋／－），糖（－），潜血（2＋），白血球（－），
沈渣　異常なし

（下線部：異常値）

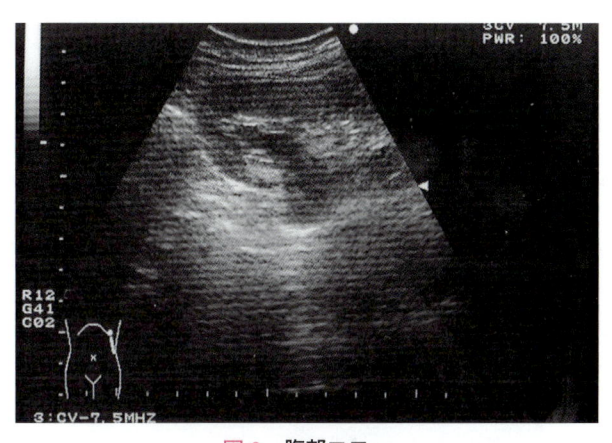

図3　腹部エコー
左水腎症の所見．

司　会　尿潜血は陽性ですが，沈渣に異常はありません（赤血球なし）．これはどういうことですか？
参加者　ヘモグロビン尿やミオグロビン尿などの色素尿です．
司　会　そうですね．ですから，尿管結石は否定的です．採血結果を見てどうですか？
参加者　白血球とCRPが上昇しています．
司　会　予想したとおりです．それでは，この患者さんに血液培養は採りますか？
参加者　採ったほうがいいと思います．
司　会　そうですね．
参加者　尿培養も採ります．
司　会　そうですね．尿検査から白血球陰性なので，尿路感染症は否定的ですが，念のため採ってもいいと思います．それでは，以上の画像と採血・尿検査の結果から次にどうしますか？
参加者　造影CTを撮影します．
司　会　そうです．今までの検査で確定診断できないので，造影CTを撮影します．それでは，造影CT（図4-1，2，3）を読んでください．
参加者　図4-1には左水腎症があります．
司　会　そうです．それでは，図4-2と4-3はどうですか？
参加者　骨盤にmassがありそれが膀胱を右に圧迫しています．
司　会　そのとおり．骨盤内massが左の膀胱尿管移行部を圧迫しているために左水腎症が起きているのです．それでは，その大元の骨盤内massは何ですか？
参加者　（無言）
司　会　それでは，何科の先生を呼びますか？
参加者　外科です．
参加者　産婦人科です．
参加者　泌尿器科です．
司　会　ここで，この骨盤内massは泌尿器科的悪性腫瘍である可能性は非常に低いです．なぜならば，この骨盤内massは膀胱を外側から圧迫しているので，泌尿器

131

Ⅱ. 症例 14. 便秘

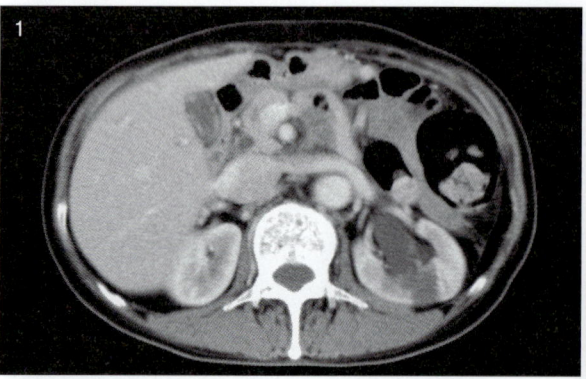

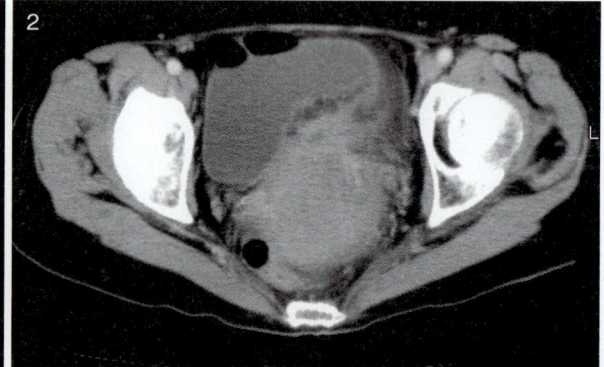

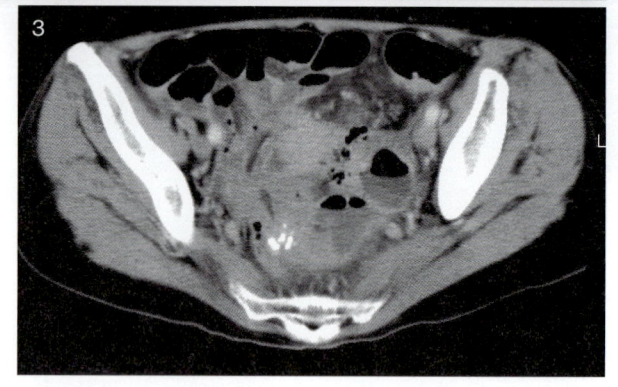

図4　腹部骨盤造影 CT
1　左水腎症の所見
2　右に圧迫された膀胱
3　骨盤内の mass

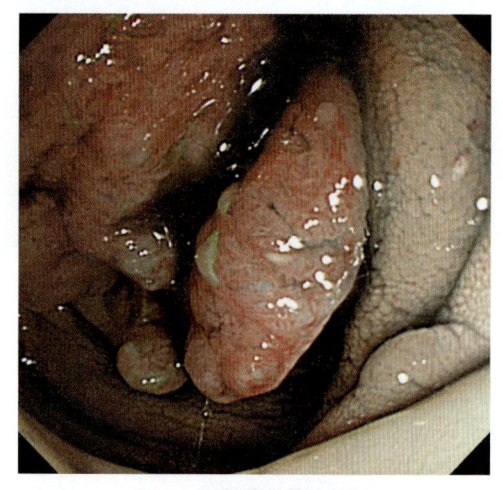

図5　下部消化管内視鏡
消化管悪性腫瘍の所見.

以外の臓器由来の悪性腫瘍を考えます．つまり，消化器か産婦人科です．実際にはどうしましたか？

研修医　実際には内科で下部消化管内視鏡検査(図5)をしました．

司　会　これは何ですか？

参加者　消化管悪性腫瘍です．

■**術前診断**
1．S状結腸癌後腹膜穿破
2．骨盤内膿瘍形成
3．左水腎症

司　会　そうです．それでは次にどうしますか？

参加者　手術します．

司　会　何科が手術しますか？

参加者　外科です．

司　会　実際にはどうしましたか？

研修医　外科と産婦人科が共同で手術しました．術前に抗菌薬のピペラシンを投与し，NSAIDで鎮痛しました．術式と術後診断は次のようになりました．切除したS状結腸と子宮・両側付属器の標本の写真(図6, 7)を示します．

■**術式**
Hartmann 手術，単純子宮全摘＋両側付属器切除術

■**術後診断**
1．S状結腸癌（sSI sN0 sM0 sStage Ⅱ）穿孔
2．子宮筋層内膿瘍
3．腸間膜内膿瘍
4．左水腎症

■**腹腔内膿瘍細菌培養結果**
Escherichia coli
Streptococcus anginosus/milleri
Bacteroides thetiotaomicron
Prevotella（B.）melaninogenica

司　会　ここで，術式は Hartmann 手術で緊急に人工肛門を造設しました．それでは，なぜ今回の手術ではS状結腸癌の部分を切除して，切除した部分をそのままつな

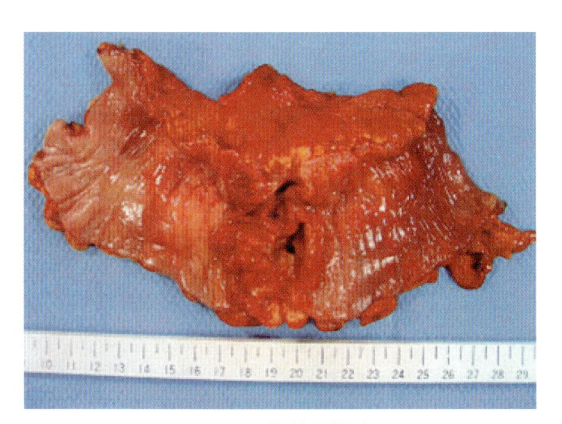

図6　S状結腸標本
S状結腸癌の所見．

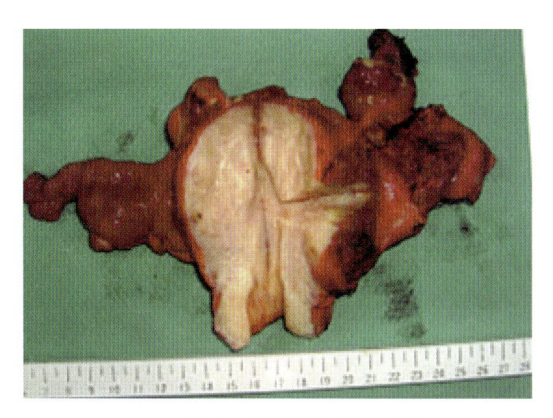

図7　子宮・両側付属器の標本
炎症性の浸潤の所見．

げずにわざわざ人工肛門を造ったのでしょうか？
参加者　そのままつなげるとリークするからです．
司会　そうです．結腸には腸内細菌があるので，術前に何もせずに緊急に吻合すると必ず吻合不全になります．しかし，結腸と違って小腸には腸内細菌がないので緊急でもそのまま吻合してもよいとされています．それでは，大腸癌の予定手術のとき術前にどうしますか？
参加者　下剤を大量に飲ませます．
司会　そうです．下剤を大量に飲ませて腸内細菌を洗い流します（"bowel preparation"と呼ぶ）．この bowel preparation をした場合には，結腸でもそのまま吻合できます．この患者さんの場合今回 Hartmann 手術で人工肛門を造設しましたが，後日予定手術で bowel preparation した後に，人工肛門を閉鎖し結腸を端端吻合するはずです．これは，外科の常識です！　それでは，最終的な病理組織診断を見てみましょう．

■**病理組織診断**

1．S状結腸癌穿孔
Tubular adenocarcinoma, well differentiated type（tub1）
pSS, int, INFb, ly0, v0, pN0, pM0　pStageⅡ

2．子宮，両側付属器化膿性炎症
子宮，両側付属器への癌の直接浸潤なく，穿孔に伴う炎症性の癒着と考えられた．

◆**高齢者の便秘は必ず内視鏡検査に送る**

司会　この患者さんから学ぶことは，高齢者の便秘は必ず内視鏡検査に送ることです．当直で「便秘」の患者を診るとついつい下剤や浣腸という対症療法だけで対処してしまいがちです．しかし，そこを単に対症療法だけで帰宅させるのではなく，内視鏡検査に送り癌を見つければその患者さんの人生を変えることになるのです！これは蘇生法などと違って目立ちませんが，研修医でもその患者さんの命を救ったことになるのです．

それから，もう一つ．救急室で診て疑問に思う患者さんはその後の経過まで必ず追ってください．手術所見や病理所見までも必ず追求してください．そういう地道な努力が必ず救急室での診断やマネジメントの向上につながります．「対症療法」しかしない救急医はつまらないです．

今回は「便秘」の鑑別診断などについて学びました．どうもありがとうございました．

参考文献

1) 田中和豊：第2部　症状編　22．便秘，問題解決型救急初期診療，第2版．医学書院，pp311-316，2011
2) 西尾剛毅（編集）：Side Memo bowel preparation，外科レジデントマニュアル第3版．医学書院，p10，2001

15 下血

下血へのアプローチのフロー・チャート

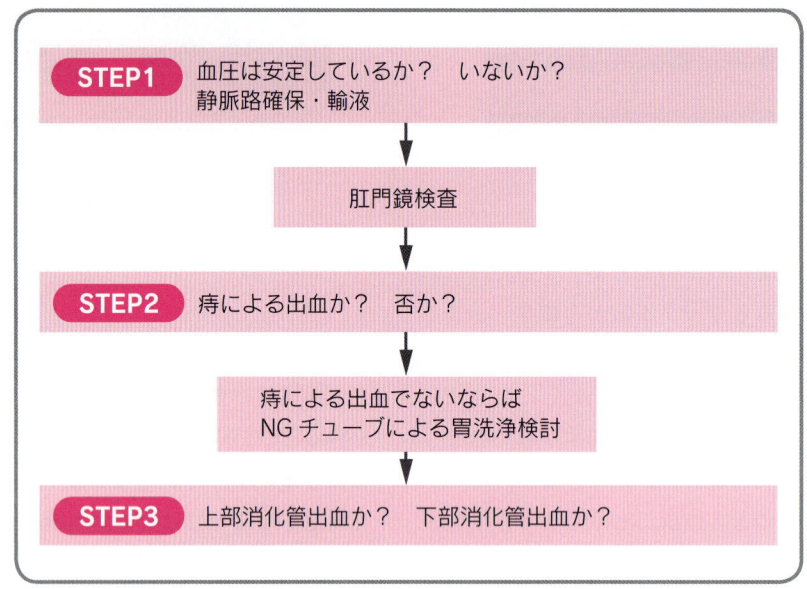

STEP1 血圧は安定しているか？　いないか？
静脈路確保・輸液
↓
肛門鏡検査
↓
STEP2 痔による出血か？　否か？
↓
痔による出血でないならば
NGチューブによる胃洗浄検討
↓
STEP3 上部消化管出血か？　下部消化管出血か？

(「問題解決型救急初期診療 第2版」医学書院，2011，p.323 より引用)

症例　下血を主訴とした48歳の男性

司会　今回の症例も総合診療外来を受診した患者さんです．

■病歴
48歳，男性
主訴：下血
現病歴：朝6時頃に突然暗赤色下血が出現し持続するため同日当院受診．腹痛（-），嘔気（-），肛門痛（-），受診直前に鮮血の下血あり．
既往歴：高血圧症，糖尿病，脂質異常症，気管支喘息
生活歴：喫煙　無　　アルコール　無
アレルギー：無
薬物歴：アクトス®（pioglitazone hydrochloride），オルメテック®（olmesartan medoxomil），アムロジン®（amlodipine besilate），アドエア®（salmeterol xinafoate/fluticasone propionate）250 ディスカス，サルタノール®（salbutamol sulfate）インヘラー 100μg，メチコバール®（mecobalamin），ウルソ®（ursodesoxycholic acid）

■バイタル・サイン
意識：清明（GCS15），心拍数：94回/分，血圧：159/119 mmHg，SpO₂：96%（room air），呼吸数：12回/分，体温：37℃

■身体所見
全身状態良好，眼球結膜黄染なし，心音・呼吸音正常，腹部圧痛（-）

（下線部：異常値）

◆出血の色からわかること

司会　この病歴を聞いてどのような鑑別診断を考えますか？
参加者　痔，大腸がん，憩室出血，虚血性腸炎などです．
司会　そうですね．ここで，まず「下血」とは何色の血を言うでしょうか？　赤ですか，黒ですか，それとも，青，黄色，白，何色でしょう？
参加者　虹色です（笑）．
司会　七色の下血の患者さんがいたら症例報告できます．それでは，下血は赤ですか黒ですか？
参加者　赤い鮮血です．
司会　ところが，医学辞典で「下血」を引いてみるとなんと「黒い血」と書いてあるのです．
一同　へぇー．
司会　それでは，下血が赤か黒かで何が違うのでしょうか？

参加者 出血部位が違います．
司　会 どちらがどこからの出血なのですか？
参加者 黒い血が上部消化管出血で，赤い血が下部消化管出血です．
司　会 上部消化管出血だとなぜ血が黒くなるのですか？
参加者 血中のヘモグロビンが胃酸によって酸化されて黒くなるからです．
司　会 そうです．つまり，下血の鑑別診断は消化管出血ということです．下血が黒ならば上部消化管出血が最も考えられます．それならば，下血が赤ならばどこからの出血でしょうか？
参加者 小腸です．
司　会 必ずしも小腸とは限りません．下部消化管出血を考えます．それでは，ここでもう一度整理しましょう．吐血が赤か黒かではどう違いますか？
参加者 時間が経っているかどうかです．
司　会 そうです．現在も出血が続いている活動性出血が赤で，現在では出血が止まっていると考えられる出血が黒です．そして，吐血の出血源は原則として上部消化管です．下部消化管出血の患者が吐血で来ることはまずないです．それでは，いま吐物が黒かったとして，それが本当に血液が酸化されたものなのか，それとも，黒い食物なのかをどのようにして鑑別しますか？
参加者 吐物の便潜血反応でチェックします．
司　会 これはよく間違えるのですが，吐物の便潜血反応を利用して，本当の血液かどうかをチェックする方法は間違いです．なぜならば便の潜血反応は血液が混入していなくても胃酸だけで陽性になるからです．このことはかの有名な『ICU ブック』[1)] にも書いてあります．それではいったいどうやって黒い吐物が血液なのか食物なのかを鑑別するのでしょうか？
一　同 （無言）
司　会 それは視診で行います．それでは，陳旧性の上部消化管出血の吐物を医学的にどのように表現しますか？
参加者 「コーヒー残渣用吐物」です．
司　会 そうです．すなわち，血液はコーヒー残渣のように顆粒状に凝固するのが特徴で，これが黒い食物と異なる点です．それでは次に黒色便を考えましょう．本当の出血ではなくて黒色便が起こるのはどのような場合でしょうか？
参加者 イカ墨の料理を食べたときです．
司　会 その他にはどのような場合がありますか？
参加者 鉄剤服用時や赤ワインを飲んだ後です．
司　会 そうです．それでは，次に黒色便が出たときには出血源はどこを考えますか？
参加者 上部消化管出血です．
司　会 それでは，下部消化管出血が黒色便を起こすことはありますか？
参加者 あります．
司　会 そうです．小腸上部からの出血でも黒色便を起こすことがあります．それでは，赤い下血の場合にはどこからの出血を考えますか？
参加者 下部消化管です．
司　会 そうです．赤い下血はほとんどが下部消化管出血です．それでは，上部消化管出血が赤い下血を起こすことはありますか？
参加者 あります．
司　会 それはどのような場合ですか？
参加者 出血量が多い場合です．
司　会 そうです．動脈性出血のように大量に出血する場合は上部消化管出血でも赤い下血を起こします．以上のことがわかったので，症例に戻ります．この患者さんは上部消化管出血なのでしょうか？　それとも下部消化管出血なのでしょうか？

◆出血源確定のための検査手順を考える

参加者 初めの便が赤黒いので上部消化管出血だと思います．
司　会 そうとも考えられます．上部消化管出血を疑ったら次に何をしますか？
参加者 朝食を食べていなかったら，緊急上部消化管内視鏡検査です．
司　会 そうですね．この患者さんは受診直前に鮮血の下血があるので，下部消化管出血とも考えられます．そう考えた場合にはどうしますか？
参加者 緊急 S 状結腸内視鏡（SF）を行います．
司　会 その前に必ず肛門鏡で痔を否定してください．もしも出血源が痔であったらどうしますか？
参加者 外科フォローになります．
司　会 そうです．内科ではなく外科フォローです．それでは，この患者さんは実際どうしましたか？
研修医 下部消化管出血と考え，まず肛門鏡検査を行いました．肛門鏡では痔は認められませんでした．
司　会 そうですね．それでは次にどうしますか？
参加者 上部消化管出血を疑って，緊急上部消化管内視鏡検査を行います？
参加者 下部消化管出血を疑って SF を行います．
司　会 全結腸内視鏡検査（TCS）はどうでしょう？
参加者 緊急ではできません．
司　会 それでは TCS を行う前にどのような準備を行

II. 症例 15. 下血

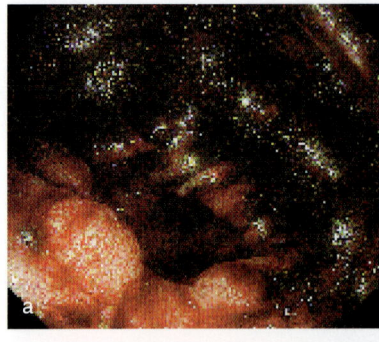

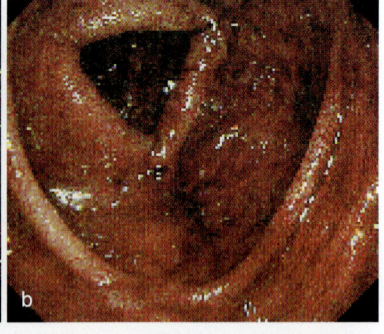

図1 緊急S状結腸内視鏡（SF）検査
a：回盲部，b：横行結腸．
前処置なしでも回腸末端まで検査可能であった．回腸末端および回盲部に暗赤色便を多量に認めた．明らかな虚血性変化および憩室なし．

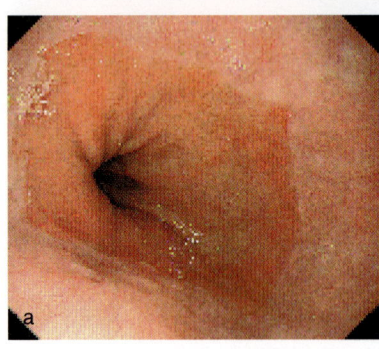

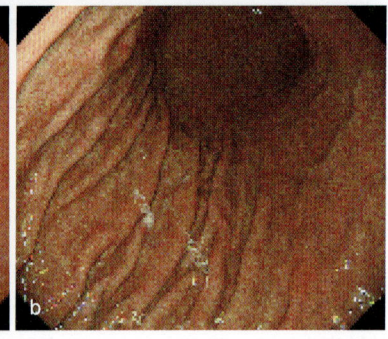

図2 上部消化管内視鏡検査
a：食道末端，b：胃．
十二指腸下行脚までに出血源となる異常所見なし．

いますか？
参加者 2日前から下剤を服用します．
司会 そうです．TCSは緊急では行えません．しかし，ここでまず最初にTCSを行ってはならないもう一つの理由があります．それは何ですか？
参加者 下剤で脱水になるからです．
司会 それもあるかもしれません．ここでもしも赤い下血の患者さんに最初にTCSを行ってそれで何も見つからなかったときに，次に何をしますか？
参加者 上部内視鏡検査です．
司会 そうです．それでは，TCSをするために下剤を2Lくらい飲んだ患者さんに上部内視鏡検査はできるでしょうか？
参加者 いいえ，できません．
司会 どうしてですか？
参加者 上部消化管内視鏡検査時に嘔吐するからです．
司会 そのとおりです．ですから，TCS検査をした患者さんは必然的にその後に上部消化管内視鏡検査はできなくなります．ですから，ここで絶対にしてはいけないことは，まず最初にTCSを行うことです．それでは，この患者さんは実際にはどうしましたか？
研修医 とりあえず採血を行い憩室出血や虚血性腸炎を考えて単純腹部骨盤CTを撮影しました．その後SF検査を行いました．
司会 それでは結果を見てみましょう．

■**採血結果**
WBC 5,700/μL，Hb 13.9 g/dL，Ht 39.3%，Plt 12.8 万/μL，MCV 97.8 fL，MCH 34.6 pg，Na 133 mEq/L，K 4.0 mEq/L，Cl 101 mEq/L，BUN 18.3 mg/dL，CRE 1.0 mg/dL，Alb 3.3 g/dL，T-Bil 0.8 mg/dL，AST 65 IU/L，ALT 59 IU/L，γ-GT 416 IU/L，LD 212 IU/L，CK 68 IU/L，AMY 37 IU/L，Glu 262 mg/dL，CRP 0.0 mg/dL

■**腹部骨盤単純CT**
腸管に明らかな憩室や虚血性変化なし

■**緊急S状結腸内視鏡（SF）**
図1

（下線部：異常値）

司会 つまり，ここまでで痔出血はなく大腸にも出血源はありませんでした．それでは次にどうしましたか？
研修医 次に上部消化管内視鏡検査（図2）を行いました．しかし，出血源となる病変はありませんでした．
司会 ここで，大腸と上部消化管に出血源がありませんでした．それではこの患者さんはどこから出血しているのでしょうか？
参加者 小腸です．
司会 そうです．それでは，小腸出血を診断するためにどのような検査を行いますか？
参加者 ダブル・バルーン内視鏡です．
参加者 カプセル内視鏡です．
司会 そうです．それでは，ダブル・バルーン内視鏡やカプセル内視鏡が普及する以前の時代には小腸出血は

どのようにして診断していたでしょうか？
参加者 バリウム造影ですか？
司会 いいえ，以前は出血シンチか血管造影を行っていました．それでは，ここで「肝臓」は別名「沈黙の臓器」と言われますが，「小腸」は別名何と呼ばれている臓器でしょうか？
参加者 （無言）
司会 「暗黒大陸」です．その心は，光（内視鏡）が入っていかない大陸（全長5mほどの臓器）だからです．
参加者 へぇー．
司会 それでは，この患者さんは結局どうなりましたか？．
研修医 入院して，翌日もう一度前処置の後TCSを行い出血源がなかったので，その後カプセル内視鏡検査を行いました．そして，カプセル内視鏡検査でも出血源が認められず，入院後下血の出現もなかったために退院となりました．

> ■**最終診断**
> ＃1　消化管出血（出血源不明）

司会 今回は下血・吐血の鑑別診断および消化管出血の検査方法を学びました．どうもお疲れさまでした．

参考文献

1) Paul L Marino 著，稲田英一監訳：Ⅱ　重症患者における予防措置 4．消化管感染予防　潜血検査．ICU ブック，第3版．メディカル・サイエンス・インターナショナル，p64，2008
2) 田中和豊：第2部症状編，23．吐血・メレナ，24．下血．問題解決型救急初期診療，第2版．医学書院，pp323-327，2011
3) 田中和豊：Step By Step! 初期診療アプローチ第7巻（DVD）．Care Net, 2009

II. 症例　16. 肉眼的血尿

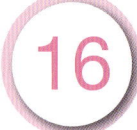

16 肉眼的血尿

肉眼的血尿へのアプローチのフロー・チャート

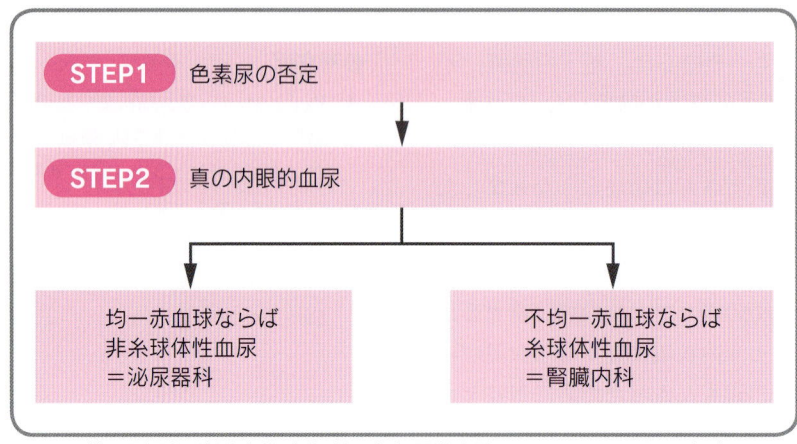

```
STEP1   色素尿の否定
          ↓
STEP2   真の肉眼的血尿
       ↙         ↘
均一赤血球ならば      不均一赤血球ならば
非糸球体性血尿       糸球体性血尿
＝泌尿器科          ＝腎臓内科
```

（「問題解決型救急初期診療 第2版」医学書院, 2011, p.328 より引用）

症例　肉眼的血尿と排尿障害を主訴とした40歳の男性

司会　今回の症例は救急車で来院された患者さんです．

■病歴
40歳，男性
主訴：肉眼的血尿，排尿障害
現病歴：2型糖尿病にて近医内科通院中であった．受診日2週間前頃より嘔気，発熱（38℃台），食欲不振あり，市販の感冒薬を内服するも改善しなかった．受診日に突然有痛性肉眼的血尿と排尿障害を自覚したため，救急車を要請した．
既往歴：32歳　糖尿病
　　　　37歳　右足糖尿病性壊疽
　　　　39歳　腎盂腎炎
家族歴：特になし
生活歴：喫煙 4〜5本/日，飲酒　無し
内服薬：メデット® (metformin hydrochloride) 錠 (250 mg) 2錠，グリミクロン® (gliclazide) HA錠 (20 mg) 2錠，メチコバール® (mecobalamin) 錠 (500 μg) 3錠，メキシチール® (mexiletine hydrochloride) カプセル (100 mg) 3カプセル，キネダック® (epalrestat) 錠 (50 mg) 3錠
アレルギー：なし

◆肉眼的血尿と排尿障害の鑑別診断を考える

司会　この患者さんは肉眼的血尿と排尿障害の2つの主訴があります．まず最初に肉眼的血尿にはどのような鑑別診断がありますか？

参加者　膀胱癌，尿管結石，腎炎，腎細胞癌，IgA 腎症，ヘモグロビン尿，ミオグロビン尿，溶血性貧血，横紋筋融解症などです．

司会　そうです．たくさんありますね．それでは，この場合肉眼的血尿と関係するかどうかわかりませんが，排尿障害の鑑別診断には何がありますか？

参加者　神経因性膀胱，前立腺肥大などです．

司会　そうですね．それでは，もう1回まず「肉眼的血尿」について考えてみましょう．「血尿」は新医師臨床研修制度のレポートの課題にもあります．「血尿」とはいったい何ですか？

参加者　尿に血が混じって尿が赤くなることです．

司会　そうです．それでは，尿に血が混じってなくても尿が赤くなることはありますか？

参加者　ポルフィリアとかは尿が赤くなります．

司会　そうです．それでは，ポルフィリアはなぜ尿が赤くなるのですか？

参加者　（無言）

司会　それでは，尿に血が混じっていなくても尿が赤くなる原因には他に何がありますか？

参加者　ヘモグロビン尿です．

司会　そうです．ヘモグロビン尿やミオグロビン尿です．これらをまとめて何と言いますか？

参加者 （無言）

司会 これらの本当に血が混じっているのではなく赤い尿をまとめて「色素尿」と言います．つまり，肉眼的血尿には本当に血が混じっている「真の肉眼的血尿」と本当は血が混じっていない「色素尿」に分類できるのです．それでは，この2つはどのようにして区別できますか？

参加者 尿沈渣です．

司会 そうです．尿沈渣に赤血球があるかないかを見ればよいのです．だから，赤い尿を顕微鏡検査して尿沈渣に赤血球がないならば，色素尿としていいのです．ここで，もしも色素尿で，原因がヘモグロビン尿やミオグロビン尿であったならば，それぞれの原因疾患として何を考えますか？

参加者 ヘモグロビン尿ならば溶血性疾患です．

司会 そうです．それならば，溶血性疾患にはどんなものがありますか？

参加者 自己免疫性溶血性貧血，遺伝性球状赤血球症，発作性夜間血色素尿症などです．

司会 そうです．それでは，ミオグロビン尿の原因は何ですか？

参加者 横紋筋融解症です．

司会 そうです．ここで，色素尿がもしもヘモグロビン尿やミオグロビン尿であるとすると，その原因疾患の治療が必要となります．それでは，色素尿の中でどのようにしてこのヘモグロビン尿とミオグロビン尿をピックアップすればよいのですか？

参加者 尿潜血が陽性になります．

司会 そうです．尿潜血が陽性だけども，尿沈渣で赤血球が認められなければ，このヘモグロビン尿とミオグロビン尿を考えます．それでは，尿潜血陽性の色素尿はどのようにして，その原因がヘモグロビン尿かミオグロビン尿なのかを鑑別しますか？ 言い換えると，どうやって溶血性疾患か横紋筋融解症かを鑑別しますか？

参加者 採血結果です．溶血性疾患ならば，採血結果でLDやカリウムが上昇しています．横紋筋融解症ならば，CKが上昇しているはずです．

司会 そうです．それでは，いま肉眼的血尿が色素尿ではなく，本当の血が混じっている「真の肉眼的血尿」だとしたら，次にどうしますか？

参加者 腎生検します．

司会 いきなり腎生検するんですか？

参加者 尿沈渣の赤血球の形を見ます．赤血球が変形していたら糸球体性血尿で，赤血球が変形していなかったら非糸球体性血尿です．

司会 そのとおりです．それでは，なぜ糸球体性血尿では赤血球が変形して，非糸球体性血尿では赤血球は変形しないのでしょうか？

参加者 糸球体性血尿は赤血球よりも内径が細い尿細管を通るために赤血球が変形します．赤血球が変形していない非糸球体性血尿は，赤血球よりも細い内径の部分を通過しないので，そのままの形で出てきます．

司会 そうです．尿細管を通る赤血球は特別に「円柱」状になることもあります．だから，赤血球に限らずに白血球などが「円柱」状ということは，その由来は糸球体と考えていいのです．つまり，

> 均一赤血球＝非糸球体性血尿＝泌尿器科
> 不均一赤血球＝糸球体性血尿＝腎臓内科

なのです．もう一つ「真の肉眼的血尿」で知っておいてほしいことがあります．「真の肉眼的血尿」ではどのようなことが起こることがありますか？

参加者 貧血や出血性ショックです．

司会 そうです．それ以外に何かありますか？

参加者 膀胱タンポナーデです．

司会 そうです．「真の肉眼的血尿」では，血が凝血して膀胱に溜まり尿が膀胱から排出されなくなる膀胱タンポナーデという病態を起こすことがあります．ここで知っておいてほしいのは，凝血する「真の肉眼的血尿」は非糸球体性血尿（泌尿器科的血尿）で，糸球体性血尿（腎臓内科的血尿）は絶対に凝血しないということです．これは，糸球体性血尿にはウロキナーゼなどの酵素が含まれているからだと言われています．したがって，言い換えると血尿を目視してそこに凝血塊が含まれていたらそれは非糸球体性血尿（泌尿器科的血尿）だということです．そこで，もう1回症例に戻ります．この症例は肉眼的血尿と排尿障害が主訴の患者さんです．今の話を聞いてどのような鑑別診断を考えますか？

参加者 膀胱タンポナーデです．

司会 そうです．膀胱タンポナーデは精巣捻転とFournier's diseaseとともに泌尿器科救急の一つです．それでは，この患者さんで本当に膀胱タンポナーデがあるかどうか調べるにはどのような検査をすればよいのですか？

参加者 エコーで膀胱を見ればよいと思います．

司会 そうですね．その他に本当に非糸球体性血尿（泌尿器科的血尿）であることを確認するには何の検査をすればよいですか？

参加者 （無言）

司会 尿検査をしましょう．以上のことを踏まえて，バイタル・サインと身体所見を見てみましょう．

II．症例　16．肉眼的血尿

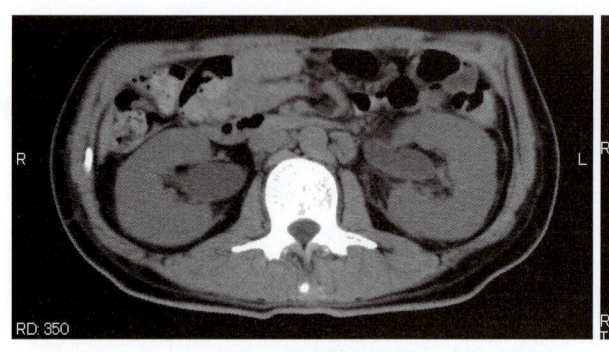

図 1-1　腹部単純 CT
両側水腎症の所見．

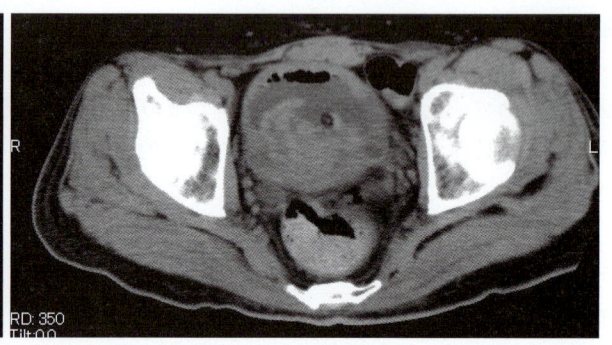

図 1-2　骨盤単純 CT
膀胱内に血塊と air の所見．膀胱タンポナーデと気腫性尿路感染症の所見．

◆バイタル・サインと身体所見から検査を選ぶ

■バイタル・サイン
意識状態：JCS 0，脈拍数：97 回/分（整），血圧：80/48 mmHg，体温：35.7℃，呼吸数：36 回/分

■身体所見
眼瞼結膜：貧血なし　眼球結膜：黄疸なし
頸部：血管雑音なし，リンパ節腫脹なし，甲状腺腫大なし
胸部：心音，呼吸音異常なし
腹部：平坦，手術痕なし，腸蠕動音正常，下腹部圧痛あり，筋性防御なし，反跳痛なし，Murphy 徴候なし
背部：両側叩打痛あり
四肢：浮腫なし，右全趾切断部黒色調

（下線部：異常）

司会　このバイタル・サインと身体所見を見て，前述の尿検査以外にどのような検査をしますか？
参加者　採血（血算・生化学・凝固）と点滴をします．
司会　そうですね．それではそれらの結果を見てみましょう．

◆血液検査所見の特徴

■血液検査値
WBC：29,700/μL，Hb：12.7 g/dL，Hct：36.1%，Plt：28.6 万/μL
BUN/CRE：118.7/2.1 mg/dL，Na/K/Cl：115/6.3/80 mEq/L，AST/ALT：10/13 IU/L，LD：401 IU/L，T-Bil：0.4 mg/dL，γ-GT：60 IU/L，Glu：260 mg/dL，AMY：60 IU/L，CK：15 IU/L，CRP：15.8 mg/dL，PT 68%，APTT 28.7 秒

■動脈血ガス（5 L リザーバ・マスク）
pH 7.38，PaCO$_2$ 24.9 mmHg，PaO$_2$ 201 mmHg，HCO$_3^-$ 14.8 mmol/L

（下線部：異常値）

参加者　白血球と CRP が高く，腎不全と尿毒症の所見があります．また，血糖も高いです．
司会　実際には尿検査は最初には提出しなかったようです．画像検査はどうしますか？
参加者　エコーです．
司会　他に何かの画像検査をしますか？
参加者　（無言）
司会　実際にはどのような画像検査をしましたか？
研修医　尿毒症があったので，造影剤なしで単純 CT を撮影しました．
司会　それでは，画像検査（図 1-1, 2）を見てみましょう．どうですか？
参加者　両側の水腎症があります．膀胱には血塊のような不正形の物質があり，air もあります．膀胱タンポナーデと嫌気性菌による尿路感染症を疑います．
司会　そうですね．ここで，膀胱タンポナーデということがわかりました．それでは，治療はどうしますか？
参加者　膀胱洗浄です．
司会　そのとおりです．頻度は少ないですが，必ず覚えてください．それでは，なぜこの患者さんは両側水腎症になっているのですか？
参加者　膀胱タンポナーデによる閉塞です．
司会　そうです．それでは，なぜこの患者さんは急性腎障害と尿毒症になっているのですか？
参加者　膀胱タンポナーデによる閉塞による腎後性腎障害です．
司会　それが最も疑われます．それでは，なぜこの患者さんは気腫性尿路感染症になっているのですか？
参加者　膀胱タンポナーデによる尿閉塞で尿路感染症になっています．
司会　そうです．すべてが，膀胱タンポナーデで一元

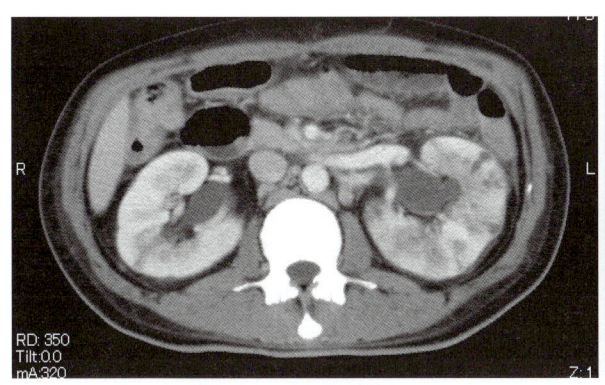

図2-1　腹部造影CT
両側水腎症．明らかな血管病変なし．

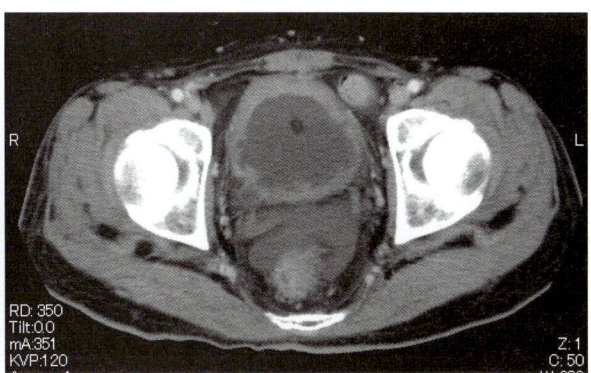

図2-2　骨盤造影CT
膀胱内の血塊消失．

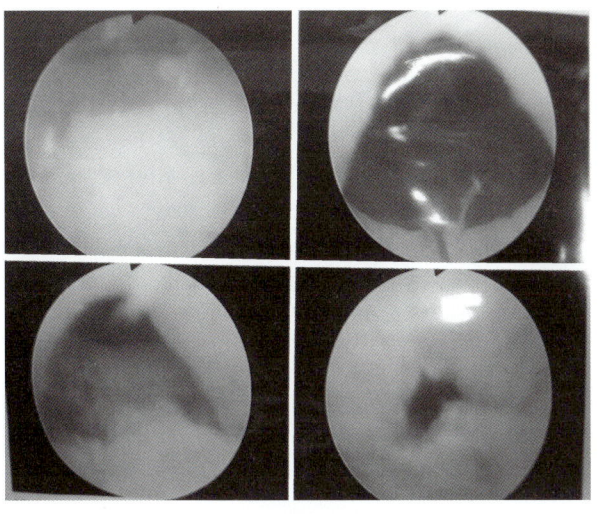

図3　膀胱鏡所見
出血源なし．

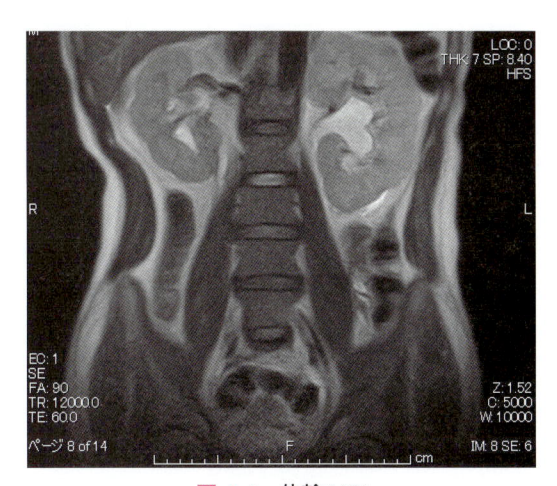

図4-1　体幹MRI
出血源なし．

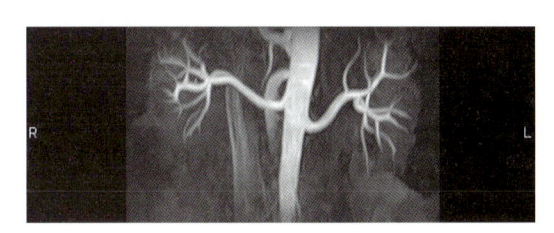

図4-2　腎動脈MRI
出血源および血管異常なし．

的に説明できることがわかりました．それでは，実際の治療はどうしましたか？

◆ **本態性腎出血の治療をどうするか**

研修医　緊急に点滴および膀胱洗浄を施行し，血液培養と尿培養を採取したあとに，cefmetazole sodium を投与しました．その後，培養結果（血液培養陰性，尿培養 *Klebsiella pneumoniae*, *Enterococcus faecalis*, *Pseudomonas aeruginosa* 陽性）から，抗菌薬を tazobactam/piperacillin hydrate に変更しました．その結果，脱水・炎症所見および腎機能は順調に改善しました．

司　会　わかりました．この患者さんは2型糖尿病の既往がありますので，抗菌薬は最初から緑膿菌をカバーする抗菌薬を投与してもよかったと思います．それでは，この患者さんはいったいなぜ膀胱タンポナーデになったのでしょうか？　膀胱タンポナーデの原因疾患で一番多いのは何でしょうか？

参加者　腫瘍です．

司　会　そうです．どのような腫瘍ですか？

参加者　移行上皮癌です．

司　会　その原因を検索するためにはどのような検査をすればよいでしょうか？

参加者　造影CTや血管造影術を施行します．

司　会　泌尿器科の移行上皮癌の検索で造影CTや血管造影術を施行しますか？

参加者　膀胱鏡です．

司　会　そうです．それに，尿の細胞診も追加します．それでは，実際にはどのような検査をしましたか？

研修医　造影CT（図2-1, 2），膀胱鏡（図3），MRI（図4-1, 2）すべて異常なく，尿細胞診もClass IIでした．

司　会　それでは，膀胱タンポナーデの原因疾患は何

II. 症例 16. 肉眼的血尿

表1 本態性（特発性）腎出血の分類
（参考文献3）の表より引用）

1）自律神経異常に伴う腎出血
2）腎低酸素症に伴う毛細血管透過性増加による出血
3）腎杯静脈交通異常による出血
4）腎炎および腎盂炎による血尿
5）アレルギー性腎出血
6）病巣感染性腎出血
7）小病巣よりの出血
　a．腎血管腫，静脈瘤，動脈瘤，毛細血管拡張症
　b．腎梗塞
　c．結節性動脈周囲炎
　d．微細結石あるいは石灰沈着巣
　e．初期結核性変化
　f．微細な腎または腎盂腫瘍
　g．腎盂白板症
8）線溶系異常による出血

だったんですか？

研修医 本態性（特発性）腎出血です．本態性（特発性）腎出血は，原因の明らかでない腎あるいは上部尿路からの血尿に対してつけられた症候名で，泌尿器科外来の0.5〜3.6％にみられると言われています．性別では男性に多く，好発年齢は20〜50歳で，患側は左に多いとされています．この患者さんの場合，本態性（特発性）腎出血の分類（表1）のうち，最終的に1の自律神経異常に伴う腎出血か，4の腎炎および腎盂炎による血尿を考えました．

■最終診断
#1　本態性（特発性）腎出血
#2　膀胱タンポナーデ（#1による）
#3　両側水腎症（#2による）
#4　急性腎後性腎不全・尿毒症（#2による）
#5　気腫性尿路感染症（*Klebsiella pneumoniae*, *Enterococcus faecalis*, *Pseudomonas aeruginosa*）

司　会 今回は，肉眼的血尿の鑑別診断，膀胱タンポナーデそして本態性（特発性）腎出血について勉強しました．どうもありがとうございました．

文献

1) 田中和豊：第2部 症状編25．肉眼的血尿，問題解決型救急初期診療，第2版．医学書院，pp328-333, 2011
2) 田中和豊：第7部 尿・便・体液検査1，尿検査 問題解決型救急初期検査，医学書院，pp414-421, 2008
3) 吉田 修 編集：XIVその他の尿路性器疾患，4本態性腎出血，ベッドサイド泌尿器科学，診断・治療編，改訂第3版，南江堂，pp633-637, 2000

Ⅱ. 症例　17. その他

17 その他

症例　1．左下腿疼痛・腫脹を主訴とした37歳の男性

司会　今回の症例は総合診療外来を受診された患者さんです．

■病歴
37歳，男性
主訴：左下腿疼痛・腫脹
現病歴：来院前日の夜，会社の同僚と飲酒したが詳細を覚えていなかった．来院当日，左下腿の疼痛にて起床．同部位の腫脹も認めたため当院総合診療外来を受診した．
既往歴：特記事項なし
生活歴：喫煙：20本×1年間，飲酒：機会飲酒
家族歴：特記事項なし
薬物歴：なし
アレルギー：なし

■バイタル・サイン
意識清明，脈拍数：87回/分，血圧：127/83 mmHg，体温：36.5℃，SpO₂：97%（room air）

■身体所見
全身状態：良好
頭頸部，胸部，腹部：特記事項なし．明らかな打撲痕なし
四肢：左下腿腫脹あり．両側膝窩・足背動脈触知．チアノーゼなし
触覚：左足底で低下
運動：左下腿は疼痛のため可動制限あり
下腿周径：左；38 cm，右；32 cm（内顆 20 cm 上方にて）

（下線部：異常所見）

◆鑑別診断は？

司会　それでは，この症例についてどのような鑑別診断を考えますか？
参加者　この患者さんは歩いてきたのですか？
後期研修医　そうです．
参加者　まず骨折などの外傷を考えます．
司会　そうですね．飲酒中に外傷を負った可能性があります．それでは，外傷の他にどのような疾患を考えますか？
参加者　深部静脈血栓症です．
司会　そうですね．この患者さんは飲酒後一晩寝ただけですが，それでも深部静脈血栓症の可能性はあります．その他に考えられる疾患はありますか？
参加者　蜂窩織炎です．
司会　そうですね．蜂窩織炎の場合，通常皮膚の発赤がありますが，否定はできません．他に考えられる疾患はあるでしょうか？
参加者　（無言）
司会　まぁ，今言った3つくらいでしょう．他はほとんど考えられません．それでは，今挙がった外傷，深部静脈血栓症，蜂窩織炎の3つの鑑別診断のうち，この患者さんではどの病態が最も考えられますか？
参加者　外傷です．
司会　そうですね．この患者さんは飲酒後記憶を失って外傷を負って，きっと朝に自分の左下腿の疼痛と腫脹に気づいて驚いて来院したのだと思います．皆さんもそういう経験あるでしょう？
参加者　（笑い）

◆検査のメニューは？

司会　それでは，ここで今言った外傷，深部静脈血栓症と蜂窩織炎の3つの鑑別診断を鑑別するためには，どのような検査をすればよいでしょうか？
参加者　採血検査します．
司会　どのような項目を検査しますか？
参加者　血算・生化学・凝固です．
司会　これらの採血結果でどのような項目に注目しますか？
参加者　白血球やCRPなどの炎症所見です．

II. 症例　17. その他

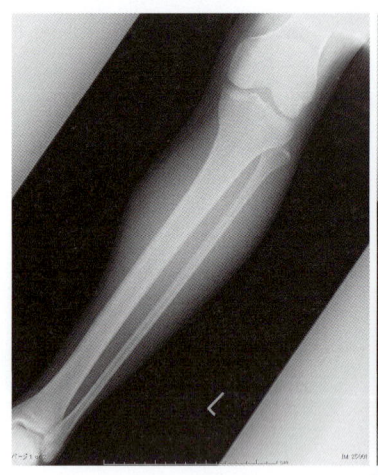

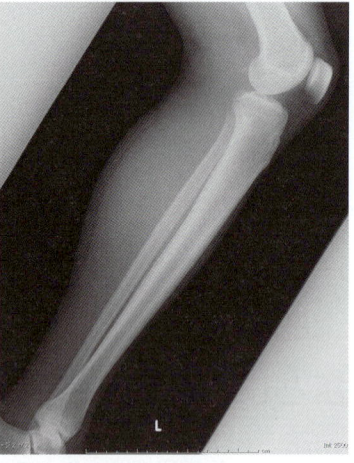

図1 左下腿単純X線写真

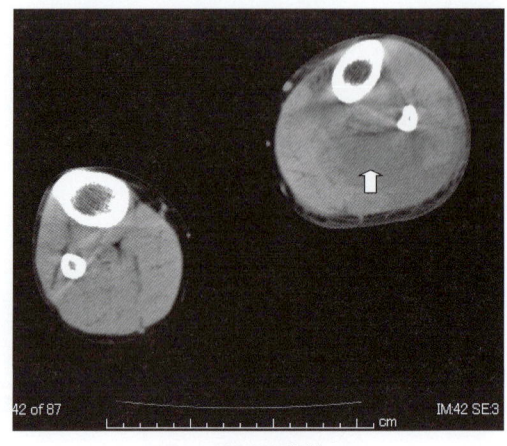

図2 両下腿単純CT
筋損傷の所見（矢印）.

司　会　そうですね．炎症反応に注目します．他にどのような項目に注目しますか？
参加者　CKなどの筋肉逸脱酵素です．
司　会　そうですね．あとはどのような項目に注目しますか？
参加者　深部静脈血栓症の診断のため，D-Dimerを見ます．
司　会　そうですね．それでは，画像検査はどんな検査をしますか？
参加者　左下腿単純X線2方向です．
司　会　左下腿単純X線2方向で何を見ますか？
参加者　骨折や脱臼です．
司　会　そうですね．それでは，この患者さんは左下腿腫脹・疼痛以外に足底のしびれなどの症状があります．この患者さんで考えなければならない病態はなんですか？
参加者　コンパートメント症候群です．
司　会　そうです．それでは，コンパートメント症候群では何が神経や血管を圧迫するのですか？
参加者　血腫です．
司　会　それでは，下腿の血腫の有無を見たければ，どのような画像検査がよいでしょうか？
参加者　CTです．
司　会　単純ですか？　造影ですか？
参加者　（無言）
司　会　どちらでもよいと思います．実際にこの症例はどうしましたか？
後期研修医　下腿の単純CTを撮影しました．
司　会　それでは，画像を見てみましょう．図1の左下腿単純X線写真を読んでください．
参加者　骨折・脱臼はありません．
司　会　そうですね．図2の両下腿単純CTはどうでしょうか？

参加者　左下腿に低吸収域があります．
司　会　それは何を意味しますか？
参加者　筋損傷です．
司　会　そうですね．この時点で鑑別診断の深部静脈血栓症と蜂窩織炎は消えて，診断は外傷性筋損傷となります．それでは，この患者さんは外傷で左下腿に腫脹と疼痛があり，足底にしびれがあるので，コンパートメント症候群が疑われます．一般的にコンパートメント症候群はどのようにして確定診断しますか？
参加者　筋の内圧を測定して，それが40 mmHg以上であればコンパートメント症候群と診断します．
司　会　そうですね．筋内圧の計測方法については参考文献1）を見てください．治療はどうしますか？
参加者　緊急に筋膜を切開します．
司　会　そうです．この患者さんはどうしましたか？
後期研修医　整形外科にコンサルテーションして，下腿に骨折がないのでコンパートメント症候群は否定的ということで，経過観察しました．
司　会　それでは，この患者さんの左下腿の筋損傷はどのようにして治療しますか？
参加者　湿布や鎮痛薬です．
司　会　そうです．それでは，この患者さんは独歩可能なので，湿布や鎮痛薬で帰宅可能です．その前に，採血結果をみてみましょう．

■検査結果
血液検査値

WBC 11,000/μL, Hb 15.9 g/dL, Ht 46.1%, PLT 19.0×10⁴/μL, TP 6.9 g/dL, Alb 4.1 g/dL, BUN 17.3 mg/dL, CRE 0.7 mg/dL, Na 140 mEq/L, Cl 104 mEq/L, K 4.4 mEq/L, P 2.6 mg/dL, Glu 99 mg/dL, T-Bil 1.6 mg/dL, AST 301 IU/L, ALT 103 IU/L, γ-GT 37 IU/L, AMY 38 IU/L, CK 18,522 IU/L, CRP 4.1 mg/

表1 横紋筋融解症における腎不全予測スコア・システム
(参考文献2)より引用)

スコア	−4	−3	−2	−1	0	1	2	3	4	5	6	7	8	9	10
血清リン値（mg/dL）	…	…	…	…	2	3	4	5	6.1	7.1	8.1	9.1	10.1	11.1	…
血清カリウム値（mEq/L）	…	…	…	…	…	…	2.5	3.1	3.7	4.4	5	5.6	6.2	6.8	7.4
血清アルブミン値（g/dL）	4.6	3.5	2.3	…	…	…	…	…	…	…	…	…	…	…	…
血清CK値＞6,000 U/L	…	…	…	…	−	＋	…	…	…	…	…	…	…	…	…
脱水	…	…	…	…	−	…	…	＋	…	…	…	…	…	…	…
敗血症	…	…	…	…	−	…	…	＋	…	…	…	…	…	…	…

dL，PT-INR 0.90，APTT 27.1 秒
尿検査
<u>比重＞1.030</u>，<u>蛋白（1＋）</u>，糖（−），<u>潜血（1＋）</u>，<u>ケトン体（3＋）</u>

（下線部：異常値）

◆検査所見の着眼ポイントは？

司 会 この検査結果をみてどう思いますか？
参加者 尿比重が高いです．
司 会 それはおそらく脱水だからでしょう．他に何か気づくことがありますか？
参加者 CKが高値です．
司 会 その他に異常値はありますか？
参加者 肝酵素が異常です．
司 会 この肝酵素異常はどのように評価しますか？
参加者 急性肝炎です．
司 会 前のデータがないから評価困難ですが，肝障害のパターンはAST優位です．AST優位の肝障害のパターンではどのような病態を考えますか？
参加者 （無言）
司 会 この患者さんにもしも右季肋部痛があれば，外傷性肝損傷を考えますが，右季肋部痛はありません．ですから，内因性を考えます．AST優位の肝障害のパターンなので，アルコール性肝障害と考えることも可能です．いずれにしろ今回の病態とは直接関係はないと思います．それでは，ここでCK 18,522 IU/Lはどう評価しますか？
参加者 横紋筋融解症です．
司 会 そうです．それでは，重症の横紋筋融解症は放置するとどうなりますか？
参加者 腎不全になります．
司 会 どのようなメカニズムで腎不全になるのですか？
参加者 ミオグロビンが尿細管を傷害して，急性尿細管壊死を起こします．
司 会 そのとおりです．それでは，治療はどうしますか？

参加者 輸液です．
司 会 そうです．それでは入院して輸液しますか？どうしますか？
参加者 入院させて輸液します．
司 会 本当に入院は必要でしょうか？
参加者 必要だと思います．
司 会 それでは，この患者さんはどのくらいの確率で急性腎不全になるでしょうか？
参加者 （無言）
司 会 あまり知られていないのですが，横紋筋融解症でどのくらいの確率で急性腎不全が発症するのか予測するスコア・システムがありますので，今日はそれを紹介します．表1のように，血清リン値・血清カリウム値・血清アルブミン値・血清CK値・脱水と敗血症の有無でスコアを付けます．<u>この研究[3]によると，合計点が5点以下ならば腎不全を合併する確率は5％以下で，合計点が7点以上ならば腎不全を合併する確率は50％以上となるということです．</u>この患者さんのスコアはどうなりましたか？
後期研修医 この患者さんは来院時のスコアは7［1＋5＋（−3）＋1＋3＋0＝7］点で，腎不全を合併する確率は50％以上でした．しかし，患者さんは入院を拒否したため，外来で重炭酸ナトリウムを混注した酢酸リンゲル液を合計2L投与した後，もう一度採血してスコアを付けました．2回目のスコアが5点で腎不全を合併する確率は5％以下となったため，翌日外来フォローとしました．
司 会 そうですね．<u>ここで覚えておいてほしいことは，高CK血症はすべてが入院適応ではないということです．</u>この腎不全の予測スコア・システムを用いれば，適切にマネジメントできます．
参加者 腎不全になる要因に，年齢や患者さんの基礎疾患などは関係しないのですか？
司 会 おおもとの論文によると関係しないようです．横紋筋融解症で腎不全を発症したグループとしなかったグループで統計的に有意差があった因子が血清リン値・血清カリウム値・血清アルブミン値・血清CK値・脱水と敗血症の有無の6つの因子だったようです．ですから，

このスコア・システムによると薬剤性や皮膚筋炎などで単に CK 値が高い人も腎不全にはなりませんので，心配いりません．

■**最終診断**
#1　左下腿筋損傷
#2　横紋筋融解症

司　会　今回はコンパートメント症候群と横紋筋融解症の診断とマネジメントを学びました．どうもありがとうございました．

参考文献
1) 田中和豊：第3部外傷編　8. 四肢外傷．問題解決型救急初期診療，第2版．医学書院，pp447-462，2011
2) 田中和豊：第4部血液検査　12. CK．問題解決型救急初期検査．医学書院，pp259-266，2008
3) Ward MM: Factors Predictive of Acute Renal Failure in Rhabdomyolysis. Arch Intern Med 148: 1553-1557, 1988

症例 2. 四肢脱力感を主訴とした73歳の女性

司　会　今回の症例も総合診療外来を受診された患者さんです．

■**病歴**
患者：73歳，女性
主訴：四肢脱力感
現病歴：来院前日17時頃より，歩行時のみの四肢の脱力感が出現した．翌日には安静時にも四肢脱力感，重だるい感じがあり，14時頃当院総合診療外来受診した．
既往歴：糖尿病（三大合併症あり），高血圧で当院内科通院中
薬物：フェロミア®錠（sodium ferrous citrate）（Fe 50 mg）　1錠　1×夕食直後　1日置きに
　グリミクロンHA®錠（gliclazide）（20 mg）　2錠　2×朝夕食後
　タケプロンOD®錠（lansoprazole）（30 mg）　1錠　1×朝食後
　ミカルディス®錠（telmisartan）（20 mg）　1錠　1×朝食後
　アダラートCR®錠（nifedipine）（10 mg）　1錠　1×朝食後
　プルゼニド®錠（sennoside）（12 mg）　2錠　1×寝る前
アレルギー：なし

■**バイタル・サイン**
意識清明，心拍数：98回/分，血圧：116/48 mmHg，体温：37.4℃，SpO$_2$：100%（room air）

■**身体所見**
全身状態：良好
身体所見：頭頸部　眼瞼/眼球結膜　貧血（－），黄疸（－）
胸部　心音/呼吸音　異常なし
腹部　平坦，蠕動音正常，圧痛（－）
四肢　異常なし
神経学的所見
　瞳孔不同（－），眼球運動障害（－），顔面運動/感覚障害（－）　四肢　Barre徴候（－/－），Mingazzini徴候（－/－），MMT 5/5/5/5　感覚障害（－），指鼻試験（－/－），膝踵試験（－/－）

司　会　それでは，この症例についてどのような鑑別診断を考えますか？
参加者　他に症状はありましたか？
研修医　ありません．
参加者　血圧の左右差や心電図をチェックします．
司　会　それはなぜですか？
参加者　重症糖尿病があるので，急性大動脈解離や急性冠症候群を疑います．
司　会　他に何の疾患を疑いますか？
参加者　脳梗塞などを疑って，頭部CTなどを撮影します．
司　会　他にどんな疾患を考えますか？
参加者　カリウムなどの電解質異常です．
司　会　そうですね．実際にこの患者さんのベースラインはどのようなものでしたか？
研修医　糖尿病はHbA$_1$cがおおよそ12%くらいでコントロールが悪く，慢性腎不全でカリウムはいつも5 mEq/Lくらいでした．
司　会　今の情報を聞いて，この患者さんが服用している薬物についてどう思いますか？
参加者　利尿薬が足りないと思います．
司　会　なぜですか？

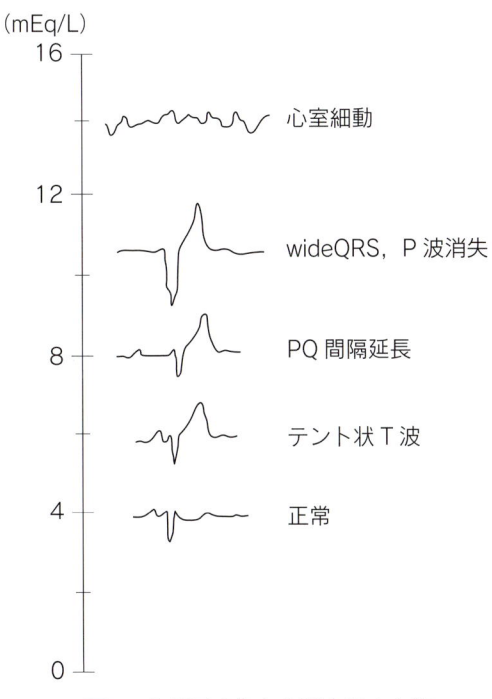

図3　心電図変化と血清カリウム値
（参考文献4）より引用）

参加者　血圧のコントロールのためです．
司会　血圧はそれほど高くないので，別に利尿薬は必要ないと思います．それ以外に，血糖コントロールが悪いのになぜ糖尿病薬が1剤なのか疑問です．他にこのような糖尿病と高血圧の患者さんが服用すべき薬物は何ですか？
参加者　（無言）
司会　アスピリンです．この患者さんは脳梗塞や心筋梗塞予防のためにアスピリンを服用すべきです．それでは，いま挙がった鑑別診断の中でこの患者さんに最も考えられるのはどの診断ですか？
参加者　電解質異常です．
司会　そうですね．実際にはどのような検査をしましたか？
研修医　とりあえず採血だけをしました．
司会　それでは採血結果を見てみましょう．

■**血液検査値**
WBC 10,800/μL，Hb 10.3 g/dL，Ht 31.0%，PLT 35.1×10⁴/μL，BUN 30.9 mg/dL，CRE 1.5 mg/dL，Na 135 mEq/L，Cl 101 mEq/L，K 6.4 mEq/L，CK 1,920 IU/L
（下線部：異常値）

司会　この検査結果を見てどう思いますか？
参加者　カリウムが高いです．
司会　そのとおりです．この結果を見てカリウムが高いことに驚いてください！　カリウム6.4 mEq/Lと高いですと平気な顔して言わないでください．それではカリウムが高い場合どうしますか？
参加者　12誘導心電図を採ります．
司会　なぜ心電図を採るのですか？
参加者　心電図変化があれば緊急処置が必要だからです．
司会　では，高K血症ではどのような心電図変化が認められますか？
参加者　最初にテント状T波となり，PQ間隔が延長し，P波がなくなり，wide QRS波となります（図3）．
司会　そうです．wide QRS波でかつ徐脈となります．あまり頻脈になることはないようです．ですから，wide QRS波で徐脈の場合には，必ず高K血症を鑑別診断に考えてください．高K血症には抗不整脈薬を投与しません．それでは，高K血症で心電図変化を認めたときにはどのような治療をしますか？
参加者　カルチコール®を投与します．
司会　なぜカルチコール®を投与するのですか？
参加者　カルチコール®には心筋膜安定作用があるからです．
司会　その心筋膜安定作用があるとどうなるのですか？
参加者　（無言）
司会　それでは，高K血症を放置するとどのようなことが起こるのですか？
参加者　心室細動になります．
司会　そうです．ですから，カルチコール®は心室細動を予防するのです．それではカルチコール®を投与するだけでよいですか？
参加者　いけません．
司会　それはなぜですか？
参加者　カリウムが低下しないからです．
司会　それでは，カリウムを下げるためにはどうすればよいですか？
参加者　GI療法です．
司会　GI療法とは，何をどれくらい投与するのですか？
参加者　糖5 gに対してインスリン1単位です．
司会　それでは，実際に何をどれくらい投与しますか？
参加者　50%ブドウ糖40 mLとノボリンR®4単位です．
司会　そうですね．ブドウ糖液500 mLにインスリンを混注する方法もあるようですが，これでは輸液量が多いし投与時間がかかりすぎます．それに，高K血症になる患者さんはほとんどが慢性腎不全の患者さんなので，大量の輸液投与は避けたほうがよいです．高K血症は緊

Ⅱ. 症例　17. その他

急事態なのでここまでの治療（図4）は必ず覚えてください．それでは，いま高K血症に対して，心電図変化を予測して12誘導心電図を採りました．12誘導心電図（図5）を見てみましょう．どうですか？

参加者　Ⅱ，Ⅲ，aVFでSTが上昇しています．

司会　心電図は系統的に読みましょう．

参加者　洞調律，心拍数約90回/分，正常軸，反時計回りの回転，PQ時間が延長しているので第Ⅰ度ブロックがあります．QRS幅正常，QT時間正常です．次にST-T変化は……．

司会　ST-T変化の前に，心房と心室の肥大を見ましょう．

参加者　心房・心室肥大なし．Ⅱ，Ⅲ，aVFでSTが上昇しています．Ⅲ誘導で異常Q波があります．

司会　Ⅲ誘導のq波は異常Q波ですか？　異常Q波の定義は何ですか？

参加者　幅が1mm以上で，かつ，Q波の深さがR波の1/4以上です．

司会　そうです．だから，Ⅲ誘導のq波は異常Q波ではありません．それでは，異常Q波は心筋梗塞発症後どれくらいで出現しますか？

参加者　1カ月後です．

司会　本当に1カ月後ですか？

参加者　2時間後です．

司会　いいえ，12～24時間後です．この患者さんは心電図に異常Q波がないので，発症はいつ頃と考えられますか？

参加者　症状が出現した前日の17時頃です．

司会　そうですね．心電図でそれ以外に所見がありま

STEP 1　心電図変化があればカルシウム投与
カルチコール®（calcium gluconate）（10 mL/A）10 mL（1 A）3分間で静注（即効性．20～30分効果持続．効果なければもう1回だけ投与）
ショックの場合には塩カル注®（calcium chloride）（20 mL/A）10 mL（1/2 A）3分間で静注．digitalis中毒の場合はカルシウム禁忌．この場合，コンクライト-Mg®（magnesium sulfate）1 A 静注．
心電図変化がなければ **STEP 2** へ

STEP 2　GI療法
50%ブドウ糖液（20 mL）40 mL（2 A）静注後，ノボリンR®（neutral insulin injection）4単位静注

STEP 3　30分後血清カリウム再検

STEP 4　血清カリウムがまだ高値ならば治療継続
メイロン®（sodium bicarbonate）（20 mL/A）20 mL　5分で静注
あるいは，カリメート®（calcium polystyrene sulfonate）10 g＋水50 mL 経口，または，30 g＋微温湯100 mL　注腸

図4　高カリウム血症の治療例のフロー・チャート
（参考文献1）より引用）

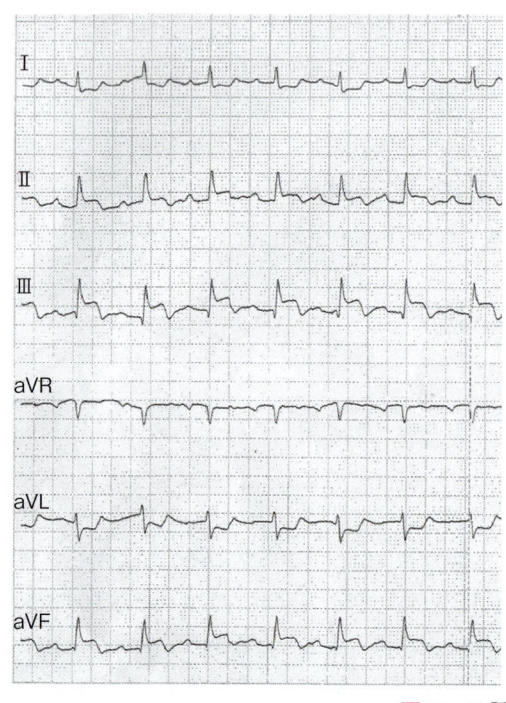

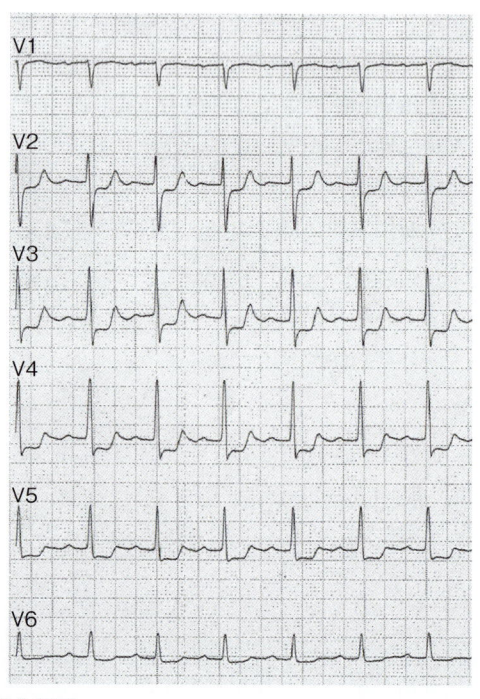

図5　12誘導心電図
Ⅱ，Ⅲ，aVFのST上昇，V₂～V₆とⅠ，aVLでのST低下．V₂でR波が高くSTが低下．

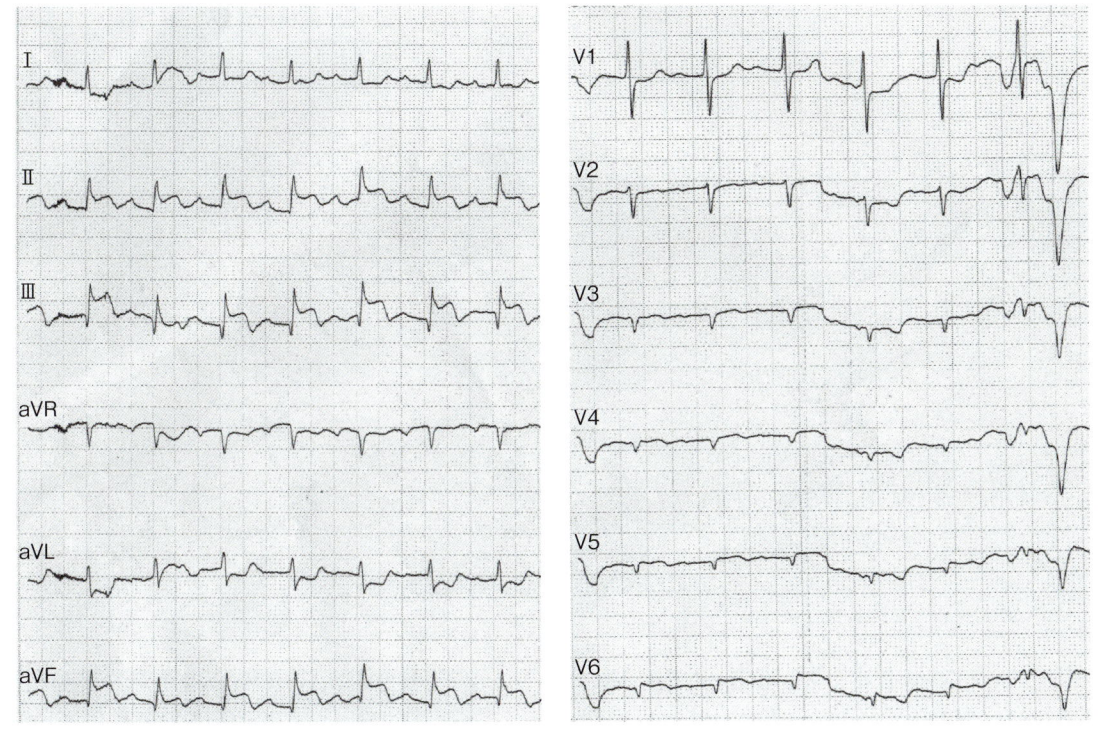

図6　右心電図
V₄Rで ST が上昇.

すか？
参加者　V₂〜V₆と I，aVL での ST 低下です．
司会　それは何を意味しますか？
参加者　II，III，aVF の ST 上昇の reciprocal change です．
司会　そのとおりです．それでは，この患者さんの診断は何が最も考えられますか？
参加者　亜急性心筋梗塞です．
司会　そうです．ところで，よく考えてみるとこの患者さんは胸痛を訴えていません．それはなぜですか？
参加者　糖尿病があるからです．
司会　そうです．つまり，この患者さんは糖尿病による無痛性（!）の亜急性心筋梗塞なのです！　無痛性心筋梗塞の患者さんはこのようにして受診するのです！　それでは，ここでこの患者さんはどこの部位の急性心筋梗塞ですか？
参加者　下壁です．
司会　そうです．それでは，冠動脈のどこが詰まってますか？
参加者　前下行枝です．
司会　前下行枝ですか？
参加者　右冠動脈です．
司会　そうですね．それでは，右冠動脈のどこが詰まってますか？
参加者　（無言）

司会　それでは，右冠動脈の閉塞による急性心筋梗塞では次に何をしますか？
参加者　心エコーです．
参加者　右心電図です．
司会　心エコーと心電図どちらですか？
参加者　心電図です．
司会　それでは，心筋梗塞を疑うときに心電図と心エコーのどちらを先にしますか？
参加者　心電図です．
司会　それはなぜですか？
参加者　心電図では発症からの時間経過もわかるからです．
司会　そうです．心電図のほうがちゃんと読めれば心エコーよりも情報量が多いのです．それでは，元に戻って右心電図で何を見ますか？
参加者　V₄R を見ます．
司会　V₄R で何を診断しますか？
参加者　右室梗塞です．
司会　なぜ右室梗塞を診断するのですか？
参加者　治療が変わるからです．
司会　それでは，右室梗塞があると治療はどう変わりますか？
参加者　ショックのときに第1選択がカテコラミンではなく，輸液負荷になります．
司会　そうです．右室梗塞のときには，十分な静脈還

II. 症例　17. その他

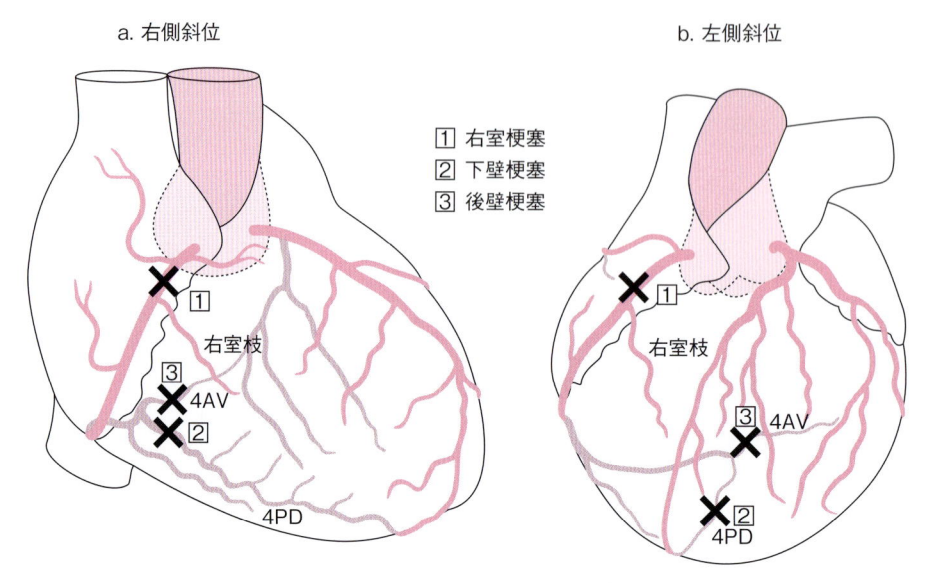

a. 右側斜位　　　　　　　　　b. 左側斜位

① 右室梗塞
② 下壁梗塞
③ 後壁梗塞

図7　冠動脈の閉塞部位と心筋梗塞部位

流がないとカテコラミンを負荷しても血圧が上昇しないからです．その他にどのように治療が異なりますか？
参加者（無言）
司会　それは，亜硝酸薬や塩酸モルヒネなどの前負荷を低下させる薬物を投与しないことです．それでは，右心電図（図6）を見てみましょう．
参加者　V_{4R}でSTが上昇しています．
司会　そうですね．ですから，右室梗塞があると考えます．それから，元の12誘導心電図（図5）に戻ると，V_2でR波が高くSTが低下しています．このような波形を見たら，何を考えますか？
参加者　後壁梗塞です．
司会　そのとおりです．したがって，この患者さんは下壁梗塞，後壁梗塞および右壁梗塞があることがわかります．そう考えると，右冠動脈のどこが詰まってますか？
参加者　右冠動脈の根元のほうです．
司会　そうですね．いま右冠動脈の図（図7）を見てみましょう．4PDが閉塞すると下壁梗塞となり，4AVが閉塞すると後壁梗塞となります．また，右冠動脈の根元から出る右室枝が閉塞すると右室梗塞となります．したがって，この患者さんは右冠動脈の根元，つまり，Seg①で閉塞していると考えられるのです．このように心電図から心筋梗塞の存在診断だけでなく，冠動脈閉塞の部位診断までできるのです．心電図ってすごいと思いませんか？　それでは，実際に心臓カテーテル検査の結果はどうでしたか？
研修医　Seg①total, ⑤90%, ⑥90%, ⑪100%の3枝病変で，今回の責任病変はSeg①（図8）と考えました．
司会　心電図で心筋梗塞の存在診断をして，かつ，冠

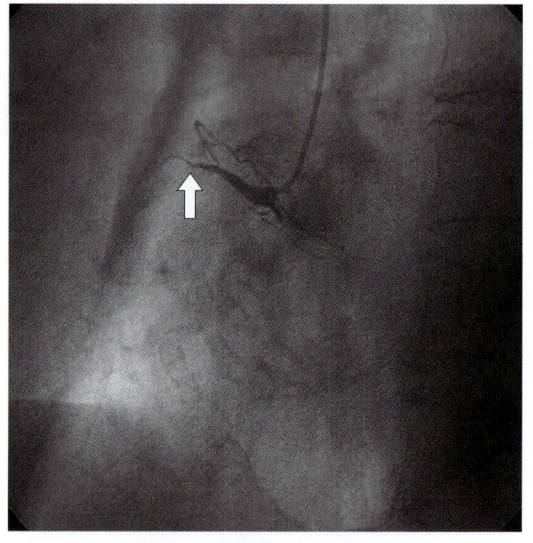

図8　心臓カテーテル検査
Seg①完全閉塞（白矢印）

動脈の閉塞部位の診断をして，実際に心臓カテーテル検査でそれを確認してください．何も考えずに「心電図でST上昇していたので，循環器を呼びました」というだけの短絡医療をやらないようにしましょう！

■**最終診断**
#1　亜急性無痛性心筋梗塞（Seg①完全閉塞）
#2　冠動脈3枝病変

司会　今回の症例は，採血あるいは心電図を採れば正確に診断にたどりつけます．しかし，この症例に脳血管疾患を疑って頭部CTだけ撮影して，異常ないので帰宅させたり，糖尿病性ニューロパシーの診断で帰宅させていたら，結果として無痛性心筋梗塞を見逃してしまっていたでしょう．この症例を糖尿病性ニューロパシーの診

断としなかった理由は，糖尿病性ニューロパシーの脱力感は通常下肢の遠位端から始まり四肢脱力感で始まることは考えにくいからです．糖尿病の患者さんは，鑑別診断に無痛性心筋梗塞があるので，採血と心電図の検査の閾値は低くしたほうがよいです．今回は無痛性心筋梗塞の診断と心筋梗塞の部位診断，そして，高K血症の治療について学びました．どうもお疲れさまでした．

参考文献

4) 田中和豊：第4部 血液検査 6. カリウム，問題解決型救急初期検査，医学書院，pp206-212, 2008
5) 田中和豊：第6部 心電図，問題解決型救急初期検査，医学書院，pp364-411, 2008

症例 3. 発熱と食欲低下を主訴とした92歳の女性

司会 今回の症例は救急車で搬入された患者さんです．

■**病歴**
患者：92歳，女性
主訴：発熱・食欲低下
現病歴：朝食時食欲低下が出現．1時間半前より悪寒戦慄を認めた．30分前に悪寒を伴う40℃の発熱に気づき家族が救急車要請し搬入となった．その他症状は特になし．頭痛・胸痛・腹痛・背部痛・咳・痰・嘔気・嘔吐・呼吸困難なし．
既往歴：82歳 糖尿病・高血圧，85歳 認知症，89歳 左大腿骨・膝蓋骨骨折 手術
家族歴：特記事項なし
生活歴：喫煙（－） 飲酒（－）
内服：グリミクロン®（gliclazide）（40 mg）0.5錠
　　　ノルバスク®（amlodipine besilate）（2.5 mg）1錠
　　　ルプラック®（torasemide）（4 mg）0.5錠
　　　すべて1×朝
アレルギー：なし

◆**病歴から鑑別診断を考える**

司会 この病歴を聞いて，まずこの患者さんの病歴をまとめてください．

参加者 92歳女性の発熱と食欲低下です．

司会 そうですが，その病歴には既往歴が入っていません．既往歴も含めて病歴をまとめてください．

参加者 92歳女性で，既往歴に糖尿病・高血圧と認知症がある患者さんで，発熱と食欲低下を主訴に搬入された患者さんです．

司会 そのとおりです．それでは，この患者さんの一番の問題は何ですか？

参加者 発熱です．

司会 そうです．この患者さんは食欲低下の主訴もありますが，メインの問題は発熱です．それでは，一般的に「発熱」の鑑別診断は何ですか？

参加者 感染症，悪性腫瘍，膠原病です．

司会 その他に何がありますか？

参加者 熱中症です．

司会 そうです．その他に，甲状腺機能亢進症などの内分泌疾患，薬剤熱，悪性高熱症，悪性症候群，中毒などがあります．それでは，この患者さんの場合，これらの鑑別診断の中で何をまず考えますか？

参加者 糖尿病の既往歴があるのでまず最初に「感染症」を考えます．

司会 そのとおりです．「発熱」の患者はまず最初に「感染症」を考えるのが鉄則です．それでは，どこの「感染症」を疑いますか？

参加者 高齢者なので，誤嚥性肺炎や尿路感染症を考えます．

司会 そうです．その他にどこかありますか？

参加者 あとはもともと認知症があるので，はっきりとした主訴が訴えられない可能性があるので，髄膜炎も考えます．

司会 そうですね．このように意識レベルが評価できない患者さんは必ず髄膜炎の可能性を考慮しましょう．それでは，これらの鑑別診断を考えて，バイタル・サインと身体所見を見てみましょう．

■**バイタル・サイン**
意識：清明，脈拍数：98回/分 整，血圧：132/68 mmHg，呼吸数：20回/分，SpO₂：94%（room air），体温：39.6℃

■**身体所見**
全身状態良好
頭部：貧血（－） 黄疸（－）
　　　リンパ節腫大（－）口腔内発赤（－）
胸部：呼吸音 両胸下部に fine crackle

II．症例　17．その他

> 心音　胸骨左第2・4肋間に収縮期雑音
> 腹部：平坦・軟　腸蠕動音正常　圧痛（−）
> 　　　CVA knock pain（−）
> 神経学的所見：巣症状なし，髄膜刺激徴候なし
>
> （下線部：異常所見）

◆全身性感染症の検査の選びかたと所見の見かた

司　会　このバイタル・サインと身体所見から感染症の部位診断をするのは困難ですので，次にどのような検査をしますか？
参加者　胸部単純X線検査・採血・血液培養2セットをオーダーします．
司　会　その他にどんな検査をしますか？
参加者　心エコーです．
司　会　心エコーで何を見るのですか？
参加者　「疣贅」です．
司　会　つまり，感染性心内膜炎を考えているということですね．いきなり，心エコー検査をしますか？
参加者　いいえ，やはり，検尿を先にします．
司　会　そうですね，まず検尿検査で尿路感染症の有無を見たほうがいいですね．それでは，採血・検尿および画像検査の結果を見てみましょう．

> ■血液検査値
> WBC 11,500/μL（neut. 92%，lym 5.0%，mono 2.0%），RBC 345万/μL，Hb 9.9 g/dL，Ht 31.3%，Plt 12.1万/μL，TP 6.7 mg/dL，Alb 3.5 mg/dL，T-Bil 0.9 mg/dL，AST 15 IU/L，ALT 18 IU/L，LD 309 IU/L，ALP 191 IU/L，γ-GT 10 IU/L，BUN 25.5 mg/dL，CRE 1.3 mg/dL，Na 138 mEq/L，K 3.9 mEq/L，Cl 105 mEq/L，CK 120 IU/L，AMY 91 IU/L，CRP 6.0 mg/dL
>
> ■尿検査
> 蛋白（3+），糖（−）
> 潜血（3+），WBC（2+）
> 沈渣　RBC 30〜40 HPF（High Power Field）
> 　　　WBC 10〜19 HPF
> 　　　細菌（2+）
>
> ■画像検査
> 胸部・腹部単純X線写真，胸部単純CT：異常所見なし
> 腹部エコー：水腎症なし，結石なし
> 心電図：心拍数：83回/分　正常洞調律，ST-T変化なし
>
> （下線部：異常所見）

司　会　この結果を見て，先ほど考えた鑑別診断の中で何が考えられますか？
参加者　尿が汚いです．
司　会　汚いとは具体的にどういう意味ですか？
参加者　尿中に白血球と細菌があるので，尿路感染症が考えられます．
司　会　そうです．採血の結果はどうですか？
参加者　白血球とCRPが上昇しているので，炎症があります．BUN/CRE比が20に近いので脱水があると思います．
司　会　そうですね．他に何かありますか？
参加者　肝胆膵酵素が正常であるので，肝胆膵系の感染症は否定的です．
司　会　そうですね．症状がなくても肝胆膵系の感染症は必ず鑑別診断に考えておかなければなりません．それでは，これらの検査所見をまとめると診断は何が考えられますか？
参加者　尿路感染症です．
司　会　そのとおりです．画像所見は異常なしということですが，なぜ胸部単純CTを撮影したのですか？
後期研修医　身体所見でfine crackleがあったので胸部単純X線は正常でしたが，肺炎を疑って胸部単純CTを撮影しました．
司　会　それでは，腹部エコーは何のために行ったのですか？
後期研修医　尿路感染症の原因として水腎症や尿路結石を否定するために行いました．
司　会　わかりました．それでは，ここで心電図は正常であったようですが，もしもこの患者さんが感染性心内膜炎であったとすると心電図でどのような所見が期待できますか？
参加者　ST上昇です．
司　会　それは心外膜炎の場合です．感染性心内膜炎ではブロックなどが起こりえますが，心電図上はほとんど変化はありません．ところで，感染性心内膜炎は一般的にどのような患者さんがどうなって発症する疾患ですか？
参加者　まずもともと弁膜症など心臓に解剖学的異常がある患者さんが起こしやすいです．
司　会　そうです．それでは，そのような患者さんがどうなったら感染性心内膜炎を発症するのですか？
参加者　虫歯です．
司　会　虫歯だけでは原則として起こりません．それではどのような歯科処置で起こるのですか？
参加者　（無言）
司　会　抜歯です．抜歯のような出血を伴うような手技

でないと原則として起こりません．それでは，感染性心内膜炎の起炎菌には何がありますか？

参加者 連鎖球菌です．

司 会 連鎖球菌なのですが，Streptococcus Viridans と呼ばれる種類の連鎖球菌が一番多いです．感染性心内膜炎は，この口腔内常在菌である Viridans Streptococci が抜歯などの出血を伴う手技とともに血流の中に入り込むことによって起こります．ところで，普通の人が抜歯などで血液中に細菌が混入しても感染性心内膜炎にはならないのはどうしてですか？

参加者 細菌が白血球に貪食されるからです．

司 会 そうです．普通の人の血液に細菌が混入しても，脾臓の細網内皮系のマクロファージによって除去されます．しかし，心腔内にジェット流を起こすような解剖学的異常がある患者さんの場合には，この血液中に混入した細菌が弁膜に疣贅というコロニーを形成してしまって，感染性心内膜炎になってしまうのです．言い換えると，感染性心内膜炎は，細菌が血液中に混入するような出血を伴う手技，および，心腔内にジェット流を起こすような解剖学的異常の2つの条件がなければ，原則として起こらないのです．細菌が血液中に混入するような出血を伴う手技で感染性心内膜炎が起こるということは，感染性心内膜炎は抜歯などの歯科手技以外でどのような手技で発症しえますか？

参加者 耳鼻科的手技です．

司 会 そうです．ですから，弁膜症の患者さんに適応のある場合には，感染性心内膜炎を予防するために抗菌薬をあらかじめ投与することが望ましいです．それでは長くなりましたが，この患者さんの来院時診断をまとめてください．

> ■**来院時診断**
> ＃1 急性腎盂腎炎
> ＃2 敗血症（＃1に伴う）
>
> ■**鑑別診断**
> ＃1 感染性心内膜炎
> ＃2 感冒

◆入院か帰宅か

司 会 この患者さんの来院時診断を急性腎盂腎炎にしましたが，その理由は何ですか？

参加者 発熱があるからです．

司 会 身体所見で CVA knock pain がありませんでしたが，発熱があるので臨床的に急性腎盂腎炎の診断にしたということですね．それでは，＃2の敗血症とは何ですか？

参加者 血液中に細菌があることです．

司 会 それは「菌血症」です．「菌血症」と「敗血症」はどう違うのですか？

参加者 （無言）

司 会 それは後でまた話しましょう（**注1**）．それでは，この患者さんは救急室で治療して帰宅させますか？それとも入院させますか？

参加者 高齢者なので入院させます．

司 会 高齢者ならば全員入院させますか？

参加者 食事も採れてないので，点滴の必要があるので入院が必要だと思います．

司 会 点滴目的の入院ということですね．ところで，この患者さんの診断が急性腎盂腎炎あるいは感染性心内膜炎であったとしたら，どうなる可能性がありますか？

参加者 ショックになって死亡する可能性があります．

司 会 そうです．この患者さんの場合，最終診断が「感冒」であっても死亡する可能性があります．ですから，絶対に入院させてください．それでは，この患者さんを上記の診断と鑑別診断で入院検査・治療を行うときに，追加する検査は何ですか？

参加者 尿培養検査です．

司 会 そうですね．血液培養は2セット採ってありますので，他に何の検査をしますか？

参加者 心エコーです．

◆抗菌薬の選びかた

司 会 感染性心内膜炎の検査のために心エコーをするということですね．いいと思います．それでは，急性腎盂腎炎に対する治療はどうしますか？

参加者 抗菌薬投与です．

司 会 どんな抗菌薬をどのくらいの量どういう間隔で

> **注1**
>
> **敗血症と菌血症の相違**
> 　敗血症 sepsis は，感染症による全身の炎症反応を言い，菌血症 bacteremia は細菌が血液中に存在する，つまり，血液培養陽性であることを言います．この2つの概念は互いに重なり合いますが，敗血症は血液培養が陰性であるウイルス血症や真菌血症，あるいは，エンドトキシン血症でも起こりえます．この事実から，1991年までは敗血症の診断には菌血症が必須でしたが，1991年の American College of Chest Physician/Society of Critical Care Medicine の Consensus Conference での敗血症の定義では，菌血症の前提は除外されました．

> II．症例　17．その他

投与しますか？　学生ではないのでそこまで言ってください．

参加者　ニューキノロン系抗菌薬を投与します．

司　会　なぜニューキノロン系抗菌薬を投与するのですか？

参加者　敗血症に対して広域スペクトラムだからです．

参加者　カルバペネム系抗菌薬を投与します．

司　会　なぜですか？　言い換えると，このような市中尿路感染症の起炎菌にはどのようなものがありますか？

参加者　大腸菌です．

司　会　そうです．その他，*Klebsiella pneumoniae* や *Proteus mirabilis* があります（注2）．ですから，抗菌薬の選択基準の一つはこれらの起炎菌をすべてカバーしていることです．その他，どのようなことを考慮しますか？

参加者　第3世代セフェムです．

司　会　第3世代セフェムの何を使いますか？

参加者　ロセフィン®（ceftriaxone sodium）です．

司　会　ロセフィン®だけを使用しますか？

参加者　（無言）

司　会　ここで，どんな抗菌薬を選択するかはこの患者さんにとって大きな選択になるというのはわかりますか？　もしも，この患者さんで間違った抗菌薬を選択するとどういう結果になりますか？

参加者　ショックになって死亡します．

司　会　そうですが，もっと詳しく言うとどうなりますか？

参加者　敗血症性ショック，DIC，ARDS，多臓器不全（MODS）となって死亡します．

司　会　そうです．ですから，この患者さんの抗菌薬の選択にはこの患者さんの生死がかかっています．抗菌薬の選択は以上のような起炎菌という攻撃側だけでなく，防御側である宿主の因子も考慮します．この患者さんは敗血症性ショックの一歩手前であるので，敗血症性ショックと同様に抗菌薬は2剤投与します．もう1剤投与するとすると何の抗菌薬を投与しますか？

参加者　（無言）

司　会　尿路感染症なので尿路に移行性がよいアミノグリコシド系抗菌薬を追加します．実際にはこの患者さんの場合，高齢者で糖尿病の既往歴があったので，以下のような緑膿菌をカバーする抗菌薬を選択しました．

■**初期治療**
輸液
メロペン®（meropenem trihydrate）1g 点滴 1日2回
および
アミカシン®（amikacin sulfate）200mg 点滴 1日1回

注：アミカシン®は腎機能にかかわらず15mg/kg 1日1回まで投与可能．

◆**感染性心内膜炎の診断基準**

司　会　市中の尿路感染症の起炎菌で緑膿菌の可能性は少ないですが，患者さんは免疫抑制状態と考えて緑膿菌もカバーする抗菌薬を選択しました．ここで，来院時診断に対する初期治療が決定しました．それでは，次に感染性心内膜炎を診断あるいは否定します．どうしますか？

参加者　（無言）

司　会　感染性心内膜炎には修正Duke基準（表2）という診断基準があります．日本では感染性心内膜炎はあまり見ませんが，欧米では非常に多い疾患です．欧米でなぜ感染性心内膜炎が多いかわかりますか？

参加者　銃創が多いからですか？

司　会　違います．静脈薬物中毒が多いからです．使い回した注射針などで静脈薬物を注射するときに，血管内に細菌が混入して，感染性心内膜炎となります．静脈薬物注射は感染性心内膜炎の重要なリスクです．この患者さんは，修正Duke基準で診断はどうなりましたか？

後期研修医　心エコーで疣贅が認められずに，心内膜炎の臨床像に対する確固とした他の診断が存在することなどの理由から，感染性心内膜炎否定という結果になりました．

司　会　それでは，この患者さんがもしも感染性心内膜炎の診断であったとすると，治療では何が異なりますか？

参加者　（無言）

司　会　抗菌薬は腎盂腎炎＋敗血症に対するセフェム系抗菌薬とアミノグリコシド系抗菌薬の組み合わせと同様ですが，一番異なるのは治療期間が4週間となることです．それでは，この患者さんに対して抗菌薬はどのくらいの期間投与しますか？

参加者　発熱や白血球などの臨床症候がよくなるまでです．

司　会　それらも参考にします．実際はまず血液と尿の培養結果を見ます．

注2

細菌の名称はイタリック体で表記します．*Klebsiella pneumoniae* のように個々の細菌名はイタリック体で表記します．一方，Viridans Streptococcus のように細菌の一群は通常の活字体で表記します．あまりにも当たり前で誰も教えてくれないことです．

表2 修正 Duke 基準（2000）[1]

感染性心内膜炎確定
　病理的基準
　　微生物：疣贅，塞栓した疣贅，または心臓内膿瘍の中の培養または組織により確証されること，または，
　　病理的病変：活動的な心内膜炎であることが組織学的に確証された疣贅または心臓内膿瘍．
　臨床的基準　以下に示す特別な定義を用いる．
　　大基準2つ，または，
　　大基準1つおよび小基準3つ，または，
　　小基準5つ

感染性心内膜炎の可能性大
　　大基準1つおよび小基準1つ，あるいは，
　　小基準3つ

感染性心内膜炎否定
　心内膜炎の臨床像に対する確固とした他の診断が存在すること，または，
　4日間またはそれ以内の抗菌薬治療で心内膜炎の臨床像が消失すること，
　または，
　4日間またはそれ以内の抗菌薬治療で手術所見または剖検所見で感染性心内膜炎の病理的証拠が全くないこと．
　上記の感染性心内膜炎の可能性大の基準に満たないこと．

■**大基準**

● 感染性心内膜炎を支持する血液培養陽性所見
　2つの別々の血液培養で感染性心内膜炎に典型的な病原菌が示され，他に原発巣がないこと．
　Viridans streptococci, *Streptococcus bovis*　栄養的変異株も含む
　HACEK群—*Haemophilus* spp., *actinomycetemcomitans*, *Cardiobacterium hominis*, *Eikenella* spp., および *Kingella kingae*
　黄色ブドウ球菌または腸球菌の市中感染
● 持続的に陽性な血液培養
　これは，感染性心内膜炎に矛盾しない病原微生物の再発が，12時間以上離れた血液培養から証明される，あるいは，最初と最後の血液培養採取時間が少なくとも1時間離れている3つすべての血液培養，あるいは，4またはそれ以上の血液培養の大多数から証明されることと定義される．
　<u>*Coxiella burnetii* が1本の血液培養で陽性あるいは antiphase I IgG 抗体価が 800 倍より大きい．</u>

心内膜関与の証拠
　感染性心内膜炎を支持する心エコー陽性所見
　　人工弁の患者，臨床基準から少なくとも「感染性心内膜炎の可能性大」に分類される患者，あるいは複雑性感染性心内膜炎（弁付近の膿瘍）には経食道エコーが推薦される．それ以外の患者には経胸壁エコーが第1の検査として推薦される．
　心エコー陽性の定義
　　弁上またはその支持組織，または，逆流の流路の中に，または，人工物質の上に，振動する心臓内の腫瘤が証明され，それが他に解剖学的に説明がつかないもの，あるいは，膿瘍，あるいは，人工弁の新しい部分的な披裂が証明されること．
新しい弁の逆流所見
　前から存在した雑音の変化が増強したことでは不十分である．

■**小基準**

● 素因—素因となる心疾患または静脈薬物乱用がある．
● 発熱—38℃
● 血管現象—大動脈塞栓，感染性肺梗塞，細菌性動脈瘤，頭蓋内出血，眼瞼結膜出血，Janeway 病変
● 免疫学的現象—糸球体腎炎，Osler 結節，Roth 斑，リウマチ因子
● 微生物学的証拠—血液培養陽性だが上記の大基準を満たさない（コアグラーゼ陰性ブドウ球菌および心内膜炎を起こさない病原菌の1回の血液培養陽性は含まない）あるいは感染性心内膜炎に矛盾しない病原菌の活動的な感染を示す免疫学的な証拠．
　<u>心エコーでの小基準は削除された．</u>

下線部が新たに修正された箇所．

■**培養結果**
　血液培養：*Escherichia coli*　2セット
　尿培養：*Escherichia coli*
　感受性：ともに
　CAZ≦1 S，CMZ≦4 S，CTM≦8 S，MINO≦1 S，AMK≦4 S，IPM≦1 S
　注：CAZ：セフタジジム，CMZ：セフメタゾール，CTM：セフォチアム，MINO：ミノサイクリン，AMK：アミカシン，IPM：イミペネム
　数値は MIC（最小発育阻止濃度　minimum inhibitory concentration）
　S：感受性あり

司会　この培養結果を見て，この患者さんの最終診断は何ですか？

参加者 急性腎盂腎炎と敗血症です．
司会 それに菌血症もあります．

■最終診断
#1 急性腎盂腎炎（*Escherichia coli*）
#2 敗血症（#1に伴う）
#3 菌血症（*Escherichia coli*）

◆抗菌薬の投与のしかた

司会 それでは，この培養結果を見て次にどうしますか？
参加者 抗菌薬を絞ります．
司会 具体的にどの抗菌薬に変更しますか？ そして，その理由は何ですか？
参加者 （無言）
司会 培養結果から，現在投与しているメロペン®もアミカシン®も共に起炎菌の *Escherichia coli* に感受性があります．ですから，このままこの2剤を使用し続けてもいいはずですが，実際には抗菌薬をより狭い治療域の抗菌薬に変更します．これを "de-escalation" と言います．この "de-escalation" は，有効に抗菌薬を使用することによって不必要な耐性菌の発生を抑制することを目的にしています．日本では，何とこの "de-escalation" を行わずにそのまま広域の抗菌薬を使用し続ける医師が多いようです！ ここでは，実際に抗菌薬をCMZの1剤に変更しました．CMZを選択した理由は，上記の抗菌薬の中で治療域が狭いこと，そして，殺菌性の抗菌薬であることです．MINOは静菌的抗菌薬なので，この患者さんのような菌血症の患者さんには避けます．それでは，いま抗菌薬をCMZの1剤に変更したあと，CMZの点滴はいつまで続けますか？
参加者 1週間です．
司会 その理由は何ですか？
参加者 何となくです．
司会 この患者さんは血液培養が陽性の急性腎盂腎炎でした．ここで，もしもこの患者さんの血液培養は陰性で尿培養だけ陽性である急性腎盂腎炎であったら，治療はどうしますか？
参加者 経口の抗菌薬も含めて約1週間治療します．
司会 それでは，この患者さんのように血液培養も尿培養も陽性の急性腎盂腎炎はいつまで抗菌薬の点滴を続けるのですか？
参加者 血液培養をもう1回フォローします．
司会 そうです．菌血症の治療では，点滴の抗菌薬を最低1週間し，かつ，フォローの血液培養が陰性になるまで，点滴の抗菌薬を継続する必要があります．それで

表3 各種感染症での抗菌薬の投与期間

1．局所的感染症（局所培養陽性，血液培養陰性）
抗菌薬点滴
　↓　←（起炎菌・感受性）
局所・血液培養
　↓
臨床的に改善
　↓
経口抗菌薬に変更 "de-escalation"
点滴と経口合わせて1週間投与

2．全身性感染症（局所および血液培養ともに陽性）
広域抗菌薬2剤
　↓　←（起炎菌・感受性）
局所・血液培養
　↓
臨床的に改善
　↓
"de-escalation"
　↓　←フォローの血液培養陰性
　↓　かつ，点滴1週間投与，
　↓　かつ，臨床的に改善
経口抗菌薬に変更
点滴と経口合わせて2週間投与

3．感染性心内膜炎
少なくとも点滴抗菌薬4週間投与，
かつ，フォローの血液培養陰性となるまで

は，フォローの血液培養は何セット採りますか？
参加者 2セットです．
司会 いいえ，陽性であれば再度血液培養をフォローしますので，フォローの場合は1セットで十分です．菌血症を伴う局所感染症では，点滴抗菌薬を少なくとも1週間，かつ，フォローの血液培養が陰性になるまで，続けて，その後臨床症状が改善したのを確認して，経口の抗菌薬に変更します．抗菌薬は点滴と経口で合計2週間以上投与します．これらの相違を表3に示しておきました．実際この患者さんの場合には以下のように治療しました．

■治療経過
メロペン® 1g 点滴 1日2回 6日間 および
アミカシン® 200 mg 点滴 1日1回 6日間
　↓←尿・血液培養結果
　　"de-escalation"
セフメタゾン®（cefmetazole sodium）
2g 点滴 1日2回 4日間
（点滴抗菌薬合計10日間）
　↓←フォローの血液培養陰性
パンスポリンT®錠（cefotiam hexetil hydrochloride）
（200 mg）3錠 分3 7日間
（抗菌薬合計17日間）
入院後11日目退院
注：アミカシン®は3日間で十分です．

司会 このように，全身性感染症の可能性がある感染症では，最初に広域に2剤抗菌薬を投与して，それから

培養結果を見て，抗菌薬を絞る（"de-escalation"）治療法を必ず身につけてください．昨年，同様の症例で，最初の抗菌薬を治療域の狭いセファゾリンで開始して，起炎菌がセファゾリンに耐性があったために，急速に敗血症性ショックとARDSに至った症例がありました．その患者さんはその後抗菌薬を広域なものに変更したため回復しました．ですから，初期治療での抗菌薬選択は非常に大きな決定であるということを理解してください．風邪のような軽症感染症に広域の抗菌薬が投与されている反面，このような広域抗菌薬が必須な重症感染症の患者さんには狭域抗菌薬が投与されていることがあります．

今回は，全身性感染症の検査・診断と抗菌薬の投与方法，そして，感染性心内膜炎の診断基準について学びました．どうもありがとうございました．

文献

6) Sexton DL：Diagnostic approach to infective endocarditis. UpToDate®, 19：2, 2011

症例・診断一覧

症候	症例	診断	ページ
1. 頭痛	頭痛を主訴とした39歳の女性	＃1　クモ膜下出血	7
2. 胸痛	胸部絞扼感を主訴とした60歳の男性	＃1　急性冠症候群	13
	胸痛を主訴とした23歳の女性	＃1　軽症市中肺炎（非定型肺炎）左上葉舌区	19
3. 腹痛	上腹部痛を主訴とした41歳の男性	＃1　十二指腸潰瘍	26
	心窩部〜右下腹部痛と発熱を主訴とした45歳の男性	＃1　急性胆石胆嚢炎	31
	上腹部痛を主訴とした58歳の男性	＃1　重症急性膵炎（＃2による） ＃2　総胆管結石疑い	35
	心窩部痛・嘔吐を主訴とした40歳の男性	＃1　急性虫垂炎	40
4. 腰背部痛	背部痛を主訴とした28歳の男性	＃1　右尿管結石（右尿管膀胱移行部結石嵌頓） ＃2　右水腎症（＃1による）	44
5. めまい	回転性めまい・耳鳴りと嘔吐を主訴とした46歳の男性	＃1　脳幹出血	53
6. 失神	意識消失発作・めまい・嘔吐・胸背部痛を主訴とした84歳の女性	急性心筋梗塞（前下行枝＃6閉塞）による完全房室ブロックに伴う失神	59
	意識消失発作を主訴とした67歳の男性	＃1　出血性胃潰瘍による上部消化管出血 ＃2　＃1による脱水による失神 ＃3　心電図上早期再分極	62
7. 痙攣	意識消失発作を主訴とした56歳の女性	＃1　症候性てんかん（＃2による） ＃2　右側頭葉髄膜腫	67
8. 意識障害	意識障害で搬入された60歳代の男性	＃1　急性ウイルス性髄膜炎 ＃2　SIADHあるいは水中毒	73
	転倒・意識障害で搬入された81歳の女性	腹部大動脈瘤破裂とそれに伴う後腹膜血腫（腹腔内出血の合併なし） →後腹膜血腫の圧迫による迷走神経反射（神経原性ショック） →神経原性ショックあるいは出血性ショックによる失神・転倒 →転倒による前額部打撲・血腫（頭蓋内出血，頚椎・頚髄損傷および他の外傷の合併なし）	77
	意識障害を主訴とした61歳の女性	＃1　急性薬物中毒	80
	不穏を主訴とした70歳の男性	ベンゾジアゼピン離脱症候群	84
9. 麻痺	左片麻痺を主訴とした53歳の男性	＃1　脳梗塞（急性期，右中大脳動脈）	87
10. 運動失調	体が右に傾く69歳の男性	＃1　Wallenberg症候群（右延髄外側脳梗塞），亜急性期，アテローム血栓性疑い（＃2と＃3による） ＃2　慢性アルコール中毒疑い ＃3　痛風・肥満	93
11. 呼吸困難	胸痛・呼吸困難を主訴とした72歳の男性	＃1　心不全の急性増悪（＃2による） ＃2　肺炎	99
	呼吸困難を主訴とした42歳の男性	＃1　肺塞栓（右肺動脈主幹部）（＃2による） ＃2　右下肢静脈深部静脈血栓症（＃3による） ＃3　右下腿疲労骨折	105
	呼吸困難を主訴とした60歳の女性	＃1　肺癌もしくは胸膜中皮腫疑い ＃2　＃1による左大量浸出性胸水	111
12. 動悸	動悸を主訴とした59歳の女性	＃1　PSVT（発作性上室性頻拍）（リエントリー性SVT）	115
13. 嘔気・嘔吐	腹痛・嘔吐・下痢・頭痛を主訴とした57歳の女性	急性胃腸炎とそれに伴う2次的なクモ膜下出血	121
	嘔気・嘔吐・下痢で搬入された37歳の男性	急性胃腸炎（おそらくウイルス性） 糖尿病性ケトアシドーシス（DKA）とそれによるAG開大性代謝性アシドーシス 急性胃腸炎の嘔吐による代謝性アルカローシス 急性胃腸炎の嘔吐によるMallory-Weiss症候群疑い アルコール性肝障害 腎不全	124
14. 便秘	下腹部痛と便秘を主訴とした59歳の女性	S状結腸癌後腹膜穿破，骨盤内膿瘍形成，左水腎症	128
15. 下血	下血を主訴とした48歳の男性	＃1　消化管出血（出血源不明）	134
16. 肉眼的血尿	肉眼的血尿と排尿障害を主訴とした40歳の男性	＃1　本態性（特発性）腎出血 ＃2　膀胱タンポナーデ（＃1による） ＃3　両側水腎症（＃2による） ＃4　急性腎後性腎不全・尿毒症（＃2による） ＃5　気腫性尿路感染症（*Klebsiella pneumoniae, Enterococcus faecalis, Pseudomonas aeruginosa*）	138
17. その他	左下腿疼痛・腫脹を主訴とした37歳の男性	＃1　左下腿筋損傷 ＃2　横紋筋融解症	143
	四肢脱力感を主訴とした73歳の女性	＃1　亜急性無痛性心筋梗塞 ＃2　冠動脈3枝病変	146
	発熱と食欲低下を主訴とした92歳の女性	＃1　急性腎盂腎炎（*Escherichia coli*） ＃2　敗血症（＃1に伴う） ＃3　菌血症（*Escherichia coli*）	151

III. 診療をより洗練するために

第I部では患者診療自体について考えて，第II部では症例検討を行った．そこで，第III部では自分の診療をどのようにしたら向上させられるかを考える．

1. 医師の妄想

「我流の日常診療の危険性」

われわれは日常診療を行っている．このわれわれが行っている日常診療は自分が自分の経験から形作ったものである．この日常診療にはこのようにしなければならないという一定の方式はない．診療方式は，医師の人柄にもよるであろうし，患者の疾患とその程度にもよるであろうし，その診療場所でどのような検査ができるかということにも関係する．また，その診療所や病院にどのような疾患の患者がどれだけの数来るのかということにも関係するであろう．

ところが，現在の日本の医学教育では卒前も含めて卒後も外来教育というものを正式に受けた医師はほとんどいない．ということは日本の医師は外来診療をほとんど我流で行っているということである．しかし，筆者はアメリカの内科レジデントで，1年目から週1回午後に自分の外来がありそこで外来専門の指導医から外来診療の教育を受けた．このような一定の外来教育を受けていれば，自分の診療が我流になることはないであろう．

こう考えると日本で普通に外来診療を行っていると，その診療方法は知らず知らずのうちに我流になってしまい，そして，その診療を行っている医師自身がその診療方法を自省して改善しようとしない限り全く進歩しないことになるということなのである．これは非常に危険なことである．

このように医師の診療方法が進歩しないもう一つの理由に医療現場の密室性がある．

「診療技能は評価されにくい」

われわれが行っている外来診療は誰からも監視されていないし，また逆にわれわれも他の医師の診療を監視してはいない．だから，自分の診療が本当にそれでよいのか，そして，他の医師がどのような診療をしているか全くわからないのである．ここで，もしも複数の医師の診療の比較が可能である人がいるとしたら，それは複数の医師を介助したことがある看護師ではないであろうか？複数の医師を介助したことがある看護師は，医師の性格や診療技能について比較し評価することが可能である．そして，実際に看護師の医師に対する評価は信用できることが多い．

この医療現場の密室性に比べて，スポーツ現場は全く事情が異なる．プロのスポーツでは試合はテレビなどで放映されて大多数の人の眼に晒される．そうなれば，あるプロ選手がすばらしいプレーをしたのも，また逆に大失態を演じてしまったのも一目瞭然となるのである．このようにその人の行いが白日のもとに晒されれば，誰の目からもその人の評価は明らかでありかつ実力も評価しやすい．実際プロのスポーツ選手もその実力が報酬に反映されるようになっている．しかし，医療現場はその密室性のために医師の実力はわかりにくく，かつ，よほど酷い医療をしない限り処罰されることもない反面，優れた医療を行っても評価されることは少ない．また，同じ医療でも手技・手術のような眼に見える技能は評価されやすいが，診断能力などのように眼に見えない技能は評価されにくいのである．このように医師の診療というのは知らず知らずのうちに我流になりかつ現状に安住してしまう危険がある．

「自分の診療を修正するのは難しい」

さらに，医師の診療はいったん身につけると修正困難である．その例として尿管結石の画像診断について考える．第II部の腰背部痛の尿管結石の症例で述べたように，筆者は研修医以後尿管結石の診断には腹部骨盤造影CTを撮影してその後に腹部単純X線写真を撮影してIVPの代わりとするという診療を行ってきた．ところが，最近になって尿管結石の診断には腹部骨盤単純CTが感度も特異度も高いことがわかってから筆者は画像検査は腹部骨盤単純CTを行うように変えた．自分が尿管結石

III. 診療をより洗練するために

の画像診断には腹部骨盤単純CTで十分なことを知ってから泌尿器科と放射線科の医師に確認すると何とそれがもう常識であるとのことであった！　このように自分の診療を修正することが困難な理由として，もともと医師の診療自体が習得困難なこと，また，いったん研修医を終わって専門に入ると他の科との交流が少なく他の科では常識のことが自分の中では常識でないこと，などが考えられる．

　以上のようなことから，医師は自分の医療こそが正しく他の医師よりも優れていて，実際にはすでに新しい医療が存在するのに自分は旧態依然とした医療を行っていても自分こそは最先端の医療を行っているなどの「妄想」を抱いてしまいがちである．このような「妄想」に陥らないためには，医師はまず自分自身の診療を反省して常に他により良い方法はないかどうか切磋琢磨する不断の努力を怠ってはならないのである．

2. 妄想からの解脱

　それでは，われわれは「医師の妄想」からどのようにして解脱することができるのであろうか？　筆者はその方法として下記の5つの方法を挙げる．

> (1) 情報公開
> (2) 情報収集
> (3) 情報処理
> (4) 情報記録
> (5) 情報整理・保存・管理

以下にこれら5つの方法について個別に考える．

(1) 情報公開

　まず最初に密室の中で行われている患者診療を公開することである．ここで患者診療を公開するとは，何も患者診療をテレビ中継することなどではない．患者診療の内容を公開するということである．つまり，言い換えると患者診療の内容をこの本の第II部の症例カンファレンスのように公開して自分の診療が正しいかどうか検討しようということである．

　このような議論はただ単に雑誌の誌上議論だけではなく，簡単には同僚に診療上の意見を聞くなどでもよいし，また，院内や病院間のカンファレンスでもよい．いずれにしろ，自分の診療を他者に公開して意見を伺うのである．

　こういう症例カンファレンスはどこでも行われているので当たり前だと思われるかもしれない．しかし，医師の中には自分の診療に自信がないのか全く自分の診療を人に知られたくない人もいる．また，自分が困った症例ならば人と議論しようと思うであろうが，実際自分が明らかに失敗したと思う症例を人前に公開する勇気はなかなかないはずである．

　筆者も過去にミスマネジメントした症例を他科と合同カンファレンスしようとして研修医にスライドを作成するように依頼したことがあった．しかし，その研修医はなんだかんだ理由をつけて，スライドを作成することは

なかった．それはもしもその研修医がスライドを作成してその症例について他科と合同カンファレンスを行ったら，その研修医は他科の医師から総攻撃を受けるのは火を見るよりも明らかだったからに違いない．自分が皆の面前で赤恥をかくのが眼に見えていたのかその研修医はお茶を濁そうとしたに違いなかった．

　このことから情報を公開すること自体も大切だが，症例検討などのカンファレンスにおいて他者を一方的に攻撃するような議論を慎むマナーも必要である．カンファレンスにおいて，強い立場の人が弱い立場の人を一方的に攻撃したり，確定診断を知って自分ならその診断が当たり前にできたであろうような態度で人を批判したりする議論が見受けられる．もしも患者診療を公開するといってもこのような建設的でないカンファレンスならば行わないほうがよいであろう．

　情報公開も大切だがカンファレンスが建設的なカンファレンスかどうかということも同様に重要なのである．

(2) 情報収集

　情報公開の次に大切なのは，自分の診療に必要な情報を収集することである．この情報収集方法には大きく分けて2つある．

　第一は広域情報探索である．この広域情報探索とはレーダーのようにさまざまなメディアを探索して自分の診療に必要な情報を収集する方法である．探索するメディアとしては，書籍・雑誌・カンファレンス・勉強会・学会・インターネットなどが挙げられる．これらのメディアを探索するのに手当たりしだいに探索すればよいというものではない．自分の必要とする情報，自分の診療形態や診療レベルなどを熟考してメディアを選択すべきである．

　そして，第二は集中的情報検索である．これは第一の広域情報探索とは違って，今自分が問題としている情報を集中的に検索する方法である．つまり，欲しい情報だ

けを欲しいときに検索するのである．現在ではインターネットの「検索」で検索すると，瞬時に欲しい情報が検索できるようになった．しかし，インターネットの検索も万能ではないので，それでも引っかかってこない情報もあるのである．こんなときには，インターネットだけでなく他のメディアも使用すべきである．すなわち，他の人に聞く，自分の論文のファイルを改めて見返す，図書館で検索する，地道に雑誌のバックナンバーを調べるなどである．

　第一と第二の両方の情報収集の方法で共通して重要なのは，情報の質と量である．情報はその質も大切であるが，一つの見方に偏っていてはならない．そのためには絶対に情報の量が必要なのである．ある程度の情報の量がないと多面的に情報を捉えられない．また逆に情報は多ければ多いほどよいというものではない．質と信頼性の低い情報がいくら大量にあっても役に立たないのである．

　現在ではインターネットとスマートフォンが普及して情報へのアクセスという意味では飛躍的に進歩した．このスマートフォンの駆使方法については，讃岐美智義・門川俊明著『医師のためのモバイル仕事術　iPad/iPhoneを使い倒す！』（秀潤社，2010）を参考にするのがよい．この本が示すようにスマートフォンやインターネットを駆使すれば，外出先などからでもかなりの情報を効率的に検索可能となった．しかし，いまだにデジタル化されていない情報もあるので，多面的に情報収集するためにはインターネットとスマートフォンによる情報収集だけでは絶対に不十分であることには留意すべきである．

(3) 情報処理

　情報を収集したらその情報を処理しなければならない．この情報処理には「短期情報処理」と「長期情報処理」がある．

　まず「短期情報処理」について考える．この「短期情報処理」であるが情報の種類によって処理方法が異なり，以下の3つの情報処理がある．すなわち，筆記された言語である文字を読解する「文字情報処理」，音声として発せられた言語を理解したり聴診などの心音を判断する「音声情報処理」，そして，画像や映像を見て理解する「視覚情報処理」である．この中で日常われわれが最も頻度が高く使用しかつ扱う情報量が多い情報処理は，第一の筆記された言語である文字を読解する「文字情報処理」，つまり，読解である．したがって，情報処理能力を高めようと思えば，日常で最も頻度が高くかつ扱う情報量が多い「文字情報処理」を鍛錬すべきである．

　この「文字情報処理」能力である読解力を鍛錬するにはどのようにすればよいのであろうか？　読解力というのは別に意識して鍛錬しなくてもある程度は発達するものである．

　この読解力が発達する理由には2つ考えられる．一つは，パターン認識の獲得である．人は何冊も本を読んでいるうちにいくつかの思考形式は似通っていることに気づく．この似通った思考形式に精通するようになると，同様の思考形式に新しい本で出合うと結論が予測できるようになるのである．これがパターン認識である．

　そして，読解力が発達する2つ目の理由は取捨選択能力である．何冊も本を読むようになると，本の内容の中で重要なところと重要でないところがわかるようになる．そうなると，重要でないところははしょって重要なところは精読するようになる．こうして読書に緩急をつけることによって速読可能となるのである．

　こう考えると速読力とは突き詰めるとパターン認識力と取捨選択力であると言える．経済評論家の勝間和代氏はその著書『読書進化論』（小学館101新書，2008）で読書のレベルを，初級（緩急つけずに最初から最後まで）・中級（目次などから構造を把握自分のペースで）・上級（必要部分をスキャニング）と分けている．確かに，パターン認識力と取捨選択力が進化すれば最終的に本は必要部分だけスキャニングして速読できるようになるに違いない．

　情報処理にはこの読解力のような「短期情報処理」の他にあまり重要視されないが「長期情報処理」がある．この「長期情報処理」とは，昔わからなかったことが今になってわかるようになったとか，昔理解したことが今はより明確に理解できるようになるようなことである．このような「長期情報処理」とは言い換えると頭の中で永い年月をかけて情報が発酵・熟成するのである．多くの創造的研究や業績はこの「長期情報処理」の成果ではないかと筆者は考えている．アインシュタインが相対性理論を発見したのは子供の頃に光を光速で追いかけたらどうなったのか考えたことであるなどの逸話がこの「長期情報処理」の成果の一例である．

　同様のことを英文学者の外山滋比古氏が『思考の整理学』（筑摩書房，1986）の中で「醱酵」「寝させる」という章で述べている．優れた思想というのはやはり永い年月の間に熟成されたものであることが多い．日本酒の発酵，ワインの熟成，そして，ウィスキーの蒸留など良いものには時間がかかる．

　したがって，このような「長期情報処理」の成果という果実を得るためには頭の中にたくさんの種を播きその種が芽を出して木になり育ちやがていくつかの果実をつ

Ⅲ．診療をより洗練するために

(4) 情報記録

　情報処理した情報はそのままではいつか頭の中から消えてしまう．したがって，何らかの形で処理した情報を記録しておく必要がある．

　この情報記録方法には大きく分けて2つある．アナログとデジタルである．

　第一のアナログの情報記録とは手書きの記録である．例えば，学んだことを紙にメモする，理解したことを紙に図で書く，教科書やマニュアルに書き込みをしたり紙を貼り付けたりする，などのことである．これらのことは学生時代に行ってきたはずである．

　第二のデジタルの情報記録とは，自分で調べたことをWORDのファイルとして記録しておくことなどの方法を言う．このデジタルの情報記録の利点は，すぐにアクセス・検索できて，また，改訂をするときなどの書き換えが楽な点などである．

　筆者は情報記録については個人的には原則としてアナログで行い，アナログ情報がある程度蓄積してから初めてデジタルのファイルとして記録するようにしている．

　次に情報の記録様式として2種類ある．

　第一の記録様式は「記述的記録」である．この「記述的記録」とは単に事実，習慣や経験を客観的に記録することである．この「記述的記録」にはあまり構成など考慮する必要はなく，単にメモ的に列挙すればよいのである．

　第二の記録様式は「創造的記録」である．この「創造的記録」とは，既存の事実を新しい切り口や分類で考察・整理して記録したり，また，今まで知られていない事実を新しく記録することを言う．

　この第二の「創造的記録」の例は論文や著作の執筆などで，第一の「記述的記録」と比較して膨大なエネルギーを要する．この「創造的記録」については後述する．

(5) 情報整理・保存・管理

　最後に記録した情報を整理する．筆者は医学情報は症候別と疾患別の2つの軸で整理している．症候別とはすなわち，頭痛・胸痛・腹痛・発熱・肝酵素異常などの症候別の軸である．また，疾患別とは，呼吸器疾患・循環器疾患・神経疾患などの臓器別の軸である．

　この症候別と疾患別の2つの軸で記録情報を整理してかつ保存するのである．アナログ情報は，症候別と疾患別に，頭痛・胸痛や呼吸器疾患などのタイトルをつけたボックスを用意して，そこに紙媒体のアナログ情報を入れている．また，デジタル情報は，ボックスの代わりにコンピュータのそれぞれのタイトルのフォルダを作成して保存している．そして，症候別と疾患別の両方にまたがる情報はコピーをとり両方の該当するフォルダに入れている．

　現在では論文はPDFでデジタル情報として保存できるようになったが，筆者は論文はデジタルのPDFをファイルとしてだけでなく，紙に印刷した論文としてもボックスに保存している．デジタル情報は検索は便利であるが，論文を読むときはコンピュータではなく紙で読むほうがどこでも読めるので読みやすいからである．

　雑誌の役に立つ記事はカラーコピーしてボックスに入れて保存している．また，雑誌の論文を全部コピーするほどでもないがある部分だけ保存しておきたいというときには，スマートフォンの写真で記録している．そして，その写真をスマートフォンのメールでコンピュータのメールに送って，暇なときに写真をダウンロードしてファイルに保存している．

　「整理術」についてはさまざまな人が独自の整理法を述べている．人により情報の整理・保存・管理の方法はさまざまであろう．しかし，要は自分のやりやすいようにアナログとデジタルの情報を駆使して整理・保存・管理すればよいのである．

　上記のような情報公開→情報収集→情報処理→情報記録→情報整理・保存・管理のサイクルを繰り返すことによって，われわれは診断と治療の網目を骨格から細部に向けてより精密化してより正確でかつより普遍的な医療を行うことが可能になる．

3．知的生産の方法

　情報公開→情報収集→情報処理→情報記録→情報整理・保存・管理のサイクルは知的生産の基礎となるサイクルであり自動車で言えばエンジンのような内燃機関である．ここで確かにこのエンジンにあたるサイクルを何回も繰り返すことによって自分の知識は拡大・深化する．しかし，それだけでは十分な知的生産は望めない．以下にエンジン以外の知的生産の方法を考える．

(1) 素材

　何もないところからは何も生まれない．知的生産にはまず素材が必要である．この知的生産の素材であるが，畑でいえば土壌のようなものである．だから，素材は何でもよいというものではない．豊かな土壌の条件には土の栄養，その土地の天気・気温・日照時間などの気候風土や水はけなどが影響するように，知的生産の素材にはさまざまな要素がある．

　この知的生産の素材の要素の中で重要なものとして，種類・深さ・有用性の3つが挙げられる．

　第一に要素は多種類でなければならない．料理は多種類の具材から作られ，豊かな土壌には多くの栄養が含まれているように，単一の素材からでは豊かな産物はできない．知的生産も同じである．高校時代に国語・数学・英語・理科・社会・体育・音楽・図画工作・家庭科などが重要なのは言うまでもなく，論理学・心理学などの一般教養も非常に大切である．そのうえ自分の専門以外の自然科学・社会科学・人文科学などの広範な知性も必要である．また，素材についてはこのような学問的素材だけでなく，スポーツや芸術などの肉体的・美的素材も関わってくる．つまり，さまざまなことに興味旺盛なほうがよいのである．

　第二に素材の深さがある．興味や知識は広ければ広いほどよいというものではない．ある程度の深さが必要である．深さがなく広いだけの知識では「多芸は無芸」となってしまう．臨床技能を獲得するために症例の質と量が必要なように，知的生産には知識の広さと深さが求められるのである．

　第三に素材の有用性である．知識がいくら広くて深くても有用な知識でなければ意味がない．知的生産は有用な知識から生まれる．しかし，過去に偉大な創造的研究がまったく有用でないと思われる研究から生まれた例もなくはない．この有用でないと思われる研究は本当に有用でない研究だったかもしれない．しかし，この有用でないと思われる研究のほとんどはその時代に有用とは認識されていないだけの研究なのではないかと筆者は考えている．すなわち，その研究の有用性を時代が認識していなかっただけなのかもしれない．だから，言い換えるといつの時代からも有用でないとみなされるような研究から有用な研究が生まれるとは考えにくい．現在ユニークな研究に対してイグ・ノーベル賞という賞が与えられる．しかし，このイグ・ノーベル賞を受賞した賞の中から本当のノーベル賞を受賞するような研究が生まれるとは誰も思わないはずである．

　このように優れた研究を行うには，素材の種類・深さと有用性が必須である．しかし，研究者の中には優れた研究を行うには一つの研究に専心したほうがよいと思っている研究者もいるらしい．確かに一つのテーマに専心したほうが他の研究分野を勉強するなどの無駄な時間を費やす必要もないので研究ははかどるし深くなるから優れた研究ができるはずであるという考え方もあるであろう．しかし，このことについて前述の英文学者の外山滋比古氏が『思考の整理学』（筑摩書房，1986）の中でこう述べている．

　「このごろはすくなくなったが，昔は，ひとつの小さな特殊問題を専心研究するという篤学の人がよくいたものである．わき目もふらず，ひとつのことに打ち込む．研究者にとっては王道を歩んでいるようだが，その割には効果のあがらないことがしばしばである．」

　医学も全く同様である．

(2) 発想法

　同じような具材を使って同じような料理法をして料理をしても同じような料理しかできない．違った料理を作ろうと思ったら違った料理法を開発しなければならない．この違った料理法を開発することに当たるのが「発想法」である．

　「発想法」についてもさまざまな書籍でいろいろなことが語られている．この「発想法」については筆者はろくな創造的研究はしていないのであまり大きなことは述べられない．しかし，未熟ながら筆者はアナロジー，発酵・熟成と気分転換の3つが必要であると考えている．

　第一のアナロジーとは類似思考である．このアナロジーは，単にある分野での思考方法を他の分野に応用することである．歴史上多くの研究がこのアナロジーである．このアナロジーは何もないところから新しい研究を行ったわけではないので，本当に創造的研究なのかと言われると疑問である．しかし，ある分野での思考方法を他の分野に適応することを発想して，その思考方法を実際に適応して成功したことを示したのであれば確かに新たな発見と言えるであろう．このアナロジーという発想法であるが，ある分野の思考方法を他の分野に適応するので必然的に複数以上の学問領域に精通していないと発想することは不可能である．

　第二の発酵・熟成については，情報処理についての項で「長期情報処理」として述べた．この発酵・熟成している素材は多ければ多いほどよい．豊かな土壌に多くの種を播き成長を待ち，多くの酒蔵で酒が発酵するのを待つのである．「待つ」というと何もしていないと思われるかもしれない．しかし，「待つ」ことも大切なのである．

Ⅲ．診療をより洗練するために

結果を待てないで何かをしてしまうことによって却って良くない結果が起こってしまうこともあるのである．ここで言う「待つ」とは発酵・熟成を「待つ」という積極的・生産的な「待つ」である．

「あえて何かをしない」ためには「忍耐」がいる．この「待つ」ことに耐えきれずに何かをしてしまって却って悪い結果を導いてしまう人は多い．筆者は小学生時代に庭にバラの木を植えたことがある．バラは苗木で花は咲いていなかった．筆者はその苗木を早く育てて花をつけさせるために，根の周りに肥料を大量に播いた．すると，その苗木は早く生育するどころか逆に枯れてしまった．筆者は苗木が育って花をつけるまで「待つ」ことができなかったのである．科学がどんなに進歩してもバラを一晩で咲かせることはできない．成熟にはどうしても最低限の時間が絶対に必要なのである．その最低限の時間が経過するのを「待つ」ことができずに，何かをしたために逆に悪い結果を起こしてしまったのである．

肥料は確かに適量ならば苗木を成長させる．しかし，大量に肥料を播いたために浸透圧が高い肥料が苗木から水分を奪って逆に苗木は枯れてしまったのである．このことが理解できたのは，筆者が高校生になって化学の授業で「浸透圧」という概念を習ったときになってからであった．

この最低限の時間を「待つ」ことができずに逆に悪い結果になってしまうのは，何も研究や創作に限らない．教育についても同様のことが言える．生後1カ月の赤ちゃんに言葉を教えることはできなし，研修医を1年で一人前にすることなど絶対に不可能なのである．

第三は気分転換である．何かをしようと思ってやる気に満ちて一気呵成に仕事を終わらせられればそれに越したことはない．しかし，何かをやろうとしてもどうしても仕事が進まないことがある．そんなとき成果を挙げようと思ってやる気がなく仕事が進まないのにイライラしてもさらにその仕事を続けるべきであろうか？　それともいったん中止してその仕事のことは忘れて他の仕事をすべきであろうか？

締め切りまで時間があれば，後者のように気分転換してから再度仕事に向かったほうが遥かに効率的であることは誰もが経験上知っている．締め切り時間が間近であれば選択肢は必然的に前者のイライラしながらでも仕事を終わらせることになってしまう．そんなイライラした状態で行った研究から優れた研究が生まれるわけがない．気分が乗っているときに行った研究のほうが優れた研究になるのは明らかである．

だから，ここで大切なのは締め切りまでにどうしても仕事を終わらせなければならないという切迫した状況に自分が陥らないようにすることである．そのためには仕事を自分のペースで，かつ，締め切りに間に合うように優位に進める必要がある．この仕事を自分のペースでかつ締め切りに間に合うように進めるためには，後述する「同時並行作業」と「段階的反復作業」が必要となる．

ここで，締め切りについてはないよりも逆にあったほうが仕事がはかどるという人もいるはずである．確かに仕事に締め切りがないといつやってもよいことになる．いつやってもよいということは別にいつまで経ってもやらなくてよいということになって，ついつい仕事をやらなくなるのである．確かにそうである．締め切りがない仕事はやる気にならない．かといって余りにも切迫しすぎた締め切りは却って創造性を阻害する．だから，適度な締め切りが必要なのである．

気分転換はコンピュータのリセットに似ている．コンピュータを長時間使用しているとなぜかわからないが動きがおかしくなったりする．動きがおかしくなったり遅くなったコンピュータでがんばって仕事をしてもはかどらないしストレスもたまる．そんなときはコンピュータをリセットするのである．気分転換後に仕事がはかどるのは，自分がリセットされるからであろう．また，気分転換後に良い発想が湧くことが多いのも気分転換によって自分がリセットされて従来の視点に執着することなく他の視点から自由に物事が見られるようになるからであろう．

(3) 創造的記録

新たに発想したことを記録する．それが創造的記録である．創造的記録が単なる事実を記載する記述的記録と異なるのは，その記録方法に新しい「構造」が必要であるからである．創造的記録は新しい切り口で記録するので，家を改築したり建て替えることに似ている．「構造」を変えなければならないのである．だからこの創造的記録ではまず最初に「構造」をはっきりと認識しなければならないのである．

この「構造」をはっきりさせるためには，まず最初に「構造」を紙にフリー・ハンドで図示することである．「構造」を文章にする前に，絵やフロー・チャートなどのアナログ情報にするのである．こうすると頭の中にある「構造」が自分でもはっきりと認識できる．この頭の中にある曖昧模糊とした「構造」を図示して明確にしてから文字という文章に置き換えたほうが効率的に進む．つまり，アナログからデジタル情報に変えるのである．この最初に構想をアナログ情報でまとめることについては，カーマイン・ガロ著，井口耕二翻訳『スティーブ・ジョ

ブズ　驚異のプレゼン』（日経BP社, 2010）にも「シーン1　構想はアナログでまとめる」とある．

　筆者は医学雑誌などから執筆依頼を受けることがある．テーマや内容は指定される．そのテーマや内容は必ずしも自分が書きたいテーマや内容ではない．与えられたテーマや内容が自分が一度も考えたこともないテーマや内容であったり，あるいは，考えても書けそうもないようなテーマや内容である場合には即お断わりすることにしている．なぜならば，素材もないし発酵・熟成していないテーマや内容などどうがんばっても創造的記録はできないからである．

　また，筆者は日本の商業的な医学雑誌のモニターをしている．モニターとはその雑誌を読んで意見を述べるのである．その商業的な医学雑誌に限らずにすべての商業的な医学雑誌に共通して言えることは，その商業的な医学雑誌の存在理由は何なのかということである．どの医学雑誌を見ても自分で著作を書いている人がその著作と同じような内容を同じように雑誌に書いている．その内容が少し違った切り口で書いていればよいのだが，著作で述べていることをちょっとかいつまんだりして書き換えているだけなのである．そうなると，雑誌はその人の著作のダイジェスト版としかいいようがなくなってしまう．また，教科書と同じような内容で目新しい内容の記述がほとんどない雑誌も少なくない．それならば，出版社はいったい何のために雑誌を出版して，そして，その何のためにあるのかわからない雑誌をわざわざ購読する読者はいったい雑誌に何を望んでいるのであろうか？

　この医学雑誌の存在理由についての筆者なりの答えは次のようなものである．われわれ医師は日常業務で忙殺されていて本をまともに読む暇もない．そんな多忙な中でもやはり理解していないことは理解したい，最先端知識から取り残されたくないという欲求がある．その欲求をまともに満たすためには，教科書や多くの論文を読み込み，多くの勉強会や学会に参加しなければならない．しかし，それは非現実的である．教科書や多くの論文を読み込み，多くの勉強会や学会に参加するというのは定年退職でもしなければ不可能である．そこで，短時間に気楽に読めてかつためになる本が欲しい．それが雑誌である．診療時間の合間の5分10分を使って気楽に簡単に読めてかつためになる．そこに雑誌の存在意義があるはずである．こう考えると雑誌は教科書のダイジェスト版でもよいもかもしれない．

　しかし，雑誌はこのように簡単に読めて理解しやすい長所がある一方，教科書と比較して雑誌の短所は体系的知識が身につかないことであろう．医学雑誌は短い記事の集合体である．それぞれの記事は字数が限られている．しかし，単行本の章は字数制限がなく，著者が字数制限なく記載できる．このため字数制限がある医学雑誌の記事はどうしても言葉足らずになってしまい深い理解ができないことが多い．また，医学雑誌は各号1テーマであるので体系的知識は身につかないが，それでも数年間購読すれば体系的知識を得ることは可能である．しかし，体系的知識を得るのに数年間もかかるのでは教科書を初めから読んだほうがよいはずである．このことから，医学雑誌というのは筆者は教科書を読んで体系的な知識を得た人が，教科書に足りないところを補足するために読むものであると考えている．

　教科書を読んでもなくただ単に医学雑誌を読んで，理解したいことを理解したつもりになったり，あるいは，最先端の知識に追いついているかのような幻覚を抱いているとしたら，医学雑誌は単なる「精神安定剤」や「幻覚誘発物質」と同じである．

　多くの医学雑誌に眼を通してたまによく書けている記事に遭遇することがある．そういう記事は，教科書に記載されていない最先端の知見が記載されている，教科書に記載されている事実が少し違った構成で記載されている，あるいは，今までの記載とは全く違った構成で記載されている，のいずれかである．このような創造的記録ができる確信がなければ，筆者は執筆依頼をすべてお断りしている．

　ここで創造的記録の典型例はやはり学術論文の記述であろう．この学術論文の記述と関連して，学術研究の設定・施行方法およびその論文記載方法などについてはそれぞれ専門の教育を受けるか教科書を読んで勉強するなどのことが必要である．日本の医学部教育では卒業論文が課されていないので，医学教育の中でこのような学術的な研究の設定・施行方法およびその論文記載方法の教育がなされていない．医師が創造的研究を行いその結果を創造的に記録するためには，このような学術的な研究の設定・施行方法およびその論文記載方法の教育が必須であると筆者は考えている．この学術的な研究の設定・施行方法およびその論文記載方法については，本題から外れるのでここでは深入りしない．ただ，論文の記載方法を学ぶための古典的な名著として，木下是雄著『理科系の作文技術』（中公新書, 1981）を挙げておく．

(4) 論理学と心理学

　記録方法を考えたが，文章を記録するときには記録する言語だけでなく，知っておかなければならないことが2つある．それは論理学と心理学である．

　論理学とは考える規則である論理についての学問であ

III．診療をより洗練するために

る．この論理であるが，日常普通に考えていれば論理能力が養われるかというと決してそういうわけではない．論理についての規則を学び，かつ，論理自体のトレーニングが必要である．この論理学については，難解であるが古典的な名著として沢田允茂著『現代論理学入門』（岩波新書，1962）を勧める．

　論理学だけで文章が書けるかというとそんなことはない．人間には知と情があるので，論理学だけでは不十分で心の学問である心理学が絶対に必要である．人間の心理を知ることによって，ある記録を読んだ人がどのような感情を抱くかなどの心理的な配慮が可能となる．

　哲学を専攻するためには論理学と心理学が必要と言われるが，論理学と心理学は哲学に限らずにすべての学問の基盤となる学問である．この有益な 2 つの学問が学校教育で教えられていないのは非常に残念である．

(5) 作業方法

　次に知的生産の作業方法について考える．知的生産は仕事を完遂するためには膨大な労力が必要となる．一気呵成に成し遂げられる知的生産というのは珍しく，多くの場合は何日，何カ月，あるいは，何年もの歳月を費やす．つまり，地道な努力が必要なのである．この仕事を完成させるまでの間，努力と情熱だけでは不十分でそこには絶対的に忍耐が必要となる．

　忍耐についてはもちろん忍耐力を養うことも重要である．しかし，作業するうえで自分が飽きないような工夫を行って作業することも大切である．その飽きのこない作業方法として，筆者は「同時並行作業法」と「段階的反復作業法」を行っている．

　「同時並行作業法」とは，文字どおり同時にいくつかの仕事を並行して行うことである．1 つの仕事に集中して根を詰めていると絶対に飽きがくる．そして，飽きがくると仕事の能率が極度に低下するのをわれわれは経験から知っている．そこで，飽きがこないようにいくつかの仕事を同時に交代で行うのである．同時に行う仕事の数は 3 つが適切であると筆者は考えている．2 つの仕事だと 2 つの仕事を交互に行うことになり，これでもやはり飽きがくる可能性がある．だから 3 つの仕事を順に繰り返し行うのが最も飽きがこないような気がする．

　次に，「段階的反復作業法」とは，一つに仕事を 1 回で完璧に仕上げるのではなく，段階的に完成度を高めていく作業法である．どんな偉大な画家でも巨大な絵画を何の下書きもなく書くことは不可能である．まず各パートのデッサンを行う．次にその各パートを集めて全体構成を考える．そして，色彩などを決定して絵画を描くのである．知的生産もこれに同じである．まず最初にアナログで構想をスケッチする．それを，次に短い文章で表現する．そして，その短い文章の構成を考えてその文章をつなぎ合わせて長い文章を完成させるのである．

　この「段階的反復作業法」の利点は不測の事態に対応できることである．例えば，締め切りがある仕事があったとする．締め切りまでの時間をゆっくりと使って作業を行っていたとする．このときそのまま締め切りまで時間が割ければよいのであるが，急な仕事が入ったり，また，自分が病気になったりして突如として仕事に時間が割けなくなることがある．こんなとき 1 つの仕事を 1 回で完璧に仕上げる 1 回完璧作業法だと締め切り時に仕事を提出することは完全に不可能となる．しかし，「段階的反復作業法」で作業を行っていれば，たとえこのような不測の事態が突如生じたとしても，完璧ではないができかけの仕事を提出することが可能なのである．このできかけの試用版を完成版に対してコンピュータ業界では「β版」と呼ぶ．期限を延長できない仕事の締め切り時に何の提出物がないよりも「β版」を提出したほうがましなのである．

　それではここで，いったいどのような仕事が完璧なのかを考える．果たして仕事に完璧というものはあるのであろうか？　締め切りまでどんなに努力しても仕事に足りないことはあるであろうし，また，逆に締め切りをどんなに延長して仕事を行ったとしても，決して完璧な仕事などできないはずである．それならば，締め切り時に提出する仕事というものに完成版というものは絶対に存在せずに，どんなに努力してもできかけの仕事である「β版」でしかないはずなのである．これは一種の「不完全性原理」である．それならばいっそのこと仕事では完成版を目指すのではなく，より良いできかけの仕事である「β版」を締め切り期間に完成させることを考えるべきである．

　よくスライド作りなどで「何でもいいから作っといてくれ」などと依頼されることがある．こんなときに締め切りまで 1 回完璧作業法でスライドを作って締め切り直前に見てもらうことがある．自分が必死に努力して作ったスライドをいざ見せて校正してもらうと，最初の形が全くなくなるほど赤字で訂正されることがある．そして，締め切り間際にもう 1 回最初からスライドを作り直す羽目になるのである．「何でもいいから作れ」と言われたスライドは実は何でもよくはなかったのである！　こんなときには筆者は，締め切りよりも少し前に，「まだ仕事が完成していないのですが，形だけでも見ていただけませんか？」と言ってあえて「β版」を提出することにしている．このようなとき何もしないで「どうすればい

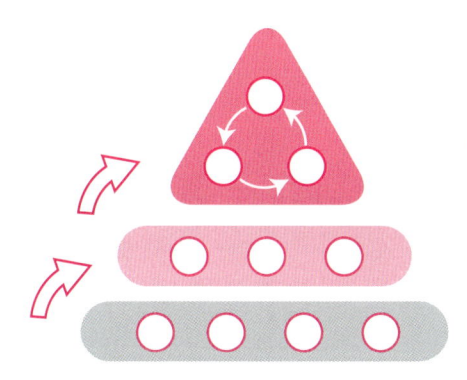

締め切りが直近の仕事 3 つ

締め切りが 3 ヵ月以内にある仕事

寝かせてある仕事 4 つ

いですか？」と言うと仕事のできない人間と思われる．かといって，完成版をこのように締め切り間近に持っていくと滅茶苦茶に直されて最初からやり直すことになりかねない．そこで，この「β版」を提出する方法によって無駄な労力を事前に回避することができるのである．

このようにして，筆者は「同時並行作業法」と「段階的反復作業法」を組み合わせて，締め切りが直近の仕事を3つ，次に締め切りが3ヵ月以内にある仕事を3つ，そして，寝かせてあっていつかやるかもしれない仕事を4つの合計10個ほどの仕事を上図のように序列をつけて行うようにしている．

(6) 書く

創造的記録の箇所で最初に構想を図などのアナログ情報としてまとめると書いた．しかし，図を描こうと思ってもどうしても考えを図示できないときもある．こんなときには図を描けるようになるのを待つのではなく，あえて図なしで文章を書いてしまったほうがよい．文章を書くという行為によって思考が加速することがあるからである．この書くことによって思考が加速される現象を如実に表現した言葉を，スティーブン・R・コヴィー著，ジェームス・スキナー　川西　茂訳『7つの習慣』（キングベアー出版，p.188，1996）の中に見つけた．

「書くことは，意識と無意識を統一する精神神経筋肉活動（Psycho-neural muscular activity）である．書くことによって自分の考えが洗練され，形づくられ，より明確になり，そして，全体と各部分の関係がはっきり見えてくるようになる．」

いつまで経っても頭の中にはっきりとした構想が湧かないのであれば，何が書けるかわからないがとりあえず書いてしまえばよいのである．そうすれば，何か形が見えてくることもあるのである．

以上長々と知的生産について述べた．知的生産の方法も梅棹忠夫著『知的生産の技術』（岩波新書，1969）から始まってさまざまな書籍が出版されている．しかし，どの本を読んだとしてもその著者の行う知的生産の方法を単に模倣すればその著者のような知的生産ができるというものでもない．大切なのは自分なりの知的生産の方法をもってそれを実行すればよいのである．この自分独自の知的生産技術を実行することにより，自分の診療を洗練することができるはずである．

研修医目線でわかる ER カンファレンス・ライブ

2012年7月10日　第1版第1刷©

著　　者	田中和豊
発 行 人	三輪　敏
発 行 所	株式会社シービーアール
	東京都文京区本郷 2-3-15　〒 113-0033
	☎(03)5840-7561(代)　Fax(03)3816-5630
	E-mail／info@cbr-pub.com
	Home-page：http://www.cbr-pub.com
	ISBN 978-4-902470-83-3　C3047
	定価は裏表紙に表示
装　　幀	ダイアローグ
印 刷 製 本	三報社印刷株式会社
	©Kazutoyo Tanaka Printed in Japan

本書の内容の無断複写・複製・転載は，著作権・出版権の侵害となることがありますのでご注意ください．

JCOPY 〈㈱日本著作出版権管理システム委託出版物〉
本書の無断複写は著作権法上での例外を除き，禁じられています．複写される場合は，そのつど事前に㈱出版者著作出版権管理機構（電話　03-3513-6969，FAX 03-3513-6979，e-mail：info@jcopy.or.jp）の許諾を得てください．

臨床の力と総合の力
ジェネラリスト診療入門

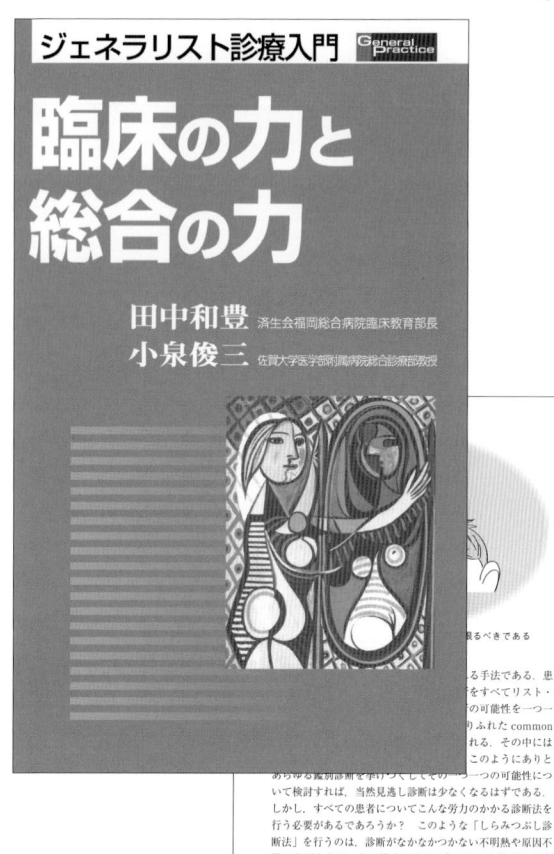

田中 和豊
済生会福岡総合病院臨床教育部長

小泉 俊三
佐賀大学医学部附属病院総合診療部教授

医師の真価はまず臨床力と総合力のスキル．こんな時代がやってきた．なにが求められ，どうしたらそれが身につくのかを研修医教育に取り組む著者が，具体例を示してわかりやすく読者の疑問に答える，待望の実践的なジェネラリスト診療の入門書．
共著者に総合診療のリーダーを迎えた理想のカップリングで，理論的にも深い内容になっている．

ジェネラリストに求められる診療とはいったいどのようなものであろうか？
何の疾患かわからない軽症から重症の患者を診るにはどうすればよいのだろうか？
ジェネラリストを目指す医師が困っていることに，ひとつひとつ丁寧に答えながら，著者は本書で独自のビジョンを提示する．今白熱する総合医論議に一石を投ずる書．

B6変・190ページ・定価2310円（税込み）
[ISBN978-4-902470-42-0]

第1部 ジェネラリストの診療方法
1. ジェネラリストの診療とは？
2. 問題解決型診療―臨床推論の正攻法
3. 問題解決型診療―暫定的診断法（仮説設定過程）
4. 問題解決型診療―確定診断法（仮説検証過程）
5. 問題解決型診療
6. Evidence-based Medicine（EBM）
7. 総合的診療―鳥の眼
8. 人間的診療―画竜点睛 診察に心を入れる
9. 体系的臨床医学教育プログラム
10. ジェネラリストの大原則と専門性

第2部 なぜジェネラリスト診療ができないか―失敗例から学ぶ
1. 患者の話を聞けない
2. 問診も診察もできない
3. 診察が長すぎる
4. 病歴聴取のフォーカスがずれる
5. 問診と身体診察で診断を断定してしまう
6. 形式に沿った診察しかできない
7. 採血ができない
8. 軽症でもすぐに専門医を呼ぶ
9. なんでもコンサルテーションする
10. よく理解しないで鵜呑みにして行動する
11. コンサルテーションのタイミングを間違う
12. 患者が急変するとパニックになる
13. 人に助けを求めない

第3部 ジェネラリスト十景
1景 背景：ジェネラリストが求められる時代がやってきた
2景 プロローグ：ジェネラリストの医師像――ジェネラリストとはどのような医師を指すのか？
3景 十景：ジェネラリスト活躍の「場」地域医療の現場で
1景 家庭医の診療1：僻地・離島の診療所で働く医師
2景 家庭医の診療2：田園型コミュニティの診療所で働く医師
3景 家庭医の診療3：都会の診療所で働く医師
4景 家庭医に求められる役割　その1：地域連携・在宅医療・緩和ケア
5景 家庭医に求められる役割　その2：地域密着型急性期病院勤務医
病院医療の質的向上を目指して
6景 病院総合医の役割　その1：診療（総合外来と総合病棟）
7景 病院総合医の役割　その2：教育―研修医と学生（卒前・卒後）
8景 病院総合医の役割　その3：研究（EBM/診療GLと臨床研究）
9景 病院総合医の役割　その4：マネジメント（安全管理/地域医療連携）
10景 医療システム（制度）への関心：公衆衛生/国際保健/医療行政

株式会社シービーアール

〒113-0033 東京都文京区本郷2-3-15 元町館
TEL 03-5840-7561（代）FAX 03-3816-5630
E mail : community_based_reha @ ace.ocn.ne.jp
ホームページ : http://www.cbr-pub.com